의료사고 예방 솔루션 1
환자 안전 WORKBOOK

Authorized translation from the Japanese language edition, entitled

医療安全ワークブック 第3版

ISBN 978-4-260-01788-6

著: 川村 治子

published by IGAKU-SHOIN LTD., TOKYO Copyright©2013

All Rights Reserved. No part of this book may to reproduced or transmitted in any form or by any means, electronic or mechanical, including photocopying, recording or by any information storage retrieval system, without permission from IGAKU-SHOIN LTD.

Korean language edition published by HANEON PUBLISHING Copyright©2014

의료사고 예방 솔루션 **1**

환자 안전
WORKBOOK

가와무라 하루코 지음 | 정정희 감수 | 이민자 옮김

메디캠퍼스

일러두기

이 책에 언급된 의료 전문 지식과 계산법, 의료 상황에 대한 내용들은 출판된 시점에서 최신 정보를 바탕으로 최선의 노력을 기울였습니다. 그러나 의학과 의료 분야는 빠르게 발전하고 있으며 수시로 정보가 업데이트되어 책에 수록된 모든 내용이 완벽하게 들어맞는다고 단언하기는 어렵습니다. 따라서, 이 책을 활용하고자 하는 독자는 책의 내용에 대해 좀 더 세심한 주의를 기울여 주시기를 부탁드립니다.

이 책에 언급된 약제명, 약제 사진, 법령과 같은 규칙들은 향후 새로 업데이트되었을 경우, 여기에 제시된 내용으로 인해 뜻하지 않은 사고가 발생해도 저자, 편집자, 출판사는 책임을 지지 않습니다.

* 감수자 주: 이 책에 기재된 '의약품 사진'과 '약품명', '성분명', '법령'은 일본의 원서를 그대로 살린 것입니다. 그 내용 가운데 일정 부분은 우리나라와 같지만, 간혹 우리나라와 맞지 않는 부분은 '참고'로 두어 설명하였습니다. 국내 약제에 관한 추가 정보는 대한민국의 약정보센터(킴스온라인, http://new.kimsonline.co.kr)나 드러그인포(http://www.druginfo.co.kr)에 접속하면 그에 대한 정보를 얻을 수 있습니다.

* 국내 약품명 표기: [약제명] [성분명]
국내 약품명은 국내 의료 현장에서 대표적으로 쓰이는 약제로 선정하였으며, 일부 약품명에 기재되어 있는 제약회사명은 약제 홍보와 무관함을 알려드리는 바입니다. 국내 약품명 설명이 들어가 있지 않은 사진은 일본과 국내에서 사용 중인 약품이 같거나 일본에서만 사용하는 경우입니다.

추 천 사

의료 현장은 사건·사고의 연속이다. 사고의 원인이 되는 실수를 방지하기 위해서는 사전에 많은 의료 지식을 습득하고 실전에 적용할 수 있어야 한다. 하지만 이제 막 현장에 투입되어 경험이 부족한 신입 간호사들에게는 벅찬 일일 수밖에 없다. 이 책은 그런 간호사들을 위한 안전 가이드라인이다. 실전에 필요한 의료 지식들을 미리 습득하고 해결 방법을 생각하여 현장에 조금이라도 빨리 적용할 수 있는 길을 제시한다.

김영인 (국제성모병원 부원장)

병원에서 환자들과 가장 가까이 소통하는 사람은 간호사이다. 때문에 간호사들은 환자들의 고민과 아픔을 이해할 줄 알아야 한다. 그런 면에서 이 책은 간호사들에게 아주 유용할 것이라는 생각이 든다. 안전과 오류는 아주 작은 차이에서 갈린다. 환자 안전은 학습을 통한 실천이며, 선택이 아닌 필수이다. 구호보다 습관이며, 현장에 답이 있다. 의료 현장에서 벌어질 수 있는 사고들과 의사소통 문제들, 원인을 여러 각도에서 바라보고 도움이 될 만한 해결 방안들을 제시한다. 간호사들의 고민을 덜어 주고 더 나은 의료 환경을 만드는 데 아주 유용한 실용서이다.

최정숙 (서울아산병원 PI팀장)

이 책은 이제 간호사가 될 간호학과 학생들부터 신입 간호사, 더 나아가 현장에서 일을 하고 있는 간호사들에게까지 아주 유용할 것이라고 생각한다. 응급 현장에서 필요한 지식과 약제 처방과 관련한 계산식을 배울 수 있고, 환자와의 소통이 간호사들에게 얼마나 중요한지에 대해서도 생각해 볼 수 있는 기회를 제공한다. 이 책은 이론을 실무에 좀 더 빠르게 적용하고 싶은 간호사들에게 하나의 가이드라인이 되어 줄 것이다.

곽미정 (고려대학교 안암병원 적정진료관리팀장)

이 책은 일본 임상 현장에서 실제로 발생한 1만 건 이상의 의료사고를 분석한 연구에 근거해 집필되었다. 이 책에서 제시하는 사례들은 믿을 만하며 다양한 측면을 다루고 있다. 사고의 유형이 상세하게 분류되어 있고, 업무 과정을 옆에서 관찰한 듯 사고를 유발하는 사소한 습관들이 기술되어 있다. 사고 유발 행위와 연관된 예방법까지 안내하고 있어, 아직 공식적인 의료사고의 유형이나 발생 빈도에 대한 자료가 없는 우리나라 임상에도 큰 도움을 줄 가이드북이 될 것으로 본다. 이 책이 잘 활용되어 의료사고를 예방하는 데 일조하기를 바라고, 우리나라에서도 환자 안전과 관련된 연구들이 활발하게 이루어져 임상에 활용되기를 기대한다.

김효선 (가톨릭대학교 의정부성모병원 QI팀장)

초판을 내면서

사람이 범하는 위험한 사고에는 두 종류가 있다고 생각합니다. '위험성을 알고 있었는가?'와 '알지 못했는가?'입니다. 인간이 주의력을 항상 최적의 상태로 유지하는 것은 어려운 일입니다. 위험성을 알고 있어도 때로는 '나도 모르게 그만'인 상황에 빠지는 경우가 있습니다. 그러나 적어도 업무를 볼 때 어디에 어떠한 위험이 있고 어느 정도 위험한지를 알고 있다면 그 부분에서는 주의력을 기울여 행동할 것이기 때문에 모르는 것보다는 훨씬 사고를 줄일 수 있습니다.

의료사고 방지를 위해서는 위험에 대한 감각을 향상시켜야 한다고 말합니다. 이 감각은 자연적으로 길러지는 것이 아닙니다. 적어도 '위험'하다고 판단할 수 있는 지식을 갖고 실제로 사용하는 습관을 몸에 익히는 것이 위험 감각 향상의 필수 조건입니다.

실제로 적용할 수 있는 '위험'에 대한 지식이란 간호 업무와 행위의 관점에서 '해서는 안 되는 일'과 '해야만 하는 일'을 알고 있는 것에 그치지 않고 '왜' 그래야 하는지 이해를 하는 것입니다.

이 책은 경험도, 지식도, 위험 감각도 부족한, 대학을 갓 졸업한 신입 간호사가 중대한 사고를 일으키지 않도록 하기 위해 실무상의 위험에 포커스를 맞췄습니다. 독자 스스로 문제의식을 갖고 이해할 수 있도록 하는 것을 목표로 하고 있습니다.

이 책은 3부로 되어 있습니다. UNIT 1은 신입 간호사의 공청회·직무 보고 사례를 기초로 하였습니다. 위험한 진료의 보조 업무에서 중대한 사고를 일으키지 않기 위해 반드시 습득해야 할 지식에 대해 'Q&A&C(Comment)'의 연습 형태를 취하며 설명하고 있습니다.

UNIT 2는 다수 보고되어 있는 신입 간호사의 계산 실수 사례를 기초로, 임상에서 실제로 계산을 해야 되는 상황(주사 준비·실시, 이동형 산소탱크 사용 시)에서 정확하게 계산할 수 있도록 하기 위한 연습입니다. 계산을 할 때 내용은 이해하지 않고 통째로 외우거나 환산표에 의지하는 것이 아니라, 계산식을 이해하는 것을 중시하고 있습니다.

UNIT 3는 간호사의 또 다른 업무인 요양상의 케어에서, 공청회·직무 보고 사례를 기초로 산업 현장에서 일어나고 있는 위험 예지 훈련(KYT)을 참고로 한 사고 발생 장면을 삽화로 그려 넣었습니다. 환자 및 요양 환경, 간호 케어의 관점에서 위험을 파악하여 바로잡기 위한 연습입니다.

이 책이 이제 대학을 갓 졸업하는 학생에게 임상 현장에 가기 전에 학습되어, 졸업 후 간호사로서 엄격한 장애물을 안전하게 넘기 위한 실무에 도움이 되기를 바랍니다.

가와무라 하루코

제3판을 내면서

2004년의 초판을 내고 난 후 10년, 2008년 제2판을 발간하고 나서 5년, 그리고 이번에 제3판을 발행하게 되었습니다. 덕분에 이 책은 지금까지 약 8만 명의 간호학과 학생들과 임상의 신입 간호사 및 교육 담당자 여러분이 읽어 주셨습니다. 정말로 기쁘고 이 자리를 빌려 마음으로부터 감사를 드립니다.

의료사고가 사회 문제화된 계기는 1999년의 Y 대학 병원의 수술 환자에게서 일어났던 의료사고때문이었습니다. 그로부터 14년, 의료사고 건수가 감소했는지에 대한 실태는 정확히 알 수 없지만, 부서와 직종을 떠나 의료 현장에 안전 활동이 뿌리내린 것은 확실한 변화입니다. 한편 제약 회사와 의료 기기 회사도 의료 안전을 위한 대처 방안에 노력하고 있습니다.

'제2판의 출판을 내면서'에도 언급했습니다만, 이번 개정판을 준비하면서도 주사약을 사진 촬영할 때 앰플에 붙어 있는 상표에 쓰인 '천천히 정맥 주사'를 보고 나도 모르게 가슴이 뜨거워졌습니다. 이전이라면 '정주'라고만 적혀 있었을 것입니다. 급작스런 단발 주사로 인한 부작용에 대한 주의는 이 책에서도 한 섹션에 걸쳐 설명하고 있습니다. 사소한 기재의 변화지만, 현장의 의료 종사자들과 환자 안전의 관점에서 보면 정보 공유 중의 하나입니다. 제조업자의 배려에 경의를 표합니다.

제3판은 제2판 이후에 나타난 의료 안전에 관한 변화를 가능한 한 담고자 했습니다. 주요한 변화는 UNIT 1과 UNIT 2입니다. 우선, UNIT 1의 '꼭 알아야 하는 "위험"에 대한 지식'에서는 주사약 상표가 발전하고 있는 모습을 보고 주사약의 사진을 새롭게 실었습니다. 또한 (재)의료기능평가기구에서 중요하다고 생각되어 수집한 사례들을 이용해 전판에 없는 주의 사항을 추가하였습니다. 그 밖에 간호사가 투여할 때와 투여한 후의 관찰이 중요한 당뇨병 약에 대한 최근의 발전 상황도 함께 넣었습니다. 전체적으로 약제의 해설은 최신 치료약 서적에 준거해 수정하였습니다. 또한 UNIT 2의 '간호 업무에 필요한 계산 연습'의 계산 문제도 새로워졌습니다.

제3판도 간호학과 학생들의 졸업 전·후 의료 안전 교육에 조금이나마 도움이 되길 진심으로 바라고 있습니다.

가와무라 하루코

차 례

UNIT 1 꼭 알아야 하는 '위험'에 대한 지식
■ 주사

SECTION

■ 펌프

SECTION

■ 내복

SECTION

■ 산소

■ 기타

UNIT 2 간호 업무에 필요한 계산 연습

SECTION 1 워밍업

SECTION 2 지시 약제의 양을 액량 'mℓ'로 환산하여 준비한다

SECTION 3 주입 속도(유량, 점적 수) 계산

UNIT 3   위험 감각 훈련

SCENE

UNIT 4   의사소통 훈련

SCENE

꼭 알아야 하는 '위험'에 대한 지식

UNIT 1은 신입 간호사가 중대한 사고를 일으키지 않으려면 반드시 알아야 하는 '위험'과 그 이유에 관한 지식을 배우는 장입니다.

간호사의 업무 가운데 위험 행위가 발생할 수 있는 진료의 보조 업무[① 주사, ② 수액·주사기 펌프, ③ 내복(약 복용), ④ 수혈, ⑤ 경관영양, ⑥ 튜브 종류의 관리, ⑦ 검사, ⑧ 의료 가스, ⑨ 기타]에서 신입 간호사가 실무에 임할 때 겪게 되는 위험에 포커스를 맞추어 합계 56섹션으로 구성하였습니다. 이 56가지의 섹션에는 사고 방지를 위한 필수 사항의 지식들이 간결하게 집약되어 있습니다.

각 섹션은 학습이 목적이며 질문이 준비되어 있습니다. 실제의 장면을 떠올리면서 우선 스스로 대답해 봅니다. 그 다음에는 꼭 알아야 하는 중요한 포인트와 그 이유에 관한 지식도 함께 습득할 수 있도록 해설해 놓았습니다.

약제의 컬러 사진과 사례의 삽화도 실어, 일하는 중에 자연스럽게 문제의식과 흥미가 발생해 순차적으로 배워 나갈 수 있게 되어 있습니다. 56가지의 섹션을 이해할 수 있을 때까지 반복하여 학습하고, 임상 현장에서의 안전 행위에 반영할 수 있도록 몸에 익히길 바랍니다.

실무를 모르는 학생에게는 56가지의 섹션 전체를 혼자 힘으로 이해하는 것이 어려운 일일 것입니다. 선생님과 지도자, 선배 등에게 도움을 받아 습득하길 바랍니다.

또한 이 책에는 '정맥 내 주사'라고 해야 하는 것을 '정주'라고 하는 등 임상 현장에서 사용하고 있는 단어로 표기한 부분이 있습니다. 약제의 상품명을 나타내는 ®은 'Comment' 부분에서만 기록하는 것을 원칙으로 하였습니다.

SECTION 1
의사의 지시 정확하게 이해하기

주사를 올바르게 놓기 위해서는 '누구(환자명)에게, 어떤 주사(약제와 그 양)를, 언제(투여일, 시각), 어떠한 방법(투여 방법, 속도, 경로)으로 실시'하라는 의사의 지시를 정확하게 이해하고 시작해야 합니다. 이 섹션에서는 지시를 정확하게 이해하기 위한 지식을 배워 봅니다.

Q&A
→ 해답은 243페이지

[Q1] 오른쪽의 주사 지시 A를 빠르게 읽고, 지시 내용에 관해 바른 것에는 ○, 틀린 것에는 ×를 써 넣으시오.

① 대상 환자는 '야마오카 타로 78세'이다. ( )

② 풀카릭 2호는 중심 정맥 라인으로 점적한다. ( )

③ 풀카릭 2호에는 라식스 1앰플을 혼합한다. ( )

④ 고칼로리 수액의 풀카릭 2호는 12시간 점적한다. ( )

⑤ 조신 2.25g은 5% 포도당액 50㎖에 혼합하여 1일 2회, 중심 정맥 라인의 측관으로 점적 주사한다. ( )

⑥ 타케프론 30mg은 생리 식염수 20㎖에 희석하여 아침 10시에 중심 정맥 라인의 측관으로 정맥 주사한다. ( )

주사 지시 A			
병동	환자 이름	의사 이름	실시일
4	234999 야마다 타로 님	스츠키 지로 의사	년 ○월 ○일
개시 시각	지시 내용	지시량	환산량
0:00	점적 주사 CV 카데터주관 풀카릭 2호액(1003㎖) 라식스 주 20mg(2㎖) 1일 1회 (00:00~00:00)	1 키트 10 mg	1003 ㎖ 1 ㎖
0:00	점적 주사 CV 카데터측관 5% 포도당액(50㎖) 조신 정주 2.25 1일 3회 (00:00~01:00)	1 병 1 병	50 ㎖ 2.25 g
8:00	점적 주사 CV 카데터측관 5% 포도당액(50㎖) 조신 정주 2.25 1일 3회 (08:00~09:00)	1 병 1 병	50 ㎖ 2.25 g
10:00	점적 주사 CV 카데터측관 생리 식염수(20㎖) 타케프론 정주용 30mg	1 A 1 A	20 ㎖ 30 mg
16:00	점적 주사 CV 카데터측관 5% 포도당액(50㎖) 조신 정주 2.25 1일 3회 (16:00~17:00)	1 병 1 병	50 ㎖ 2.25 g

지시 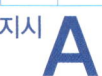 A

Comment

의사의 지시로부터 시작하는 주사 업무, 바른 지시와 지시의 수용이 시작점

주사 업무는 의사의 지시에서 시작되어 간호사의 지시 수용으로 이어집니다. 약제과로 지시 전달을 한 후, 약제과에서 약제를 갖추면 이를 수령하여 주사 준비, 주사 실시, 주사 중·후의 관찰에 이르는 과정을 복수의 의료 종사자가 함께하고 있습니다.

정확한 주사를 실시하기 위해서는 '누구에게 어떤 주사를 언제, 어떠한 방법으로 하는가'라는 의사의 지시를 각 과정에 정확하게 전달하는 것이 필수 조건입니다. 의사가 간호사에게 지시를 바르게 전달하고, 간호사가 그 지시를 정확하게 받아들이는 것은 주사 업무의 시작점입니다.

의사의 지시 방식 유형 두 가지

의사가 문자로 주사를 지시하는 방식으로는 컴퓨터로 개별 환자의 화면을 보고 지시를 입력하는 방식(오더 엔트리 시스템, 이하 오더링 시스템)과 지면에 손으로 써서 기입하는 방식이 있습니다. 최근에는 컴퓨터 입력 방식을 사용하는 병원이 많아졌지만, 부서나 작은 규모의 병원 등은 아직도 손으로 써서 지시를 내리고 있습니다. 또한 임시·긴급 상황에 따라서는 손으로 써야 하는 경우도 있기 때문에, 손으로 써서 하는 지시를 완전히 없애는 것은 어렵다고 합니다.

입력 방식의 지시는 각 시설의 오더링 시스템에 따라 입력 양식에 다소 차이가 있지만, 입력해야 하는 정보는 빠짐없이 적도록 설정되어 있기 때문에 기술의 개인차와 정보 누락은 거의 없습니다.

의사로부터 주사 지시를 받고 이해해야 하는 7가지 정보

우선 의사의 주사 지시에서 간호사가 이해해야 하는 정보를 정리해 봅니다.

① 누구에게: 투여해야 할 환자 성명

② 무엇을: 투여 약제(수액병과 주사약의 명칭)

③ 어느 정도의 양: 투여량

④ 언제: 투여일과 시각

⑤ 어떤 방법: 다섯 가지 투여 방법(점적 정맥 주사, 단발 정맥 주사(측관 주사도 포함), 근육 주사, 피하 주사)

점적 정맥 주사, 단발 정맥 주사 등 정맥 내에 직접 주입하는 주사에 관해서는

⑥ 어느 정도의 속도로: 투여 속도(○ml/시간, △적/분으로 점적, □분에 걸쳐서 정맥 주사 등)

주사해야 하는지 정보가 필요합니다. 투여 속도는 약제의 혈중 농도와 관계가 있습니다. 지나치게 빠른 속도로 투여하면 혈중 농도가 상승하여 큰 부작용을 일으킬 가능성이 있고, 지나치게 느린 속도로 투여하면 적절한 혈중 농도에 이르지 못하기 때문에 충분한 약리 효과를 기대할 수 없습니다. 중증 환자일수록 속도를 엄수해야 하는, 약리 작용에 예민한 약제가 많이 사용되기 때문에 투여 속도의 실수가 중대 사고로 이어지는 사례가 적지 않습니다.

또한 중증 환자는 여러 가지 종류의 약제를 서로 다른 투여 속도로 동시에 투여해야 하기 때문에 복수의 정맥 루트가 필요합니다. 중심 정맥뿐만 아니라 말초 정맥에도 정맥 라인을 장착하고, 1루트의 중간에 스리웨이(Three way stopccock)를 달아 측(관) 주사를 가능하게 하는 다수의 투여 경로가 설치되어 있습니다. 그러한 환자는

⑦ 어느 경로로: 중심 정맥 라인이나 말초 정맥 라인에 측(관) 주사하는 경우는 어느 라인의 스리웨이에서 투여

하는지도 중요합니다.

이 두 가지 정보를 더하여 모두 7개의 정보를 정확하게 이해해야 합니다. 7개의 정보를 확인하는 습관을 신입 간호사 시절부터 확실하게 몸에 익혀야 합니다. 확인을 할 때는 손으로 가리키며 말로 소리 내어 하는 것이 보다 정확합니다.

경험이 쌓이면 몇몇 정보는 감각적으로 알게 되어 확인을 생략하기 쉽습니다. 그러나 이런 경우로 인해 발생한 사고 사례가 있으므로, 알고 있다고 생각되어도 반드시 확인하는 습관을 갖도록 합니다.

잘못 이해하기 쉬운 지시라는 것은?

확실하게 확인하려고 해도 바쁜 의료 현장에서는 마음이 급하기 때문에 결국 잘못 이해하는 경우도 많습니다. 그래서 공청회·직무 보고 사례에서 잘못 이해하기 쉬운 지시들을 정리해 보았습니다.

투여 약제는 수액과 인슐린의 어미 문자나 번호를 잘못 읽는 일이 많이 일어나고 있습니다(➡ 주사 SECTION 9, 10).

투여량은 단수가 틀리거나 단위를 잘못 아는 실수가 있었고, 투여 시각은 오전과 오후를 구별하지 못한 실수가 일어났습니다.

투여 날짜에 따라, 또는 같은 날이라도 연속해서 여러 개의 점적을 주어야 하는 지시는 점적병에 따라 약제량과 투여 속도가 변경되는 경우가 있습니다. 또한 시설이나 병동에서 정형화되어 있는 주사 지시 내용의 일부만이 변경되는 경우가 있는데, 이미 알고 있는 내용이라고 생각해 변경 사항을 잘못 이해하는 사례가 자주 발생하고 있습니다.

변경 사항은 없는가를 의식적으로 생각하고 지시를 이해하는 것이 사고 방지에 도움이 될 것입니다.

지시를 수용하는 간호사는
정확한 정보 전달의 중요한 중계점

의사가 지시한 주사는 그날 실시하는 것도 있지만 '다음날부터 4일간', '4일 후의 ○월 △일에' 실시하는 것 등 여러 가지가 있습니다. 지시가 언제 오든지 간에 실시 예정일에 정확한 주사를 놓기 위해서는 지시 정보가 주사 준비를 하는 간호사와 실시하는 간호사에게 정확하게 전달되어야 합니다.

의사로부터 직접 지시를 받은 간호사는 근무 교대로 이어서 하는 복수의 간호사에게 정보를 바르게 전달하는 중요한 중계점 역할을 담당하고 있습니다.

따라서 지시 내용을 '정확하게 받아야 함'은 물론

'mℓ'를 '앰플'로 잘못 보고 13앰플이나!?

순환기 병동에서 있었던 일이다. 소아과 병동에 병실이 없어 중증의 천식 발작 소아 환자가 입원하였다. 환자는 소리타-T3 500mℓ에 네오피린 13mℓ를 넣은 수액을 지속 점적받고 있었다. 밤에 환자의 수액이 떨어져 다음 수액을 준비하는데, 전표에 네오피린 13mℓ를 13앰플이라고 잘못 보고 소리타-T3 500mℓ에 혼합하여 교환하려고 했다.

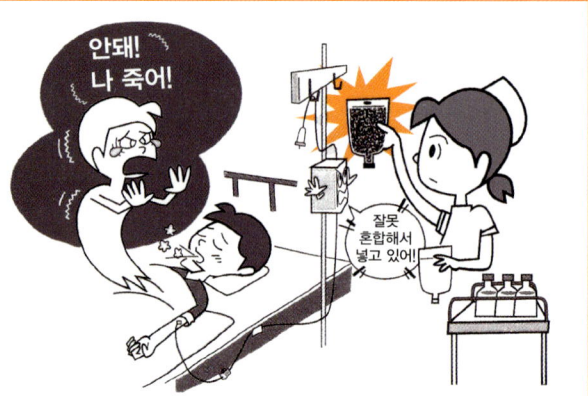

이고, 이어서 주사하는 간호사가 정확하게 지시를 파악할 수 있도록 이해하기 어렵거나 착각하기 쉬운 점을 의사에게 물어 명확하게 해두어야 합니다. 그러기 위해서는 왜 그 지시를 내렸는지 의미를 알 수 있도록 신입 시절부터 염두에 두어야 합니다.

흐릿하고 불분명한 손으로 쓴 지시 사항에 대한 자기 판단은 금지!

입력된 지시와 달리, 손으로 쓴 의사의 지시는 개인마다 글씨체나 기재의 형식이 다릅니다. 그래서 앞서 제시한 일곱 가지 정보를 이해하기 어려운 경우가 있습니다. 확실하게 알지 못하는데 '이게 맞겠지'라는 생각은 금물입니다. 모르는 정보를 '모른다'라고 생각하는 것은 아는 것을 정확하게 이해하는 것과 마찬가지로 중요한 일입니다. 용기를 내서 의사에게 물어봅니다. 물론 필요한 정보를 알기 쉽게 기재하는 것은 의사의 책임이지만 지시를 받은 사람이 잘 모르겠다고 다시 묻는 것도 의사에게 좋은 깨달음의 기회가 될 것입니다.

손으로 쓴 지시 중에 어려운 정보들을 알아 둡시다

손으로 쓴 지시에서 알아보기 어려운 정보는 어떠한 것이 있을까요?

지시를 실행할 때 착오가 생기기 쉬운, 불분명한 정보들을 알아 둠으로써 사고를 상당수 예방할 수 있습니다. 그래서 공청회·직무 보고 사례를 참고로 하여 다음의 포인트를 정리해 보았습니다.

● 약제명

(1) 로마자 표기는 알아보기 어렵다.

(2) 약호 기재는 알아보기 어렵다(항생제 등).

● 약제량

(1) 비슷한 모양의 숫자를 잘못 보기 쉽다(3과 8, 6과 0, 7과 9).

(2) 소수점이 작아서 잘 안 보인다. 또한 복사된 지시서는 다음 페이지의 화면 질이 나쁘다.

(3) 단위가 생략되어 있어서 이해하기 어렵다.

(4) 인슐린의 단위인 영어표기 'Unit'의 약자 'U'가 '0'으로 보인다(예를 들어 인슐린 4U를 40으로 잘못 보고 40단위 주사를 놓는 식이다. 원래 양의 10배나 되는 투여는 현저한 저혈당을 일으킨다).

이상은 지시 자체를 이해하기 어려운 경우입니다. 양에 대한 판단 실수로 이어집니다.

(5) 지시서에 양을 기재할 때 1회량으로 통일하지 않고 1일량을 기재하는 의사가 있기 때문에, 1일량을 1회량이라고 착각한다.

대부분의 병원에서 주사는 1회량을 기재하고 1일 3회, 또는 '__×3'이라고 씁니다. 1일량을 쓰고 '3×__'(3회로 나누라는 의미)로 기재하는 의사도 있어, 양의 착오나 혼란이 일어나기도 합니다. 숫자가 '×' 전에 있는지 뒤에 있는지에 따라 의미가 달라진다는 것에 주의하도록 합니다.

(6) 병원에서는 약의 규격을 여러 가지로 사용하고 있는데, 주사약의 규격을 기재하지 않고 앰플 수만 기재하여 규격을 잘못 이해하는 경우가 있다.

● 투여일, 시각

(1) 중지 기간을 애매하게 기재해 실시 날짜를 착각하기 쉽다('○월 ×일까지 중지할 것'과 '○월 ×일까지 중지' 등).

(2) 투여 시각이 오전(AM)인지 오후(PM)인지 헷갈린다.

● 투여 방법

(1) 투여 방법의 기재가 생략되어 있어 단발 정맥 주사인지 근육 주사인지, 점적 주사에 혼합하여 주입하는 것인지 파악할 수 없다.

(2) 투여 방법을 줄임말로 기재하기 때문에 알 수 없다. 또한 명료한 기재에서도 착각할 수 있다(예를 들면 IV〔정주〕가 IV〔바이알〕로 보인다).

● 속도

(1) '지난번의 지시와 같게'라는 지시는 제대로 파악을 할 수 없다.

(2) '8시부터 8시까지 점적'이라는 기재는 다음날 아침 8시인지 저녁 8시인지 알 수가 없어, 시간당 유량 계산을 잘못하기 쉽다.

(3) 주사기의 유량을 나타내는 소수점이 작아서 그냥 지나치기 쉽다(2.5㎖/시간을 25㎖/시간이라고 읽어, 10배의 속도가 된다). 주사기를 사용하는 약액은 고농도로 조절되어 있는 것이 많기 때문에 중대 사고로 이어지기 쉽다.

앞서 이야기한 포인트 가운데 '약제량'(4)의 인슐린 단위 'U'를 '0'으로 착각하는 실수, '투여 방법'(1)의 투여 방법 생략으로 근육 주사나 점적으로 밖에 투여할 수 없는 약제를 단발 정맥 주사 하는 실수, '투여 속도'(3)의 주사기 소수점을 빠뜨려 10배의 속도

로 투여하는 실수는 결과가 환자에게 미치는 영향이 엄청나므로 특히 주의해야 합니다.

손으로 쓴 지시의 AM과 PM 구분이 정확하지 않아 적하 속도가 빨라지면?

밤 10시쯤 구급으로 입원한 뇌혈전의 환자에게 의사가 '항혈제를 넣은 지속 점적을 10시까지'라고 쓴 지시를 내렸다. 지시 사항 속 10시를 아침 10시라고 생각하고 12시간 적하한다면? 지시 내용은 밤 10시부터 24시간 적하하는 것이었다.

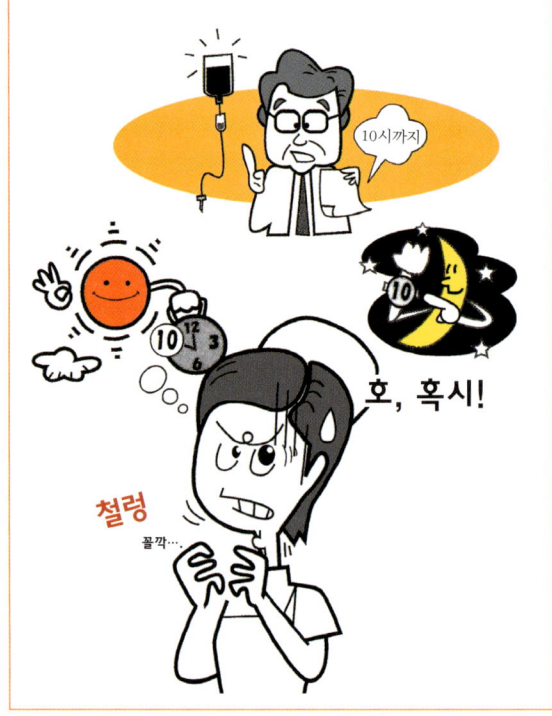

주사

SECTION 2
안전하지 않은 구두 지시와 지시 받기

어쩔 수 없이 의사가 구두로 지시를 내려야 하는 상황이 있습니다. 지식이나 경험이 부족한 신입 간호사에게는 구두 지시를 이해하고 실행하는 업무가 최대의 약점입니다. 이 섹션에서는 구두 지시를 정확하게 받기 위해 구두로 지시할 때 나타날 수 있는 정보 전달상의 단점에 대하여 배워 봅니다.

Q&A
→ 해답은 243페이지

[Q1] 다음 장면에서 언급된 구두 지시에 대한 지시 수용을 바르게 받아들였다면 ○, 잘못 받아들였다면 ×를 써넣으시오.

지시 **A** ··· 아픈 환자를 회진하고 간호사 창구로 온 의사가 창구에 있는 간호사에게

> 야마모토 씨에게 세루신 10미리 한대!!

지시 **B** ··· 심근 경색 환자를 진료하는 중 의사가 간호사에게

> 리도카인 50미리 주사!!

장면 A, 구두 지시 A
① 투여 환자명   (   )
② 투여 약제명   (   )
③ 투여 약제량   (   )
④ 투여 방법   (   )

장면 B, 구두 지시 B
⑤ 투여 약제명   (   )
⑥ 투여 약제량   (   )
⑦ 투여 방법   (   )

지시 **C**... 고칼로리 용액을 수액 중인 환자에게 고혈당이 판명되어, 간호사 창구에 있는 간호사에게

> 나카무라 씨에게
> 휴마린 R10 넣어!!

장면 C, 구두 지시 C

⑧ 투여 환자명 ( )

⑨ 투여 약제명 ( )

⑩ 투여 약제량 ( )

⑪ 투여 방법 ( )

Comment

의사의 지시
시각 정보와 청각 정보

의사의 지시는 보통 문자나 숫자 같은 시각 정보의 형태로 전달됩니다. 그러나 의료 현장에서는 환자의 병태와 의사의 사정에 따라 구두 지시라는 청각 정보 형태로 지시가 내려오는 상황이 있습니다.

우리들에게 가장 익숙한 청각 정보는 구급차의 사이렌 소리가 있습니다. 예를 들면 운전을 하고 있는데 사이렌 소리에 당황하여 소리가 나는 쪽으로 눈을 돌리면, 구급차가 오고 있어 길을 양보하기 위해 길가로 차를 비켜 준 경험이 있을 것입니다.

청각 정보는 시각 정보에 비해 주의를 끄는 반면, 의미 전달이 약합니다.

특히 주사는 정확한 지시를 받기 위한 일곱 가지의 정보가 있습니다(→ 주사 SECTION 1). 이러한 정보를 청각만으로 정확하게 받아들이기는 쉽지 않습니다.

구두 지시를 해야 하는 상황이라는 것은?

불확실한 전달 방법임에도 불구하고 왜 구두 지시를 하는 걸까요?

어쩔 수 없이 구두 지시를 해야 하는 상황을 생각해 보면 다음의 네 가지가 있습니다.

(1) 의사가 지시를 쓸(입력하는) 시간적 여유가 없는 긴급 상황(환자의 급변, 구급)

(2) 의사가 지시를 쓸(입력하는) 여유는 있지만, 좀 더 신속한 주사의 실시가 필요한 상황(병태에 따라 신속한 실시가 우선)

(3) 의사가 지시를 쓸 수 없는(입력할 수 없는) 물리적 상황(의사가 수술 중이거나 검사 중일 때)

(4) 의사가 지시를 썼어도 간호사에게 전달할 수 없는 상황(야간 등에 의사가 병원 밖에 있는 경우)

구두 지시의 지시 수용은 신입 간호사에게 어려운 일 중의 하나

구두 지시와 지시 수용은 잘못 듣거나, 지시를 하는 의사는 '이렇게 받아들이겠지'라고 생각하는데 지시받는 간호사는 '이러한 의미로 말했겠지'라고 생각하기 쉽습니다. 이는 불완전한 지시와 지시 수용으로 이어집니다. 서로 선입관을 가지고 지시를 주고받는 행동은 위험합니다. 약제 지식도 부족한 신입 간호사에게는 정확하게 지시를 받는다는 것이 더욱 쉽지 않습니다. 특히 긴급 상황 시의 구두 지시는 긴박감과 정신적 압박 때문에 의사에게 다시 물을 여유가 없어, 정확히 이해하지 못한 채로 지시를 실시할 위험이 있습니다.

구두 지시 정보 전달의 약점은?

주사의 구두 지시가 정보 전달 면에서 어떠한 약점을 갖고 있는지 다수의 공청회·직무 보고 사례로부터 정리해 보았습니다.

● 약제의 용량 단위가 애매해진다.

가장 많은 사례는 'mg'인지 '㎖'인지를 알 수 없는 '밀리'라고 하는 말입니다. 1㎖ 중에 약제 성분으로 1mg이 용해되어 있는 주사약은 'mg'의 지시를 '㎖'로 틀려도 다행히 별다른 문제가 일어나지 않습니다. 그러나 만약 2㎖ 중에 10mg이 용해되어 있는 주사약으로 위와 같은 실수를 하게 되면, 5배량을 투여하는 식이 되기 때문에 대단히 위험합니다.

또한 단위가 생략되어 전해지는 경우도 있습니다. 인슐린을 구두 지시할 때 '단위'를 생략하고 전달하여, 지시를 받는 간호사가 '㎖'라고 잘못 받아들이는 중대한 사고가 일어나고 있습니다.

● 규격이 여러 가지인 약제의 규격을 말하지 않는다.

주사약 중에는 복수의 규격을 사용하는 약이 있습니다. 그렇다 보니 긴급 시에 구두 지시로 규격을 빠뜨리고 말하는 경우가 자주 있습니다. 지시를 받은 간호사가 복수 규격을 모르면 규격에 대한 착오가 일어날 수밖에 없습니다. 간단하게 '○앰플'이라고 지시된 경우에는 "몇 mg입니까?"라고 묻거나 약제 용량이 얼마인지 확인해야 합니다(➡ 주사 SECTION 1).

● 투여 방법이 애매하다.

다음으로 애매한 것은 투여 방법입니다. 애매하게 "~넣어", "~넣어 와"라고 말하기 쉽습니다. 의사는 근육 주사와 점적을 혼합하여 주사할 예정으로 말한 것을, 단발의 정맥 주사와 조합하여 사망으로 이어진 사고가 있었습니다. 단발 정맥 주사는 급속하게 혈중 농도를 올리는 만큼 위험도가 높은 부작용이 발생하기 쉬워 가장 위험이 따르는 투여 방법입니다. 지시가 애매한 상태에서는 절대 실시하면 안 됩니다.

● 환자명을 성과 이름으로 말하지 않는다.

환자명은 대개 이름만 말합니다. 갑자기 악화된 환자를 눈앞에 둔 상황에서 구두 지시 대상을 착각하는 일은 없을 것입니다. 그러나 앞 페이지 [Q1]의 지시 A나 지시 C와 같이 간호사 창구에서 구두 지시를 할 때는 성과 이름을 같이 말하지 않으면 동명 환자와 착각할 위험이 있습니다. 동명 환자가 없다 하더라도 반드시 성과 이름을 확인하는 습관을 몸에 익히도록 합니다.

그 밖에 "저 환자에게는…" 등과 같이 더욱 파악하기 힘든 전달 방법을 사용하는 경우가 있습니다. 마찬가지로, 알고 있다고 생각이 들어도 환자명 확인을 게을리하면 안 됩니다.

● 비슷한 어조의 말은 잘못 알아듣기 쉽다.

구두로 지시할 때는 약제량 '1/2앰플'을 '반 병'이라고 전하는 경우가 있습니다. 그런데 '반 병'이라는 말은 '한 병'이라는 말과 비슷해서 잘못 듣는 경우가 있습니다. '반 병', '한 병'이라고 지시했을 경우에는 "1/2앰플이지요?", "1/2이 아니고 한 병 전부죠?"라고 확인을 해야 합니다. 특히 전화로 온 구두 지시에 주의를 기울여야 합니다.

또한 "어제 놓았던 주사를", "언제의 것으로 주사를"처럼 말하거나 투여하는 약제와 양조차 명료하지 않은 구두 지시도 있습니다. 알고 있다고 판단하지 말고 반드시 확인하도록 합니다.

구두 지시는 메모하고, 실행하기 전에 소리 내어 확인합니다

그렇다면 애매하게 틀리기 쉬운 구두 지시를 정확하게 듣고 이해하기 위해서는 어떻게 하면 좋을까요? 그 방법은 구두 지시를 정확하게 듣고 이해하기 위한 규칙을 몸에 익히는 것입니다.

(1) 지시서에 의한 지시와 마찬가지로, 5~7개의 정보를 의식하면서 가능한 한 메모를 한다.

(2) 메모를 하면서 확실하지 않은 지시 내용은 의사에게 확인한다. 그 다음에 지시를 다시 한 번 말해보며, 의사의 확인을 받는다. 애매한 부분을 바르게 복창하는 것이 가장 중요한 포인트이다. 예를 들면 '약제량 ○○mg'의 단위는 특히 주의하여 "밀리"라 하지 말고 "밀리그램"이라는 단위의 어미까지 정확하게 말한다.

(3) 지시를 수행하기 직전에 다시 한 번 지금부터 하려고 하는 주사 내용을 정확한 발성으로 의사에게 확인받은 다음 실시한다.

지시 A로 한 번 연습해 봅시다.

• 야마모토 씨, 어느 분이십니까? → (예) 야마모토 다로 씨입니다.
• 세루신 10밀리그램입니까? 10밀리리터입니까? → 세루신 10밀리그램입니다.
• 투여 방법은? → 측관 주사입니다.
• 측관 주사(IV Side Shooting)는 어느 정도의 시간으로? → 3분 정도 걸쳐서 놓습니다.
• 야마모토 다로 씨에게 세루신 10밀리그램을 측관 주사하는 것이지요? → 네.
〈주사를 준비합니다.〉
• 야마모토 다로 씨에게 세루신 10밀리그램 측관 주사 놓습니다. → 네.
〈주사를 놓습니다.〉

주사 업무에 익숙해지고 약제 지식이 늘어나면 (1)을 간단하게 하게 되지만 그래도 (2)와 (3)의 규칙을 지키는 것이 필수입니다. 신입 간호사 시절에 (1)~(3) 규칙을 몸에 익을 때까지 확실하게 연습해 두고 지시 B, 지시 C에 대해서도 연습을 해봅시다. 친구나 가족과 롤 플레이 등으로 연습하는 것도 좋은 방법입니다.

구두 지시 수용 후, 가능한 한 빠르게 의사에게 지시서의 기재를 요구합니다

앞 페이지 [Q1]의 구두 지시 중 A와 B는 급한 상황의 경우지만, C는 지시서에 의한 지시를 받아도 괜찮은 상황입니다. 상황에 따라 지시서를 요구하는 것도 중요합니다.

또한 구두 지시 수용 후에도 가능한 한 빠르게 지시서의 기재를 요구해야 합니다.

'밀리'라는 구두 지시로 'mg'을 'mℓ'로

암으로 위중한 상태인 환자에게 의사로부터 '포리존 5밀리 준비'라는 지시가 내려왔다. 간호사 창구로 돌아와 포리존 5mℓ를 주사기에 담아 의사에게 건넸다. 주사기를 건네받은 의사는 양이 많은 것을 알아차리고, 간호사가 '밀리'를 '밀리리터'로 받아들였다는 사실을 알게 되었다.

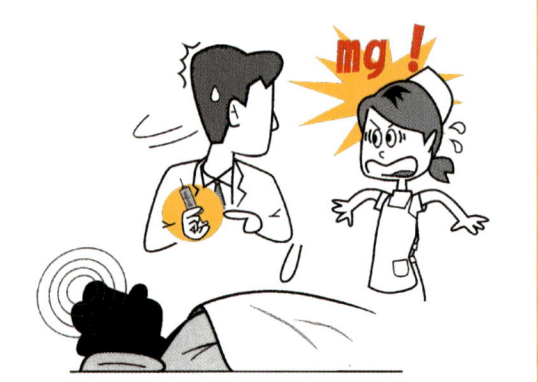

주사

SECTION 3

잘못하기 쉬운 옮겨 쓰기 실수에 요주의

'무언가'에서 '무언가'로 옮겨 적는 것을 '베껴 쓴다'고 하는데, 옮겨 쓰기에는 실수가 있기 마련입니다. 옮겨 적은 전화번호가 틀리는 등의 실수 경험은 누구에게나 있을 것입니다. 간호 현장에서도 의사의 지시를 옮겨 적는 경우가 종종 있는데, 그때 옮겨 쓰기를 잘못하여 중대한 사고로 이어지는 사례가 있습니다. 이 섹션에서는 옮겨 쓰기 실수가 어떻게 일어나는지, 실수는 어떻게 방지할 수 있는지에 대해서 알아봅시다.

Q&A

→ 해답은 243페이지

[Q1] 다음에 기술된 정보들 중 바르게 인지·판단할 수 없어 옮겨 쓰기 실수로 이어진 것은 어떤 것일까요? 정답인 것에 ○를 써넣으시오.

① 의사의 지시서에서 다음날 수행할 주사 지시를 워크시트에 써넣을 때, 아미카신이라는 주사약을 아미사린이라고 잘못 보고 적어 넣었다. 다음날 출근한 간호사가 아미사린을 혼합하여 환자에게 점적 주사를 놓았다. ( )

② 의사로부터 다음날 검사를 해야 하는 환자에게 사전 투여 약으로 세루신 근육 주사를 넣으라는 지시를 받았다. 세루신과 세레날은 상품명이 다르지만 알맹이가 같아 착각하기 쉽기 때문에 화이트보드에 '세레날 근육 주사'라고 쓰여 있다. 다음날 검사 담당인 간호사가 환자에게 세레날 근육 주사를 놓았다. ( )

③ 주사 준비를 하면서 수액병에 환자 이름을 쓸 때, '나카야마 가즈오'라고 쓴다는 것을 깜박하고 '야마나카 가즈오'라고 썼다. 다른 간호사가 입원 중인 야마나카 씨에게 점적 주사를 놓았다. ( )

Comment

간호 현장에서 볼 수 있는 옮겨 쓰기 상황들
정보 전달 실수의 중요 포인트

간호 업무를 원활하게 하기 위해서 혹은 간호사 간의 정보를 공유하는 수단으로써 의사의 지시를 이차적으로 옮겨 적는 경우가 자주 있습니다. 예를 들면 진료차트, 워크시트, 주사 내용 기록판, 화이트보드, 개인용 메모, 점적병에 옮겨 적습니다. 옮겨 쓴다는 것은 단순한 행위로 보이지만 의외로 실수가 일어나기 쉽습니다. 옮겨 쓰는 일을 될 수 있는 한 줄이는 것이 좋지만, 그렇게 할 수 없는 것이 또한 현실입니다.

옮겨 쓰기 실수는 왜 일어나는 걸까요?

앞 페이지의 [Q1]에서 지시된 것과 같이 옮겨 쓰기의 실수에는 여러 가지가 있고, 실수가 일어난 이유도 다양합니다. 그렇다면 옮겨 쓰기 실수는 왜 일어나는 걸까요?

사람의 뇌에서 일어나는 정보 처리는 감각기를 통하여 들어온 정보를 인지한 뒤 학습이나 경험에 따라 축적된 지식과 기억에 비추어 정보의 내용을 판단합니다. 그 뒤 무엇을 해야 하는가를 결정하여 사지에 명령을 내리는 과정을 밟습니다. 이러한 '인지–판단–실행' 과정 중 어느 한 곳에서 실수가 일어나도 잘못 옮겨 쓰게 됩니다.

[Q1]의 ①과 같이 문자와 숫자를 잘못 보는 것은 '인지의 실수'입니다. ②와 같이 다른 약제를 같은 약이라고 생각하는 것은 '판단의 실수'입니다. 인지와 판단까지는 제대로 했는데 잘못 쓴 것은 ③의 '실행의 실수'입니다. 모두 옮겨 쓰기 과정에서 실수가 일어난 것은 틀림없습니다.

어떻게 하면 옮겨 쓰기 실수를 방지할 수 있을까요?

옮겨 쓰기 실수를 방지하기 위해서는 소리를 내서 읽고, 손가락으로 가리키며 확인하는 것이 좋습니다. 눈으로 스윽 확인하는 것보다는 짚어 가며 확인하는 것이 정확성이 높습니다. 지시의 의미를 이해하여 옮겨 적는 행동은 실수를 막기 위한 강한 무기가 됩니다. 다만, 문자나 숫자를 잘못 보는 '인지의 실수'와 깜박해서 잘못 쓰는 '실행의 실수'는 스스로 확인하여 어떻게든 발견할 수 있어도 완전히 잘못 생각하여 쓰는 '판단의 실수'는 스스로 발견할 수 없다는 사실도 알아 둡니다.

옮겨 쓰기에 따라 복수의 정보 매체가 존재하는 것 자체도 위험합니다
삭제되어야 할 의사 지시 정보가 남아있는 경우

사고 방지를 위해 옮겨 쓰기 실수에 관해서 또 하나 알아 두면 좋은 것이 있습니다. 옮겨 쓰기에 의해 의사의 지시가 복수로 분산될 위험성입니다. 의사의 지시는 환자의 병태 변화에 따라 자주 변경되는데(➔ 주사 SECTION 4), 그때 원래의 의사 지시는 새로운 지시로 수정되어도 옮겨 써둔 정보에는 수정 사항을 빠뜨리는 경우가 많습니다.

주사의 지시 변경은 필요성에 의한 중요한 수정 사항입니다. 만약 수정 사항이 빠진 옮겨 쓰기 정보를 보고 변경 전의 지시대로 주사를 놓게 되면, 환자는 심각한 사태에 빠질지도 모릅니다. 옮겨 쓴 정보를 보면서 주사를 준비하거나 실시할 때는 그 의미에 있어서도 신중하게 파악해야 합니다. 가능한 한 원래의 의사 지시서를 기반으로 실행하지 않도록 주의해야 합니다.

주사

SECTION 4
주사의 지시 변경, 그에 따른 실수에 요주의

환자의 병태 변화 등에 따라 주사 지시가 갑자기 변경되거나 중지되는 일이 자주 있습니다. 이때 변경 지시를 잘못 받아들이거나 다음 근무자에게 인계할 때 착오가 생기는 실수가 잘 일어납니다. 이 섹션에서는 변경된 지시를 바르게 이해하기 위한 학습을 해봅니다.

Q&A

→ 해답은 243페이지

[Q1] 변경된 지시의 수용·인계에 관해서 다음 중 옳다고 생각하는 것에 ○를 써넣으시오.

① 주사의 지시 변경은 환자의 병태가 개선되었을 때 일어나기 때문에 변경 사항이 제대로 개입되지 않은 지시가 하루 더 적용되어도 환자에게 피해는 적다. (   )

② 주사 지시의 변경이 있는데 아직 약제과에서 주사약이 병동으로 인출되지 않았다면, 원래의 지시서만 수정해도 좋다. (   )

③ 지시 변경은 지시하는 의사와 지시를 받는 간호사 간의 규칙이 정해져 있기 때문에 그 규칙을 지켜 이루어져야 한다. (   )

④ 지시 변경을 다음 근무자에게 인계할 때에는 왜 지시가 변경되었는지 이유도 함께 전하여, 보다 정확하게 전달이 되도록 한다. (   )

Comment

왜 지시 변경이 일어나는 걸까요?

병태의 변화에 따라 치료 내용이 바뀌는 것은 임상 현장에서 일상적으로 일어나는 일입니다. 특히 주사약은 내복약에 비해 효과가 빠르게 나오는 만큼 효과가 없을 경우에도 판단이 빠르게 이루어지기 때문에 병태의 변화와 검사 결과에 따라 변경이 자주 일어난다고 할 수 있습니다.

예를 들어 폐렴으로 입원한 환자에게 항생제를 투여하고 있습니다. 입원한 지 수일이 지난 후, 세균 검사에서 기염균이 검출되었고 지금까지 투여한 항생제보다 더 적합한 약이 있다는 것을 알게 되었습니다. 당연히 항생제를 변경하게 됩니다. 또 다른 경우, 인슐린 치료를 받고 있는 환자의 혈당치가 빠르게 저하하고 있다고 해봅시다. 지금 바로 인슐린의 양을 감량해야 합니다. 만약 부작용이 나타난다면 중지할 수밖에 없습니다.

주사 지시의 변경은 병태나 치료 경과가 반영되는 중요한 사항이기 때문에 정확하게 지시를 받아 다음 근무자에게 바르게 전달해야 합니다.

잘못 전달하기 쉬운 변경 지시

이러한 주사 지시 변경을 적절하게 이해·수용하지 못하고, 변경 전의 약제나 중지해야 하는 약제를 잘못 투여했다는 공청회·직무 보고 사례가 다수 보고되어 있습니다.

왜 지시의 변경이 바르게 전해지지 않은 것일까요? 또한 전달 실수를 방지하기 위해 어떤 점을 주의해야 할까요? 우선은 전달 실수가 어떨 때에 일어나는지를 알아 봅시다.

약제과에서 병동으로 주사약이 나온 다음 지시를 변경할 때입니다. 외래에서 암 화학 요법 중지에 대한 전달을 할 때 자주 일어납니다. 정기적으로 화학 요법을 받고 있는 외래 환자는 진료 당일에 채혈을 합니다. 이때 백혈구 수가 감소된 것이 확인되면 항암제 투여 실시 직전에 중지해야 하는 경우가 발생합니다. 그러나 약을 제조하는 약제사, 치료를 실시하는 의사와 간호사에게 이 정보가 적절하게 전달되지 않아, 항암제 투여가 실시되는 것입니다. 또한 의사가 투여 예정 당일에 컴퓨터 화면에서 변경·중지를 입력해도, 간호사는 그전의 지시 내용을 프린트 출력해 보는 경우가 있습니다. 의사가 변경·중지를 간호사에게 구두로 전하지 않으면 그대로 투여되고 마는 것입니다. 그 외에, 손으로 쓴 지시를 하는 시설에서는 복사식으로 된 주사 전표나 '주사 SECTION 3'에서 설명한 것과 같은 카덱스나 작업표 등의 기록지에 변경 지시를 옮겨 적기 때문에 일부를 빠트리는 경우가 있습니다.

변경 지시가 내려진 상황과 시간대도 연관이 있습니다

이러한 변경 지시의 이해·수용 실수에는 의사가 변경 지시를 내린 상황도 영향을 미칩니다. 예를 들면 인수인계를 다급하게 하거나 근무 시간대가 바뀌어 나왔을 때입니다. 또한 저녁 근무 시간대 등 간호사가 병실을 순회하고 부재했을 때 변경 지시가 내려왔는데 이전 지시가 남아 있는 상황도 있습니다. 자주 지시가 변경되는 환자의 경우는 당연히 혼란이 일어나기 쉽습니다.

변경 지시의 이해·수용을 바르게 하기 위해서는?

변경 지시를 바르게 이해하고 수용하기 위해서는 약제와 지시 모두를 확실하게 고치고, 변경된 정보를 다음 근무자에게도 정확하게 전달해야 합니다. 또한 각 병원과 병동의 지시 변경과 이해·수용의 규칙을 의사, 간호사 모두가 준수해야 합니다. 즉, 의사는 지시를 바꾸거나 지시서를 변경하는 것뿐만 아니라 담당 간호사에게도 구두로 전할 필요가 있습니다. 이때 지시를 받는 간호사는 반드시 왜 변경되는지를 의사에게 듣고, 이해해야 합니다. 변경 의미를 알고 지시를 받는 것은 스스로 잘못을 방지하고, 다음 근무자에게 전달할 때 실수를 방지하기 위해서도 매우 중요합니다. 그리고 이미 약제가 나와 있다면 약제의 회수도 확실하게 해야 합니다. 만약 지시를 적은 기록이 남아 있다면 그것도 반드시 수정합니다.

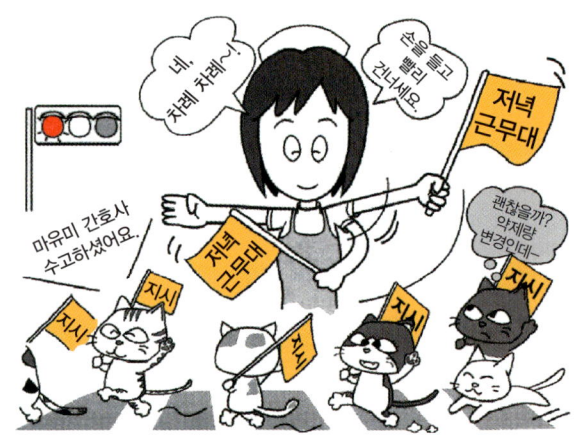

주사

SECTION5
주사약의 상표 의미를 이해하자

주사를 준비할 때 의사의 지시서 외에 주사약에 붙어 있는 상표나 설명서에 적혀 있는 정보도 매우 중요합니다. 이 섹션에서는 주사약에 표기된 상표 내용의 의미와 간호 업무상 필요한 정보가 설명서에 어떻게 기재되어 있는가를 알아봅니다.

Q&A
→ 해답은 244페이지

[Q1] 뒷장의 주사약 상표에서 알 수 있는 정보에 대하여 다음 표의 빈 곳에 기입해 보세요(불명확하거나 기재가 없는 항목은 그 뜻을 기입할 것).

	주사약 A(예)	주사약 B	주사약 C	주사약 D
상품명	가스타			
일반명(또는 성분명)	파모티딘			
1앰플(약병)의 약효 성분량	20mg			
1앰플(약병)의 용액량	2㎖			
규제 구분	요처방 의약품 (또는 처방전 의약품)			
투여 방법	근주, 점적 정주, 정주			
저장법	실온 보관			

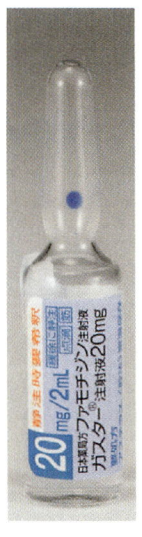

주사약 A

정주 시 희석
20mg/2㎖ 서서히 정주
점적 근육
일본약국방 파모티진 주사액
가스타® 주사액 20mg 요처방
아스테라스 〈저장 방법〉 실온 보관
[가스타® 주(파모티딘) 20mg] [Famotidine]

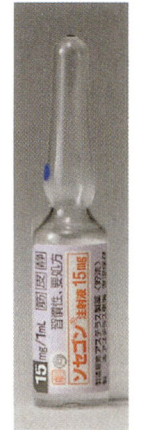

주사약 B

습관성, 요처방
소세곤® 주사액 15mg

[지메곤 주사약 30mg/㎖] [Pentazocine]

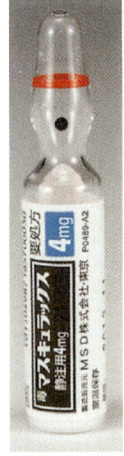

주사약 C

독, 마스큐락스 4mg 요처방
정주용
[베카론 주 4mg/10mg] [Vecuronium bromide]

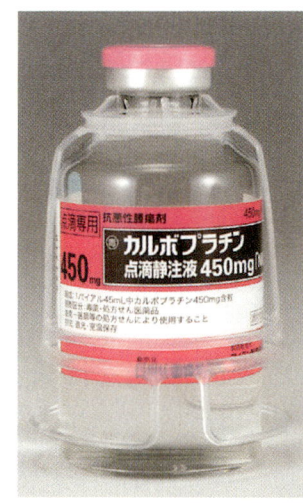

주사약 D

칼보프라틴
점적 정주사액 450mg
[네오플라틴 주사액 10mg]
[Carboplatin]

Comment

앰플과 약병의 상표에는
무엇이 적혀 있는 걸까요?

　주사약을 준비할 때 반드시 읽고 확인해야 하는
것이 앰플과 약병에 붙어 있는 상표입니다. 상표에
기재되어 있는 중요한 내용을 살펴봅니다.

● **상품명**(판매명)

　같은 성분의 약제가 복수의 제약 회사에서 붙인

다양한 상품명으로 판매되고 있습니다. 상품명은
보통 등록 상표(Registered trademark)를 의미하는
®을 붙이는데 때로는 생략되기도 합니다.

● **일반명**(또는 성분명)

　약물의 일반적인 명칭입니다. 일본약국방(의약품
의 규격서라고 할 수 있는 공적인 문서)에 기재되어 있
는 명칭 외에, WHO의 국제적 일반명(또는 성분명)

에 준하여 나라의 의약품을 명명하는 위원회에서 정한 명칭입니다. 기재되어 있는 제제와 그렇지 않은 제제가 있습니다. 카피되어 나오는(제네릭) 의약품의 보급으로 일반명(또는 성분명)도 중요하게 되었습니다(※국내: 2010년 의약품 명명법 가이드라인을 참조).

● 규격

액상 주사약의 규격은 '△mg/○㎖' 등과 같이 적혀 있습니다. △은 주약의 약효 성분량으로 'mg' 이외에도 '㎍', 'mEq', 'IU' 등의 다양한 단위가 있습니다. ○㎖는 약효 성분을 녹인 용액의 양입니다. 의사는 보통 약효 성분의 양으로 지시를 하는 반면, 간호사는 주사 준비를 할 때 용액의 양으로 준비해야 합니다. 지시량이 어느 정도의 용액 용량에 해당하는가를 환산할 때 필요한 정보이기 때문에 의미를 정확하게 이해해야 합니다(➔ 주사 SECTION 6). 한편 분말상의 주사약은 주약의 약효 성분량만 기재되어 있습니다.

● 규격 구분

'요처방'이라는 기재는 '처방전 의약품'이라는 의미입니다. 의약품의 적정 사용을 한층 철저하게 하기 위하여 처방전을 교부 받은 사람에게만 판매하거나 줄 수 있는 의약품입니다. 그 밖에 '지정 의약품(약제사만 취급할 수 있는 의약품)', '습관성 의약품(계속 사용하면 의존성이 생길 위험이 있는 의약품)'의 구분도 있습니다.

특히 중요한 규제 구분으로 '독약', '극약'이 있습니다. 의약품은 약리 작용이나 위험성의 수준에 따라 독약, 극약, 보통 약으로 분류되어 있습니다. 독약·극약의 지정은 지정 기준에 맞춥니다.

독약은 자물쇠를 채워 보관하는 것이 의무입니다. 보관이나 사용상의 주의를 강조하기 위하여 표시 방법(독약: 흰 띠를 두른 검은 바탕에 흰색, 극약: 붉은 띠

를 두른 흰바탕에 붉은색)이 정해져 있습니다. 독약·극약의 표시가 있는 주사약을 준비할 때에는 특히 주의합니다(※국내: 약사법 제46조, 일본과 표기 같음).

또한 '마약 및 향정신 약 취급법'에 따라 마약의 '마'나 향정신 약의 '향'에도 주의를 해야 합니다.

● 용법

'정(정맥 주사)', '점정(점적 정주)', '근(근육 주사)', '피(피하 주사)' 등 투여 방법에 관하여 기재되어 있습니다. '점정(점적 정맥 주사)' 또는 '근(근육 주사)'으로만 투여해야 하는 약제를 단발 정맥 주사로 놓는 중대 사고가 일어나고 있습니다. 단발 정맥 주사는 빠른 시간 내에 높은 혈중 농도에 이르게 하기 때문에 큰 부작용이 발생하기 쉽습니다. 단발용으로 주사기에 약제를 빨아들일 때에는 상표에 '정(정맥 주사)'이라고 쓰여 있는지를 반드시 확인해야 합니다.

● 저장법

'차광', '냉소 보관' 등 보관 방법상의 주의입니다.

그 밖에 제조업자(수입 판매업자)의 주소, 제조 번호, 사용 기한 등이 기재되어 있습니다.

지금까지 설명한 상표의 정보 중 주사 사고 방지에 중요한 것은 '상품명(판매명)'과 '규격', '극약·독약의 규제 구분', '용법'입니다.

이러한 네 가지 사항을 검지로 가리켜 호칭하며 정확하게 확인하고 주사 준비를 하도록 합니다.

비슷한 것끼리 착각하기 쉬운 명칭의 주사약에 요주의

급성기 의료를 담당하는 지역의 중심 병원에서 사용하고 있는 주사약은 400~800종이 넘습니다. 그 중에 용기와 상표의 외형이 비슷한 약제도 적지 않습

니다. 그래서 최근 제조 회사는 약제명을 잘못 보는 실수를 방지하기 위해 상표를 개선하고 있습니다.

또한 명칭에서도 잘못 보거나 들을 수 있는 약제가 있습니다. 대표적으로 사크즌(부신피질 호르몬 제제)과 사크신(근육 이완제)이 있습니다. 사크신을 사크즌이라 착각하고 정맥 주사하여 호흡 정지를 일으킨 중대 사고가 있은 뒤, 2009년에 사크신은 스키사메트늄으로 상품명이 변경되었습니다. 그 외의 유사명칭의 주사약으로는 〈표〉와 같은 것들이 있습니다.

사람은 왜 비슷한 것을 착각할까요?

사람은 눈이나 귀로 들어온 정보를 장기 기억에 저장되어 있는 과거의 패턴과 조합하여 새로운 정보의 특징과 가장 비슷한 기억을 찾아 인지·판단합니다. 그 유사성에 기초해 잘못된 처리를 하는 것을 전문적으로 '유사성 편향(Similarity bias)'이라고 합니다. 즉, 인간은 무언가 유사성, 공통성이 있으면 무의식 중에 '이거다!'라고 생각해 버리고 확인을 게

〈표〉 비슷한 상품명의 주사약

아크티트(전해질 제제)	아크토신(강심제)
아미사린(항부정맥 약)	아미카신황산염(항균제)
세레네스(항정신병 약)	사이레스(최면 진정제)
조비락스(항바이러스 약)	조라딕스(자궁 내막증 치료제)
타키솔(항암제)	타키소텔(항암제)
솔닥튼(이뇨제)	솔락트(전해질 제제)
노바스탄(항혈전제)	노반트론(항암제)
판토민(비타민 제제)	파세토신(항균제)
휘루나민(항정신병 약)	휘루트닌(하수체 기능 검사 약. 지연성 의식 장애 치료 약)
브리프라딘(항암제)	파라프라딘(항암제)
프로스탄딘 (폐색성 동맥 질환 치료제)	프로스탈몬(산부인과 치료제)
페르지판(Ca 길항제)	페르산틴(항협심증 약)
포스민(카테유아민계 강심제)	포스미신(항균제)
메티론(해열 진통제)	메이론(아시도시스 치료제)
라스테트(항암제)	라크테크(전해질 제제)

문헌 2)의 일부를 인용하여 고치고 바꿈

을리하는 오류─특성을 갖고 있다는 것입니다.

과거에 빈번하게 체험한 것에 이끌려 잘못 처리를 하는 것을 '고빈도 편향(Frequency bias)'이라고 하는데, '유사성 편향'과 '고빈도 편향'은 실수 발생의 대표적인 메커니즘이라고 할 수 있습니다.

극약·독약은 위험성을 의식하여 확인하도록

유사성에 의한 잘못은 일상생활에서도 자주 경험하지만 실제로 피해가 발생하는 것과 그렇지 않은 것이 있습니다. 약제의 착각이 불러일으키는 결과도 마찬가지입니다.

예를 들어 독약·극약을 보통 약과 착각하면 중대한 사고지만, 반대의 경우는 그렇게 심각한 상황이 아닙니다. 적어도 중대한 실수는 하지 않도록 독약·극약의 취급에 주의하고 약효도 확인하면서 주사 준비를 하도록 유의하기 바랍니다.

특히 임시, 긴급 상황 시 약제사의 확인을 거치지 않고 간호사 자신이 병동에 보관되어 있는 약을 꺼내 준비하는 주사 지시는 긴박한 상황에서 이루어지므로 보다 세심한 주의가 필요합니다.

사고를 방지하기 위해서는 '세 번 확인'의 원칙(약제를 꺼낼 때, 약액을 주사기에 넣을 때, 빈 용기를 버릴 때 확인)을 확실하게 지키는 것이 중요하며, 특히 빈 용기를 버릴 때가 마지막 확인 기회입니다. 극약·독약은 위험성을 의식해서 소리를 내며 손으로 가리켜 확인합니다.

만일 잘못했을 때는?

측관으로 수액을 주입하고 있었다면 라인을 멈추고 곧바로 가까이 있는 의사에게 판단을 구합니다. 또한 수액 라인에는 잘못 주사된 약제가 남아 있기 때문에 그 이상 주입되지 않도록 삽입부를 남기고 수액 세트를 바꾸어야 합니다.

주사

SECTION 6
주사약의 여러 단위, 1㎖ 중 약제 성분량도 여러 가지

주사약에는 액상과 분말상이 있습니다. 주사약의 단위는 여러 가지입니다. 이 섹션에서는 단위의 의미를 이해하고, 지시된 양의 약제를 앰플이나 약병에서 꺼낼 때 환산을 잘못하지 않도록 학습해 봅니다.

Q&A   → 해답은 244페이지

[Q1] 아래의 주사약에 대하여 의사로부터 다음의 약제량 지시를 받았습니다. 몇 ㎖를 꺼내면 좋은지 상표를 보고 계산해 봅시다(계산식도 써보세요).

① '라식스 15mg을 점적병에 혼합 주입'

〈계산식〉

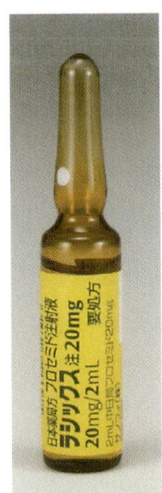

라식스 주 2㎖
[라식스 주 20mg/2㎖] [Furosemide]

② '아도나 70mg을 천천히 정맥 주사'

〈계산식〉

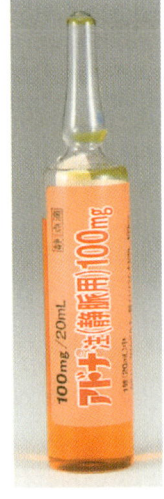

아도나 주(정맥용) 100mg(20㎖)
[한일 아도나 근주]
[Carbazochrome sodium sulfate]

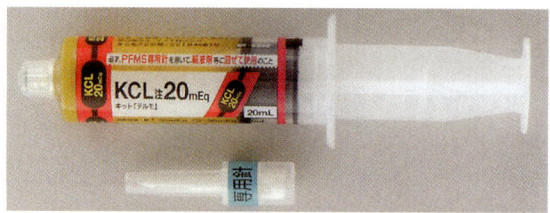

KCL 주 20mEq(20㎖)　[대한 염화칼륨 20주] [Potassium Chloride]

③ 'KCL 주 10mEq를 점적병에 혼합 주입'

〈계산식〉

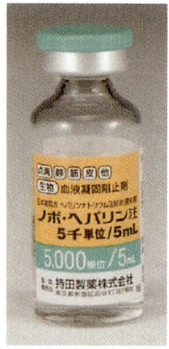

④ '노보·헤파린 3000단위를 점적병에 혼합 주입'

〈계산식〉

노보·헤파린 주 500 단위(5㎖)
[헤파린나트륨 주사액 5000iu/㎖] [Heparin sodium]

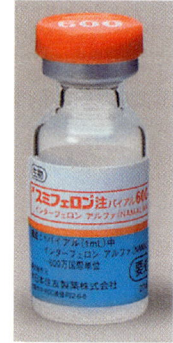

⑤ '스미페론 450만 국제 단위를 근육 주사'

〈계산식〉

스미페론 주 600만 IU(1㎖)
[휴미론 알파 주 500만 단위] [Interferon alpha]

Comment

액상의 주사약에는 무엇이 들어 있을까요?

주사약은 무엇인가의 액이 녹아 있는 액상과 사용 시에 녹여서 사용하는 분말상의 형태가 있습니다. 액상의 주사약에는 약효 성분인 주약 외에 용제, 보조제, 첨가제가 포함되어 있습니다. 주약을 녹인 약제는 주로 주사용 물 형태인데, 그중에는 물에 녹지 않거나 물에 용해하면 불안정해지는 약이 있습니다. 물에 잘 녹지 않는 것은 수성 현탁액으로, 균일한 입자로 만들어 주사가 가능하지만 입자이기 때문에 혈관이나 척수강에는 사용할 수 없습니다 (➡ 경관영양 SECTION 2). 그래서 근육 주사, 피하·피내 주사만 가능합니다.

용제에 첨가된 보조제·첨가제로는 pH를 조절하는 완충제나 혈액과 삼투압을 같게 하기 위한 등장화제, 탄산 방지를 위한 항산화제, 미생물 오염을 억제하기 위한 방부제 등이 있습니다. 방부제는 한 번에 다 사용하지 않고 여러 번에 나누어 사용하는 주사약이나 고압 증기 멸균을 하지 않는 주사약에 첨가하고 있습니다.[3]

여러 가지 단위의 의미는 무엇일까요?

의사는 주사약의 대부분을 약효 성분인 주약의 양으로 지시합니다. 주약의 양을 나타내는 단위로는 'mg'이 가장 많고 약제 중에는 'μg'(마이크로그램= 1/1000mg)이라고 하는 작은 단위를 사용하는 것도 있습니다. 모두 중량의 단위입니다.

한편, 칼륨 제제 등의 전해질 주사약은 'mEq'라는 단위를 씁니다. 전해질은 물에 녹았을 때 전기에서 해리되어 이온(전기를 띤 원자)을 만드는 물질입니다.

'mEq'는 '메크'라고 읽고 Milliequivalent(밀리그램 당 양)를 뜻합니다. 이것은 전해질액 가운데 이온(전기를 띤 원자)의 전가 수를 나타내는 단위입니다.

이외에 '단위(U)'(Unit)와 '국제단위(IU)'(International Unit)가 있습니다. '단위(U)'는 모두 '국제단위(IU)'를 생략해서 표기한 것입니다. 국제단위는 생물 제제(살아 있는 세포가 생산한 단백질에서 제조된 약제)를 표준화했기 때문에 WHO가 정의한 생물학적 역가의 단위입니다.

여러 가지 단위와 'mℓ'는 다릅니다

이제 주사약에도 여러 가지 단위가 있다는 것을 알았나요?

신입 간호사의 공청회·직무 보고 사례 가운데 여러 단위를 'mℓ'와 같다고 생각하고 주사약을 대량 투여한 사례가 있었습니다. 앞의 SECTION 5에서 언급한 것과 같이 상표의 규격을 잘 보고, 지시된 약물의 양이 밀리리터의 액량에 해당되는지 환산해야 합니다.

'1mℓ=100단위'라고 정해져 있는 것은 아닙니다

대표적인 생물 제제에는 인슐린이 있습니다. 인슐린은 '1mℓ = 100단위'로 조절되어 있습니다. 그것을 기억한 신입 간호사가 '단위'라고 하는 약제는 전부 '1mℓ = 100단위'라고 착각한 사례가 있었습니다. 약제마다 1mℓ당의 단위 수는 다릅니다. 액량으로 환산할 때는 반드시 주사약의 상표에서 규격을 확인합니다.

참고: 'mg'과 'mEq'의 관계는?

Na의 원자량은 23이기 때문에 1mEq의 나트륨 이온(Na^+)은 23mg입니다. 또한 K의 원자량은 39이므로 1mEq의 칼륨 이온(K^+)은 39mg, Cl의 원자량은 35.5이니 1mEq의 염소 이온(Cl^-)은 35.5입니다. 즉, 원자량에 따라 1mEq의 mg 양은 달라집니다. 따라서 1mEq의 Na^+와 Cl^-로 구성되는 식염(NaCl)은 23mg+35.5mg = 58.5mg가 됩니다.

그렇다면, 1g(=1000mg)의 식염수에 포함된 Na^+은 몇 mEq일까요?

1000mg/58.5mg = 17.1이 되어, 약 17mEq가 정답입니다.

실제 공청회·직무 보고 사례에서

주사약을 준비할 때 'mg' 지시의 약제를 'mℓ'로 환산하여 실수

점적에 항생제를 채울 때 투여량을 머리로 계산하여 채웠더니 계산을 잘못하여 양을 많이 채워 버렸다.

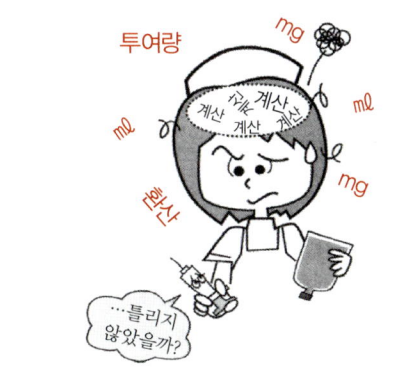

SECTION 7
일정한 규격이 아닌 주사약, 규격의 실수에도 요주의

병원에서 사용하고 있는 주사약은 규격이 한 가지가 아닙니다. 규격의 실수가 중대 사고로 이어지는 경우가 있으므로, 이 섹션에서는 규격의 의미를 이해하고 규격을 착각하는 실수를 하지 않기 위한 학습을 해봅니다.

Q&A
→ 해답은 244페이지

[Q1] 다음의 주사약을 보고, 두 가지 규격의 내용량을 써넣으시오.

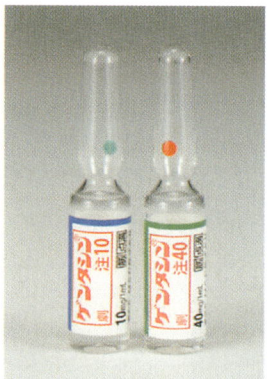

예: 겐타신

(10mg)

(40mg)

켄타신 10mg/40mg
[황산겐타신 주] [Gentamicin sulfate]

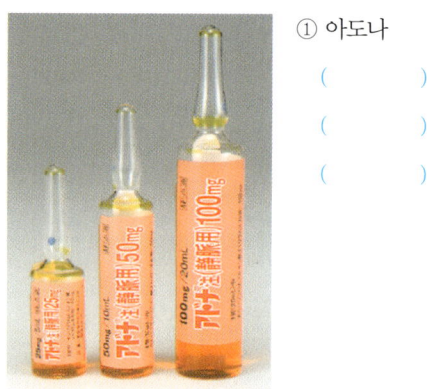

① 아도나

(   )

(   )

(   )

아도나 주(정맥용) 100mg(20㎖)
[한일 아도나 근주] [Carbazochrome sodium sulfate]

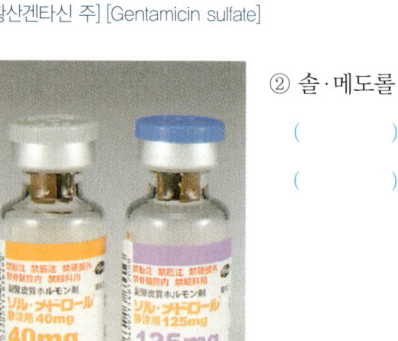

② 솔·메도롤

(   )

(   )

부신피질 호르몬제 솔·메도롤 정주용 40mg, 정주용 125mg
[메치솔주사액 125mg] [MethylPrednisolone sodium succinate]

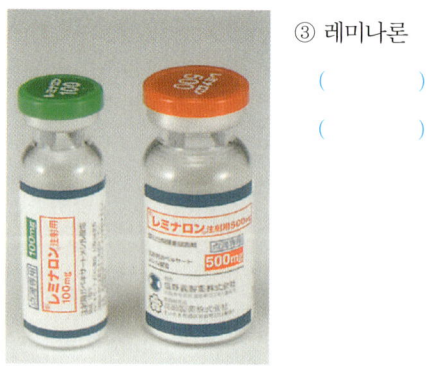

③ 레미나론

(   )

(   )

점적전용 레미나론 주사용 100mg/500mg
[레미나론 주사 500mg] [Gabexate Mesilate]

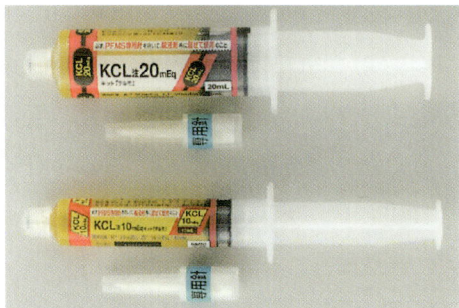

KCL 주 20mEq(20mℓ)
[대한 염화칼륨 20주] [Potassium Chloride]

④ KCL

(   )

(   )

Comment

먼저, 약제의 용량에 대하여 이해합시다

약제를 투여하면 어느 정도에 이르렀을 때 약리 효과가 나타납니다. 이 용량을 '최소 유효량'이라고 합니다. 양을 늘리면 효과는 강해지지만 어느 정도를 넘어서면 중독 증상이 나타납니다. 이것을 '중독량'이라고 합니다. 중독량을 넘어 계속 늘려 가면 환자가 사망에 이르는데 이것이 '치사량'입니다.

중독 증상이 일어나지 않는 최대량을 '최대 유효량'이라 하고, 최소 유효량과 최대 유효량 사이의 양이 일반적으로 치료에 이용됩니다. 이것을 '약용량(용량)'이라 합니다. 또한 안전하게 투여할 수 있는 최대량을 '최대 안전량(극량)'이라고 합니다.[4]

약용량은 어떻게 정해지는 걸까요?

동물 실험에서 효과가 인정된 약물은 임상 시험(치료 시험)의 제1상 시험을 합니다. 건강한 남성 지원자에게 인전성에 세심한 주의를 기울여 처음 선정된 투여량에서 양을 늘려 가며 투여하고, 그 후에 임상 시험에 필요한 용량 범위를 추정합니다. 다음의 제2상 시험에서 제1상 시험의 결과를 적용해 실제로 소수의 환자에게 투여합니다. 유효량과 안전량을 평가하고, 최소 유효량과 최대 안전량의 범위 내에서 용량의 반응을 시험합니다. 여기서 적당한 용량의 폭을 결정합니다. 마지막 제3상 시험에서는 전국 규모로 다수의 환자에게 투여하고, 유효성과 안전성을 검증하여 최종적으로 임상 용량을 결정합니다.

왜 복수의 규격이 있는 걸까요?

환자는 연령, 체중, 간·신장의 대사, 해독, 배설 기능이 각각 다릅니다. 병태도 같지 않습니다. 그래서 제약 회사는 임상 현장의 편리성을 고려하여, 임상 용량의 범위 가운데 환자 개개인에게 적합한 용량을 선택하기 쉽게 하기 위해 복수의 규격을 제공하고 있습니다. 마찬가지로 병원도 편리성을 고려하여 약제의 일정 부분은 복수 규격을 선택하고 있습니다.

또한 규격이 하나인 약제는 보통 성인에게 사용하는 1회량을 상정하여 만들었기 때문에 한 번에 다 사용하는 앰플은 그렇게 많지 않습니다. 만약 그러할 때는 '뭔가 잘못된 것은 아닌가' 생각해 보며 다시 한 번 지시서를 보거나 의사에게 문의합니다.

생명이 걸린 규격 실수 해결책, 투여 방법을 확인합니다

만약 주사약의 규격을 잘못 보고 투여했다면 어떻게 될까요? 임상 용량 범위 내에서의 규격 실수일 경우, 간·신장 기능 장애가 없는 성인이라면 중독 증상을 일으키는 일은 없을 것입니다. 그러나 의사는 환자의 연령과 병태, 합병증 등을 고려하여 용량을 정하기 때문에 작은 규격을 큰 규격으로 잘못보고 투여하면 지나친 효력으로 예상외의 부작용이나타날 가능성이 있습니다.

한편, 규격 실수가 생명이 걸린 중대한 사고로 이어지는 경우도 있습니다. 대표적인 예가 항부정맥제리도카인® 2%(100mg/5㎖)와 10%(1000mg/10㎖)의 규격 실수에 의한 사망 사고였습니다. 사고 발생 수가 많아지자 10%의 리도카인은 2005년 3월에 판매가 중지되었는데 두 규격은 농도가 5배, 1앰플의 약제 성분량은 10배의 간격이 있었습니다. 이 두 규격은 심근 경색 등의 환자에게 치명적인 부정맥의 발생을 빠르게 억제합니다. 그렇기 때문에 우선 2%의제제를 단발 정맥 주사로 투여하고, 그 다음 부정맥의 억제 효과를 지속하기 위해 10%의 제제를 점적으로 섞어 약 8시간에 걸쳐 투여하는 식으로 구분하여 사용되고 있었습니다. 10%의 리도카인은 지속 점적용으로 만들어진 제제였기 때문에 1앰플에는 1회의 임상 용량 범위보다 아주 많은 약제 성분량이 포함되어 있었습니다. 그래서 실수로 단발 정맥 주사를 놓으면 치사량이 되어버린 것입니다.

이러한 실수가 일어나지 않도록 앰플의 상표에는 '점적 전용'과 '급속 정맥 ×' 등 투여 방법의 주의 사항이 적혀 있었지만 사고가 끊이지 않았습니다.

약제의 복수 규격은 용량 조절을 위해 만들어진임상 용량의 범위 중에 있는가 하면, '정맥 주사용'과 '점적 정맥 주사용'이라는 식으로 투여 방법이 다른 복수 규격도 있습니다. 후자의 실수는 중대한 결과를 가져올 수 있기 때문에 주사약을 준비할 때에는 상표의 규격뿐 아니라 투여 방법의 확인도 반드시 하도록 합니다.

규격 사고를 일으키지 않기 위하여

공청회·직무 보고 사례에서 규격 사고의 상황을 보면, 의사가 손으로 쓴 지시에 규격을 적지 않거나 긴급 상황 시에 구두 지시로 규격을 말하지 않았던 것이 원인이 된 사례가 있었습니다. 주사 SECTION 2에서도 구두 지시는 규격을 빠뜨리고 말하기 쉽다는 것을 설명하였습니다. 1앰플이라는 지시를 받았을 때에는 "몇 밀리그램입니까?"라고 물어 약제량을 확인해야 합니다.

임시, 혹은 긴급 상황 시의 구두 지시에는 병동 보관 약과 구급 의약품이 사용됩니다. 약제사의 확인이 필요 없기 때문에 실수를 해도 알아차리기 어렵습니다. 적어도 이러한 약제 가운데 복수 규격이 있는 것은 보관 케이스에 명시하고, 평소에 계속 의식하고 있도록 합니다.

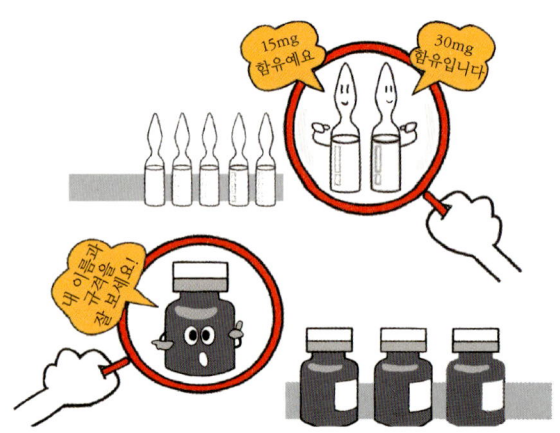

주사

SECTION 8

두 가지 작용을 하는 리도카인! 알아 두자

> '리도카인'은 항부정맥제 작용과 국소 마취 작용이라는 두 가지 약효와 주사약이 있기 때문에 신입 간호사가 헷갈리기 쉬운 약제입니다. 이 섹션에서는 의료사고 방지에 중요한 리도카인이라는 약제를 살펴봅니다.

Q&A

→ 해답은 244페이지

[Q1] 리도카인에 대하여 바른 것에 ○, 틀린 것에 ×를 써넣으시오.

① 리도카인의 일반명(또는 성분명)은 염산 리도카인으로 국소 마취 약과 항부정맥 약이 있다. ( )

② 항부정맥 약인 리도카인은 심근 경색으로 인한 부정맥 사망을 방지하기 위한 제1선택제로 사용된다. ( )

③ 리도카인 젤리나 리도카인 스프레이는 전달 마취에 사용된다. ( )

④ 리도카인으로 아나필락시스 쇼크를 일으킨 환자 사례가 있기 때문에 투여하기 전에 알레르기 경험의 문진이 중요하다. ( )

⑤ 국소 마취용의 리도카인에는 0.5%, 1%, 2%, 3%의 약제가 있는데 척수 마취용에는 3%의 제제가 사용된다. ( )

⑥ 리도카인 E는 리도카인에 소량의 비타민 E를 넣은 것이다. ( )

Comment

리도카인의 두 가지 약리 작용

리도카인®의 일반명(또는 성분명)은 염산 리도카인이라 하고 항부정맥제 작용과 국소 마취 작용을 하는 극약입니다.

항부정맥제 작용은 심근 세포의 Na^+ 채널을 억제해 활동 전위 지속 시간을 단축하고 심실성, 상실성의 기외수축, 발작성 빈박에 적용합니다. 특히 급성 심근 경색이나 수술로 인해 합병된 심실성 부정맥에 대해서는 제1선택제로 사용되고 있습니다.

한편, 국소 마취 작용은 지각 신경에 적용합니다. 마찬가지로 Na^+ 채널을 억제하고 신경 세포막의 Na^+ 투과성을 저하시켜 막을 안정화한 뒤 흥분의 발생과 전도를 차단합니다.

국소 마취용 리도카인

국소 마취용 리도카인에는 주사약과 비스카스, 외용액, 젤리, 스프레이, 점안액 등 용도에 따라 다양한 제형이 있습니다(표). 주사약 이외의 리도카인

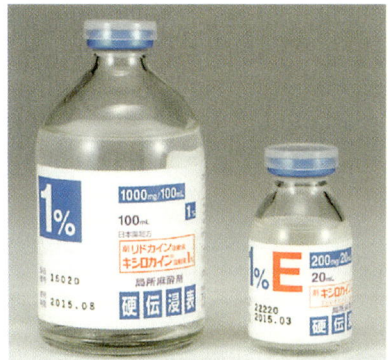

키시로카인 주사액(1%)　키시로카인 E 주사액(1%)
[대한 염산리도카인 1% 주사액] [Lidocaine hydrochloride]

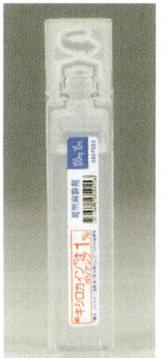

키시로카인 주 폴리앰플(1%) 100㎖

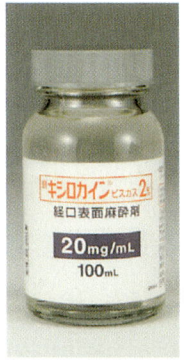

키시로카인 비스카스(2%)
[태준 리도카인 비스코스액 2% 20mg/㎖]
[Lidocaine]

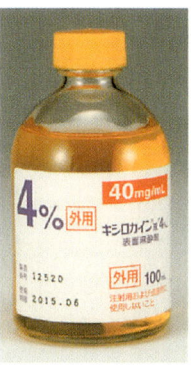

키시로카인액(4%)

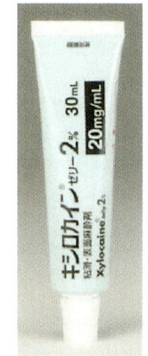

키시로카인 젤리(2%)
[알리코 염산리도카인 젤리2% 20mg/㎖]
[Lidocaine]

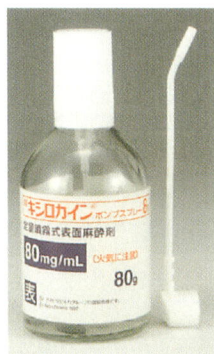

키시로카인 펌프 스프레이(8%)
[싸이로카인 스프레이 100mg/㎖]
[Lidocaine]

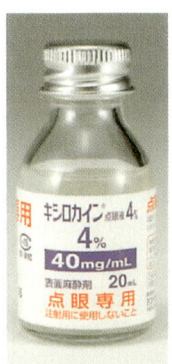

키시로카인 점안액(4%)

제제는 국소적으로 바르거나 스프레이로 뿌려 마취를 합니다. 약제 흡수가 잘되는 점막의 표면 마취에 이용합니다. 마취 효과는 약하고 단시간밖에 지속되지 않습니다. 내시경 검사, 이비인후과 검사, 위관 삽입, 안과 검사 전에 주로 사용합니다.

주사약의 리도카인은 침투·전달·경막 외 마취에 이용되는 0.5%, 1%, 2%와 척수 마취용으로 주로 쓰이는 3% 제제가 있습니다. 이들은 통증의 전기적 흥분을 전달하는 신경의 말초에서 척수 입구까지의 한 부분을 차단하기 위하여 사용됩니다. 침투·전달·경막 외 마취용의 리도카인에는 약병, 폴리앰프(폴리에틸렌제 앰플), 주사기 타입의 약제가 있습니다. 기타 어미에 'E'가 붙은 제제도 있는데, 이 제제는 피하에서의 흡수를 늦추는 목적으로 혈관을 수축시키는 에피네피린이 소량 들어가 있습니다. 'E'는 에피네프린(Epinephrine)의 첫 글자입니다.

2%의 리도카인 제제 두 종류를 혼동하지 않습니다

2%의 리도카인 제제는 국소 마취 약과 항부정맥 약 두 종류가 모두 존재합니다. 환자 병태가 갑자기 악화되어 부정맥을 억제하기 위해 의사가 '2% 리도카인'이라고 구두 지시를 내렸을 때, 국소 마취 약인 리도카인과 혼동하지 않도록 합니다. '둘 다 염산 리도카인이니까 어느 쪽이라도 괜찮겠지?'라고 생각할 수도 있습니다. 그러나 약병 제제의 국소 마취 약은 분할 사용(한 번에 다 사용하지 않고 여러 번에 나눠 사용)이 가능해, 미생물 오염을 억제하기 위

〈표〉 리도카인의 두 가지 약효와 다양한 제제

효과	제형	제제와 규격	제형	적용	
1. 항부정맥 약	주사약	리도카인(정주용 2%)*	앰플(5mℓ)	기외수축(심실성, 상실성), 발작성 빈박(심실성, 상실성), 특히 급성 심근 경색 시 수술에 따르는 심실성 부정맥의 예방	
2. 국소 마취 약	주사약	리도카인 주사액 (0.5%, 1%, 2%)	약병(100mℓ) 폴리앰프(10mℓ) 주사기** (10mℓ)	경막 외·전달·습윤 마취(0.5%, 1%, 2%) 표면 마취(1%, 2%)	
		리도카인 주사액 에피레나민 함유 (0.5%, 1%, 2%)	약병(20mℓ, 100mℓ**)	경막 외·전달·습윤 마취(0.5%, 1%, 2%) 표면 마취(1%, 2%)	
		리도카인 근육 주사 용해액(0.5%)	앰플(3mℓ)	항생 물질 근육 주사 시의 통증 완화(별로 사용되지 않는다)	
	주사약 이외	리도카인 비스카스(2%)	표면 마취	내시경 검사 등으로 경구 투여 시, 구강, 인두, 식도 부위 마취, 구강 내 마취제는 삼키지 않게 함.
		리도카인액(4%)		이비인후과, 비뇨기과 영역 등에서 도포.
		리도카인 젤리(2%)		기관 삽관, 경비위관 삽입 등의 경우 튜브에 바름.
		리도카인 펌프 스프레이(8%)		기관 내 삽관 등의 경우에는 인두에 도포.
		리도카인 점안액(4%)		안과 영역에서 점안.

* 항부정맥 약의 염산 리도카인은 리도카인 이외에 다른 제조 회사에서 오리베스(정맥 주사용 2% 앰플, 점적용 1% 팩) 및 리도카인 정맥 주사용 2% 주사기라는 상품명으로 판매되고 있다.
** 리도카인 주사액 2%의 주사기 제제와 리도카인 주사액 아드레날린 함유 2%의 100mℓ 제제는 각각 2012년 3월과 2011년 3월에 판매 중지되었다.

※ 척추 마취용의 리도카인 주사액 3%는 2012년 말에 판매 중지되었다.　　　　　　　　　참고 문헌 4)를 기초로 작성

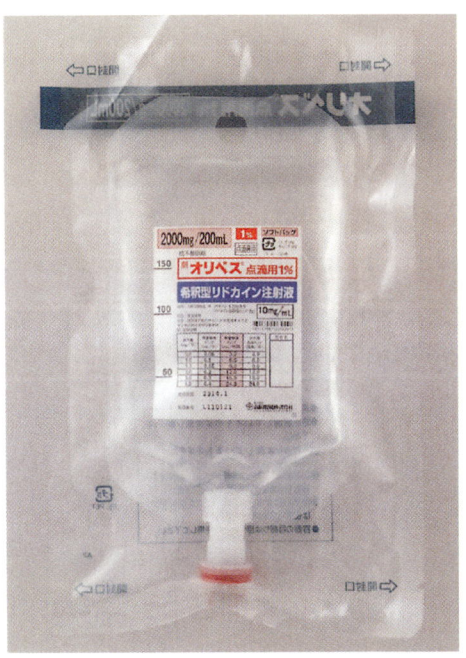

오리베스(점적용 제제) 희석형 리도카인 주사액

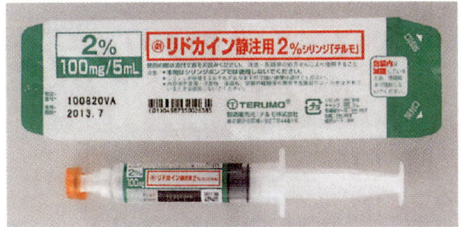

리도카인(충전 주사기 제제)

한 보존 방부제가 들어 있습니다. 따라서 항부정맥 약으로 정맥 내에 주입할 수 없습니다(➡ 경관영양 SECTION 2).

아나필락시스 쇼크에 주의!

환자 중에는 리도카인으로 인한 아나필락시스 쇼크를 일으키는 특이 체질인 경우가 있습니다. 주사약뿐만 아니라 리도카인 젤리와 같은 주사약 이외의 리도카인 제제로도 일어날 수 있습니다. 리도카인 자체나 아미드형 국소 마취 약(리도카인 이외에도 염산 지프카인, 염산 메피바카인이 있다)에 과민 반응 경력이 있던 환자에게는 금기입니다. 또한 국소 마취 약 이외의 약제로 과민 반응을 일으킨 적이 있는 환자에게 투여하는 것도 요주의입니다. 따라서 투여하기 전에 문진을 하는 것이 매우 중요합니다. 그러한 정보를 환자로부터 들은 경우에는 반드시 의사에게 전합니다. 아나필락시스 쇼크의 발생은 예측할 수 없기 때문에 투여하고 난 다음에는 경계심을 갖고 관찰해야 합니다.

항부정맥 약의 리도카인 제제

항부정맥 약의 염산 리도카인 제제로는 정맥 주사용 리도카인 2%가 유명하며, 타사에서 오리베스® 정맥 주사용 2%, 리도카인® 정맥 주사용 2% 주사기(100mg/5㎖)가 판매되고 있습니다. 리도카인 정맥 주사용 2% 주사기는 간호사가 주사를 준비할 때 작업의 부담을 덜고 옮겨 담을 때의 실수를 방지하기 위하여 주사기에 미리 약액을 주입한 충전 주사기 제제입니다. 또한 점적용 제제로 오리베스® 점적용 1%(2000mg/200㎖)가 있습니다.

정맥 주사용과 점적용 제제를 구분하여 사용하는 경우는 다음과 같습니다. 처음에는 정맥 주사용의 염산 리도카인 50~100mg을 1~2회에 나눠 단발 정맥 주사하여 부정맥을 빠르게 억제합니다. 그 다음, 부정맥 효과를 지속시키기 위하여 점적용 염산 리도카인 제제를 사용합니다. 그때는 1~2mg/분의 속도로 투여되도록 조절합니다. 과량 투여는 큰 부작용을 일으키므로 투여 속도를 지키기 위한 수액 펌프를 사용하는 것이 좋습니다.

주사

SECTION 9

비슷한 수액병으로 인한 착오, 수액병명의 어미는 왜 다를까?

비슷한 명칭의 수액병을 잘못하여 잠깐 점적한 사례가 신입 간호사에게서 다수 보고되고 있습니다. 명칭의 숫자나 어미가 약간씩 다른 수액제들이지만 조직 성분이 모두 다릅니다. 이 섹션에서는 수액 제제의 착오를 방지하기 위하여 수액에 대한 이해를 자세하게 해봅니다.

Q&A

→ 해답은 244페이지

[Q1] 다음의 각 수액의 당이나 전해질 농도를 보고, 아래 수액병 두 개의 조직 성분상 차이를 말해 봅시다.

① 소리타–T3과 소리타–T3G _____

② 소리타–T3과 소리타–T1 _____

③ 락틱과 락틱 D _____

④ 락틱 D와 락틱 G _____

〈참고〉

	락틱 500	락틱 D 500	락틱 G 500	소리타-T1 500	소리타-T3 500	소리타-T3G 500	혈청 전해질
Na(mEq/ℓ)	130	130	130	90	35	35	약 140
K(mEq/ℓ)	4	4	4		20	20	약 4
Ca(mEq/ℓ)	3	3	3				약 5
Cl(mEq/ℓ)	109	109	109	70	35	35	약 104
포도당(g/ℓ)		50		26	43	75	
기타 당(g/ℓ)			50 (솔비돌)				
칼로리(kcal/ℓ)	0	200	200	104	172	300	

Comment

전해질 수액제에는 두 가지 타입이 있습니다

전해질 수액제는 두 가지 타입으로 나뉘어져 있습니다. 하나는 전해질 농도가 세포 외액과 가깝고 삼투압이 같은(등장) 수액제입니다. 이것은 세포 외액을 보충하기 위한 수액제로 출혈성, 쇼크 등의 긴급 상황 시에 사용됩니다. 정상적인 세포 외액의 조직 성분에 가장 가까운 유산 첨가 링겔액이나 초산나트륨 첨가 링겔액이 주로 사용됩니다. 유산과 초산은 대사 과정에서 중탄산나트륨을 생성하고, 알칼리화제로서 아시도시스를 바로잡는 데 도움이 됩니다. 제제로는 락틱®, 하트만®액, 솔라크트® 등이 있습니다.

또 다른 하나는 전해질 농도가 혈청의 1/2~1/4인 저장 수액제입니다. 이 수액제는 하루에 필요한 수분, 전해질을 보충하기 위한 것으로, 유지 수액제라고 부르고 있습니다. 하루에 수분 1500~2000㎖, 나트륨 70~100mEq, 칼륨 40~60mEq, 당 100g(400kcal)[5]을 취하면 좋다고 되어 있습니다.

유지 수액제는 1호액에서 4호액까지 전해질 조직 성분이 각각 다릅니다. 각 회사에서 내놓은 수액 제제의 명칭은 다양(소리타-T, KN보충액, 솔뎀 등)하지만 수액 제제명 어미의 숫자는 모두 1~4호 수액을 나타냅니다.

소리타-T3와 그 외의 소리타는 어떻게 구분하여 사용할까요?
〔1~4호의 차이〕

1~4호 수액 제제의 전해질 조직 성분은 어떻게 다른 걸까요? 그리고 어떻게 구분하여 사용하는 것일까요?

소리타®-T를 예로 들어 생각해 보도록 하겠습니다.

1호액인 소리타®-T1은 개시액이라고도 부르며 세포 외액을 1/2로 희석한 수액제입니다. 탈수 치료를 시작할 때에는 수분 부족이 심한지 나트륨 부족이 심한지 알 수 없기 때문에 양쪽에 적합한 조직 성분으로 되어 있습니다. 소변량이 없을 수도 있기 때문에 칼륨을 포함하고 있지 않습니다.

2호액의 소리타®-T2는 세포 내 수복액으로 불리고 1호액에 칼륨과 인을 더한 것입니다. 저장성 탈수증 환자에게 세포 내 전해질 상실을 보충하는 목적의 수액제입니다.

3호액인 소리타®-T3은 유지액이라고도 부르며 유산 첨가 링겔액을 1/3정도로 희석한 액입니다. 단기간에 수분과 전해질을 보급하는 데 사용됩니다. 칼륨 함유량이 많기 때문에 신기능 장애 없이 이뇨되는 것을 전제로 합니다.

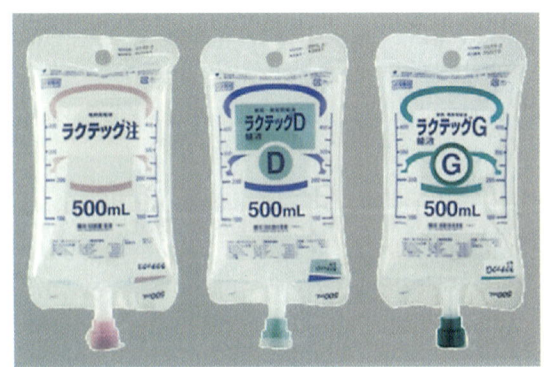

락틱 주   락틱 D   락틱 G

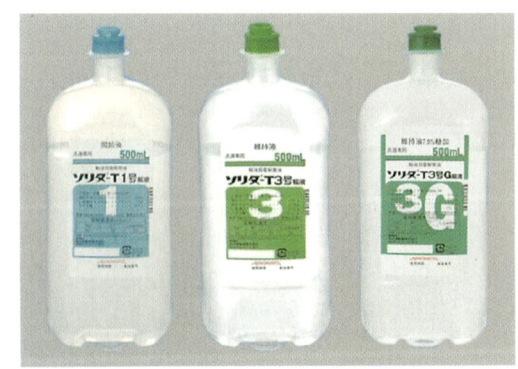

소리타 T1   소리타 T3   소리타 T3G

4호액인 소리타®–T4는 소리타®–T3에서 칼륨을 뺀 액으로, 고칼륨혈증 또는 신기능 장애가 있거나 칼륨 투여를 빼고 싶을 때 등에 사용됩니다.

1호에서 4호라고 하는 명칭은 원래 소아 탈수증을 치료할 때 1호액부터 순번으로 사용하면 어렵지 않게 치료를 할 수 있다고 하는 데에서 명명된 것입니다. 그러나 3호액은 성인의 유지 수액제로 쓸 때 나트륨의 함유가 적어 저나트륨혈증을 일으키는 경우가 있기 때문에 명칭보다도 병태에 맞는 수액제를 사용할 필요가 있습니다.

수액제 구분을 확실히 합니다

수액제 중 가장 많이 사용되고 있는 것이 3호액입니다. 그래서 신입 간호사 중에는 수액제라고 하면 모두 3호액이라고 생각하는 사람이 있습니다. 의사가 소리타®–T1 등의 1호 수액을 지시해도 소리타®–T3로 착각하는 사례도 많이 일어나고 있습니다. 또한 소리타®–T3의 어미에 'G'라고 쓰여 있는 소리타®–T3G를 지시한 때에도 소리타®–T3와 자주 착각합니다.

탈수의 내용과 신기능이 정확하지 않은 환자에게 처음 수액을 할 때나 나트륨 보급을 늘리고 싶을 때, 칼륨의 보급을 줄이고 싶을 때에는, 소리타®–T3보

다 나트륨 함유량이 높고 칼륨을 포함하고 있지 않은 소리타®–T1을 선택합니다. 그리고 칼로리 보충을 늘리고 싶을 때는 소리타®–T3보다 포도당의 함유량이 많은 소리타®–T3G를 선택하고 있습니다. 수액 준비 시에는 제제 명칭의 어미까지 확인하도록 합니다.

에어 침이 필요한 수액병과 필요 없는 수액병

수액제의 용기에는 연질의 플라스틱제 팩(소프트 팩)과 플라스틱병이 있습니다. 소프트 팩은 부드럽고 대기압에서 자연적으로 수액이 배출되기 때문에 에어 침이 필요 없지만, 플라스틱병은 에어 침이 필요합니다. 최근에는 소프트 팩 수액제가 늘고 있습니다.

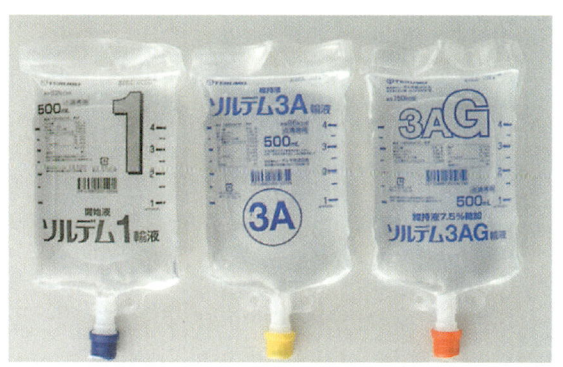

솔뎀 1   솔뎀 3A   솔뎀 3AG

* 솔뎀1, 3A, 3AG는 소리타T1, T3, T3G와 같은 조직 성분

실제 공청회·직무 보고 사례에서

소리타–T3와 소리타–T3G 수액병 착각

점적을 만들 때 소리타–T3G 500㎖로 하라는 지시가 있었는데 소리타–T3 500㎖로 만들어 버렸다.
처음에는 소리타–T3G와 소리타–T3를 취급하는 것이 같은 점적일 것이라고 생각했다.

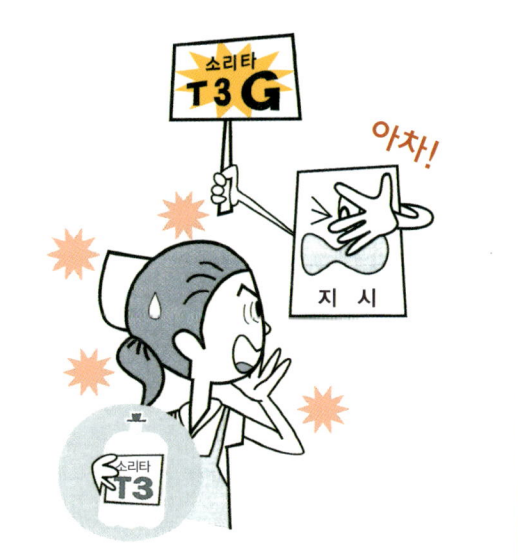

SECTION 10

인슐린 사고는 대형 사고, 바른 지식을 몸에 익히자

당뇨병을 기초 질환으로 갖고 있는 환자는 어느 병동에나 한 명씩 반드시 입원해 있습니다. 그래서 인슐린 주사는 어느 병동에 배치되어도 신입 간호사가 처음부터 해야 하는 주사 업무입니다. 이 섹션에서는 인슐린 주사와 관련한 실수와 사고를 방지하기 위하여 인슐린에 대한 깊은 이해를 합니다.

Q&A

→ 해답은 244페이지

[Q1] 인슐린 제제에 관하여 다음의 설명 중 바른 것에 ○, 틀린 것에는 ×를 써넣으시오.

① 인슐린 제제에는 효력이 시작되는 시간과 지속되는 시간이 다른 여러 가지 제제가 있다.　( )

② 초속효형 인슐린 제제는 약 30분 만에 효력이 발생한다.　( )

③ 펜형의 인슐린 제제는 상품명의 후반에 주입기의 명칭이 들어 있다.　( )

④ 인슐린 제제는 1㎖당 10단위이다.　( )

⑤ 고칼로리 수액에 혼합하는 등의 방법으로 정맥 내 투여를 할 수 있는 인슐린 제제는 어미에 'N'이라고 쓰여 있다.　( )

⑥ '휴마로그 믹스 25'라는 인슐린 제제는 초속효형의 인슐린 제제 '휴마로그 75%'와 중간형 인슐린 제제 '휴마로그 N 25%'를 혼합한 것이다.　( )

Comment

인슐린과 당뇨병

인슐린은 췌장에서 분비되고 에너지원인 포도당(글루코스)을 간·지방·근육의 세포로 거둬들이는 작용을 촉진하는 역할을 합니다. 포도당이 세포로 들어감에 따라 혈당치의 상승이 억제됩니다. 간에서는 거두어들인 포도당을 글리코겐으로 저장하고 지방 조직과 근육에서는 각각의 지방과 단백질 합성을 촉진합니다. 즉, 인슐린은 혈당치의 항상성 유지와 당·지방·단백질이라는 3대 영양소의 대사에 필수적인 작용을 합니다.

당뇨병은 인슐린 분비량 저하와 인슐린 작용 저하(인슐린 작용 부위에서 인슐린에 대한 감지 능력이 저하되는 것에 따라 일어난다)에 의해 고혈당이 지속되어 혈관 장애와 영양 장애를 일으키는 병입니다.

신체 내에는 혈당을 올리는 호르몬으로 글루코겐, 코르티졸, 아드레날린 등 여러 가지가 있지만 혈당을 내리는 호르몬은 인슐린뿐입니다. 'only one'이라고 듣는 것만으로도 그 중요성을 알리라 생각합니다.

인슐린 제제에 종류가 많은 이유는 뭘까요?

건강한 사람의 인슐린 분비는 지속적으로 일정량을 분비하는 기초 분비와 식사로 혈당이 올라갔을 때 분비되는 추가 분비로 구성됩니다. 인슐린 치료는 이러한 건강한 사람의 인슐린 분비에 가능한 한 가깝게 이루어지도록 하는 것을 목표로 하고 있습니다.

기초 분비나 추가 분비도 되지 않거나 극도로 인슐린이 부족한 1형 당뇨병 환자는 기초 분비 지속 시간이 긴 인슐린과 식후의 추가 분비를 빠르게 해주는 속효성 인슐린으로 보충할 필요가 있습니다. 기초 분비를 보충하고 있는 2형 당뇨병 환자는 중간 정도의 지속 시간을 가진 인슐린을 아침저녁으로 보충합니다.

이렇게 개개인의 환자가 갖고 있는 인슐린 분비 장애 패턴에 따라 인슐린 보충을 하기 위해, 작용이 나타나는 시간과 지속 시간이 다른 다양한 인슐린 제제가 개발되어 왔습니다.

인슐린 제제명의 어미에 있는
R, N, 30R은 무슨 의미일까요?

인슐린 제제는 작용이 나타나는 시간, 최대 작용이 나타나는 시간(절정), 작용이 지속되는 시간의 차이에 따라 다섯 가지로 분류되어 있습니다(표1). 명칭의 어미는 이 분류와 관계가 있습니다.

● 초속효형 인슐린

제품명으로는 포라피드®, 휴마로그®, 아피드라®가 있습니다. 인슐린 분자는 삼각추가 6개 모인 입체 구조인 육량체를 취하고 있고, 육량체 → 이량체 → 단량체가 되어 모세혈관 안으로 흡수됩니다. 예전부터 나와 있던 속효형 인슐린은 흡수되기까지 약 20~30분이 걸리기 때문에 식사 30분 전에 피하 주사를 놓을 필요가 있습니다. 최근 유전자 공학의 발전에 따라 육량체에서 단량체로 빠르게 해리되는 초속효형 인슐린이 개발되었습니다. 주사 직후에 흡수되어 바로 혈당 강하 작용이 나타나기 때문에 식사 직전(15분 이내)에 피하 주사를 놓습니다. 주사 놓는 것을 잊어버리는 실수를 방지하는 데도 유용하고 생리적인 인슐린 분비 패턴에 가까운 요법이 가능하여 식후의 고혈당 억제에 사용합니다.

● 속효형 인슐린

가장 역사가 오래된 인슐린으로, 레귤라 인슐린이라고 부릅니다. 제품명으로는 휴마린® R, 휴마카트®, 노보린® R, 이노레트® 등이 있습니다. 상품명 말미에 붙은 'R'은 'Regular'의 약자입니다. 식후 고혈당을 억제하기 위하여 식사 30분 전에 피하 주사를 놓습니다.

또한 속효형 인슐린은 케토아시도시스의 치료나 고칼로리 수액 환자의 고혈당을 억제하기 위해 수액에 혼합하여 주입하거나 주사기 펌프로 정맥 내에 투여합니다. 인슐린 제제 가운데 정맥 내 투여가 가능한 것은 이 속효형 인슐린뿐입니다.

다음에 서술된 중간형, 혼합형의 인슐린 제제는 결정화된 인슐린 현탁액입니다. 혈관 내에 주입하면 모세혈관을 폐색시킬 가능성이 있어 피하 주사만으로 투여합니다. 지속 효과형 인슐린도 결정으로 변하기 때문에 피하 주사로만 놓습니다.

● 중간형 인슐린

속효형 인슐린에 프로타민(연어과 생선의 성숙한 정소에 포함되어 있는 염기성의 단백질)을 첨가하여 중성으로 만들어 결정화시켜 천천히 흡수되는 형으로 만든 NPH 인슐린(Neutral Protamine Hagedorn의 약자, Hagedorn은 개발자의 이름)이 있습니다. 제품명은 휴

〈표1〉 인슐린 제제

분류	상품명과 제제 형태 병(V), 펜형 주입기[카트리지(C), 카트(K)]	작용 발현 시간	최대 작용 발현 시간	지속 시간
1) 초속효형	휴마로그(V, C, K)	10~20분	30분~1.5시간	3~5시간
	노보래피드(V, C, K)		1~3시간	
	아피드라(V, C, K)		30분~1.5시간	
2) 속효형	휴마린 R(V, C, K) 노보린 R(V, K) 이노레트 R(K)	30분	1~3시간	8시간
3) 중간형	휴마린 N(V, C, K) 노보린 N(V, K) 이노레트 N(K)	1~1.5시간	4~12시간	약 24시간
	휴마로그 N(C, K)	30분~1시간	2~6시간	18~24시간
4) 혼합형	휴마린 3/7(V, C, K) 노보린 30R(V, K) 노보린 40R, 50R(K) 이노레트 30R, 40R, 50R(펜형이 아닌 K)	30분	2~8시간	약 24시간
	노보래피드 30믹스, 50믹스, 70믹스(C, K)	10~20분	1~4시간	약 24시간
	휴마로그 믹스 25(C, K)	10~20분	30분 ~ 6시간	18~24시간
	휴마로그 믹스 50(C, K)	10~20분	30분 ~ 4시간	18~24시간
5) 지속 효과형	란타스(C, K)		24시간 거의 일정	
	레베밀(C, K)	1.6시간	4~7시간	14~24시간
	트레시바(C, K) 발매 예정			

- 빨간 글씨는 최근 유전자 공학의 발전에 따라 개발된 인슐린 아날로그 제제(인간의 인슐린 구조를 일부 변경한 것으로 약물 동태를 변화시킴)이다.
- 펜형 주입기에는 인슐린 제제를 교환할 수 있는 카트리지 타입과, 주입기와 제제가 일체형으로 되어 한 번 쓰고 버리는 키트 타입이 있다.

참고 문헌 4)의 '인슐린 제제' 항목을 기초로 작성

마린® N, 휴마카트® N, 노보린® N, 이노레트® N 등이 있습니다. 어미의 'N'은 NPH의 'N'입니다.

또한 최근 초속효형 인슐린인 휴마로그를 같은 방법으로 결정화시켜 중간형 인슐린으로 만든 휴마로그® N이 개발되었습니다.

● 혼합형 인슐린

작용이 나타나는 시간이 빠른 것과 느린 것을 일정한 비율로 혼합한 이상성의 인슐린 제제입니다. 한 타입은 속효형(R) 인슐린과 중간형의 NPH 인슐린과를 혼합한 것입니다. 제품명으로는 노보린®, 이노레트® 30R, 40R, 50R과 휴마린®, 휴마카트® 3/7이 있습니다. 30~50등의 숫자는 속효형 인슐린의 비율(%)이고, 3/7은 R 30%, N 70%의 비율을 의미합니다.

또 다른 타입은 최근 개발된 초속효형 인슐린에 프로타민을 첨가한 뒤 결정화시켜 중간형 인슐린으로 만든 것을 일정 비율로 혼합한 것입니다. 노보래피드에 프로타민을 넣은 뒤 결정화시켜 중간형 인슐린을 30% : 70%, 50% : 50%, 70% : 30%의 비율로 혼합한 노보래피드® 30믹스, 50믹스, 70믹스가 있습니다. 그리고 휴마로그와 휴마로그 N을 25% : 75%, 50% : 50%의 비율로 혼합한 휴마로그 믹스®25, 50이 있습니다. 이것은 초속형 인슐린이 포함되어 있으므로 식사 직전에 피하 주사합니다.

● 지속 효과형 인슐린

제품명으로 란타스®과 레베밀®이 있습니다. 두 제품은 최근 유전자 공학의 발전에 의해 개발된 작

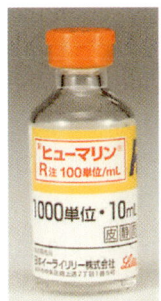

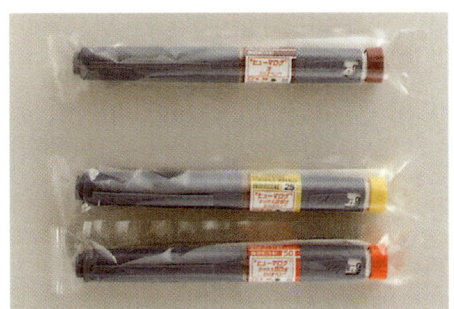

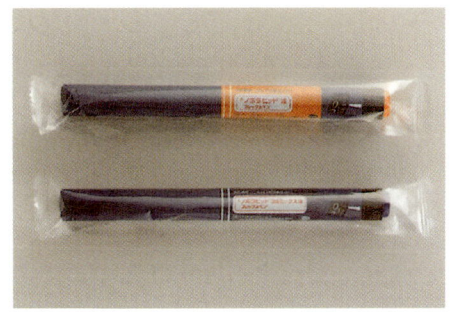

휴마린 R형 주
[휴마로그 주]
[Insulin lispro]

키트 타입의 인슐린(휴마로그 주, 휴마로그 믹스25 주, 휴마로그 믹스50 주, 모두 미리오펜)
[휴마로그 퀵펜 주 100unit/㎖, 25퀵펜 주 unit/㎖, 50퀵펜 주 unit/㎖] [Insulin lispro]

카트리지 타입의 인슐린(노보래피드 주, 노보레피드 30믹스 주, 모두 플렉스펜)
[노보래피드 플렉스펜 주 100단위/㎖] [Insulin aspart]

용 시간이 긴 인슐린입니다.

란타스®은 피하에 투여하여 생리적 pH에 의해 미세한 침전물을 형성하고, 이 침전물에서 인슐린이 서서히 용해되어 혈중으로 이동한 뒤 24시간에 걸쳐 일정한 농도를 지킬 수 있게 만들어진 것입니다. 기초 분비를 보충하는 목적으로 1일 1회 투여합니다.

한편, 레베밀®은 피하 주사 부위에 알부민과 결합하게 설계되어 있는데, 이것에 의해 투여 부위에서 천천히 흡수되어 작용 시간을 길게 지킬 수 있습니다.

근무하는 병동에서 사용되는 이러한 다섯 가지 군의 인슐린 명칭을 알아 두면, 인슐린 제제에 대한 이해가 한층 깊어질 것입니다.

인슐린의 '단위'라는 것은 무엇일까요?

대체 인슐린의 '단위'라는 것은 무엇을 의미할까요? 인슐린의 1단위는 '24시간 절식한 약 2kg이 토끼의 혈당을 3시간 이내에 경련 수준으로 내릴 수 있는 양'이라고 정의합니다. 즉, 혈당 강하 작용의 생물학적 역가를 나타냅니다. 그러나 현재는 분석 기술의 발전으로 1단위의 인슐린 중량이 명확해져, 중량에서 단위를 측정하고 있습니다.[6],[7]

인슐린의 단위 실수는 언제 일어나는 걸까요?

공청회·직무 보고 사례에서 인슐린 단위의 실수를 짚어 보면 우선 눈에 띄는 것이 '단위'에 대한 착오입니다(주사 SECTION 6에서도 설명했습니다). '단위'를 '㎖'와 같다고 생각하고, 4단위를 4㎖로 착각한 사례가 여러 번 있었습니다. 현재 판매되고 있는 인슐린 제제는 1㎖가 100단위로 조절되어 있습니다. 즉, 1단위는 약 0.01㎖입니다. 만약 '단위'를 '㎖'라고 잘못 이해하면 100배량을 주사하는 실수로 이어지고 심각한 저혈당을 일으켜 생명과 직결됩니다. 또한 알고 있어도 순간 착각하여 실수할지도 모르기 때문에 인슐린을 취급할 때는 반드시 인슐린 전용 주사기를 사용하도록 습관을 들이는 것이 좋습니다.

그리고 인슐린의 단위 수를 식이 요법의 단위 수(1단위＝80kcal)와 같다고 생각하는 사람도 있다고 합니다.[6] 그러나 두 단위들은 서로 아무런 연관이 없습니다. '20단위의 식사였다면 인슐린도 20단위겠지' 등의 생각은 절대로 하지 않기를 바랍니다.

인슐린 주사기를 사용하는 방법에도 훈련이 필요합니다

인슐린을 주사할 때는 인슐린 전용 주사기를 사용하여 약병에서 약을 꺼내 피하 주사하는 방법과

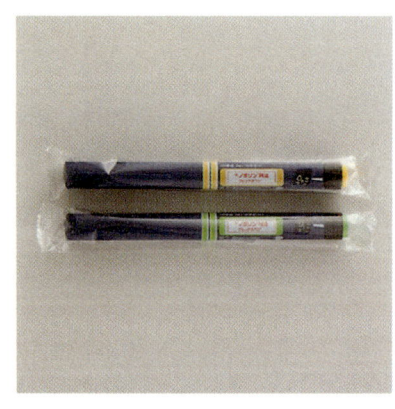

키트 타입의 인슐린
(노보린 R, 노보린 N
모두 플렉스펜)
(Human insulin)

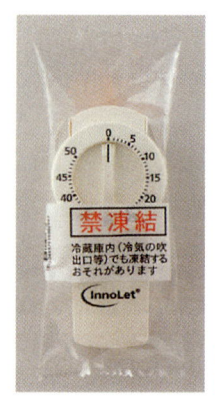

이노레트: 금지 동결 냉장고 안(냉기의 출구
등)도 동결시킬 우려가 있습니다.
[인슈라타드이노렛 100단위/㎖]
[Human insulin 100IU]

펜형 인슐린 주사기를 사용하는 방법이 있습니다. 펜형 주사기에는 인슐린 제제를 교환할 수 있는 카트리지 타입(제조 회사에 따라 카트, 펜필, 프릭릭 등)과 인슐린 제제가 일체형인 일회용 키트 타입(제조 회사에 따라 키트, 미리오펜, 플렉스펜, 솔로스타 등)이 있습니다.

그 밖에 펜형과는 다른 방식인, 고령자나 시각 장애자도 사용하기 쉬운 주사기 이노레트도 있습니다. 약제사와 제조 회사의 MR(Medical Representative: 의학 정보 담당자)에도 협력을 요구하고, 간호사가 먼저 주사기의 사용 방법에 익숙해지도록 훈련해 둡니다.

펜형 주사기에 의한 바늘 찔림 사고에 주의

펜형 주사기는 원래 재택 환자의 자가 주사용으로 만들어졌는데, 그 편리성으로 인하여 입원 환자에게도 사용되는 경우가 많아졌습니다. 그러다 보니 간호사들이 펜형 주사기 바늘에 찔리는 사고가 늘고 있습니다.

펜형 인슐린 주사기는 사용 후에 바늘을 빼기 위해 뚜껑을 다시 닫아야 하는데 그때 바늘에 손을 찔립니다. 따라서 바늘에 찔리는 사고를 방지하기 위해서는 손으로 뚜껑을 잡지 말고, 트레이의 구석

을 이용하여 한 손으로 뚜껑을 건져 올려 다시 닫는 방법을 취하는 것이 좋습니다.

바늘을 떼어 낼 때에는 바늘이 뚜껑을 뚫고 나오는 경우가 있으므로 뚜껑의 아래쪽을 잡고 떼어 냅니다.

인슐린 제제 판매명의 규칙화

인슐린 제제는 같은 판매명이어도 조직 성분과 작용 시간이 다르거나 주사기가 다릅니다. 이러한 인슐린 제제를 구분하기 쉽게 하기 위해서 후생노동성은 2008년 3월에 판매명의 명명에 관한 통지를 발표했습니다(약식심사발/약식안발 제0331001호).

통지에 따라 약병 제제의 판매명은
● '브랜드명'＋'R, N 등의 제제 조직 성분'＋'제형(주사약은 '주')'＋'100단위/㎖(농도)'
카트리지 제제와 키트 제제의 판매명은
● '브랜드명'＋'R, N 등의 제제 조직 성분'＋'제형'＋'카트리지, 키트 등의 주사기 정보'
라고 표기하게 되었습니다.

이에 따라 휴마린 R의 약병 제제는 '휴마린 R주 100단위/㎖', 카트리지 제제는 '휴마린 R주 카트', 주

사기 일체형의 키트 제제는 '휴마린 R주 키트'가 되었습니다. 또한 노보래피드의 약병 제제는 '노보래피드 주 100단위/㎖', 카트리지 제제는 '노보래피드 주 펜필', 주사기 일체형은 '노보래피드 주 플렉스펜', '노보래피드 주 이노레트'가 되었습니다(48페이지 인슐린 제제 표에서는 제형과 주사기명을 생략했습니다).

2형 당뇨병의 새로운 주사약

최근 연구에 따르면, 혈당치의 변동에는 인슐린과 글루카곤 외에 식이 섭취에 의해 소장에서 분비되는 호르몬 '인크레틴'이 크게 관여하고 있다는 사실이 밝혀졌습니다. GLP-1(글루카곤 모양의 페프티드-1)은 인크레틴의 하나로, 인슐린 분비 촉진 작용 이외에 글루카곤(혈당 상승 작용을 갖는 호르몬)의 분비 억제와 위에서 신물이 배출되는 것을 늦추는 등 여러 작용을 합니다.

GLP-1은 인슐린을 분비하는 췌장의 β세포 표면에 있는 GLP-1의 수용체에 결합하여 인슐린을 분비시킵니다. 이 작용에 주목하여 개발된 것이 GLP-1 수용체 작용제입니다. GLP-1 수용체 작용제는 GLP-1의 수용체에 결합하여 GLP-1의 작용을 발휘하게 됩니다. 빅토자®(일반명(또는 성분명)은 리라글루티드)와 바이에타®(일반명(또는 성분명)은 엑세나티드)가 발매되고 있습니다.

투여 대상은 인슐린 분비가 있는 2형 당뇨병 환자

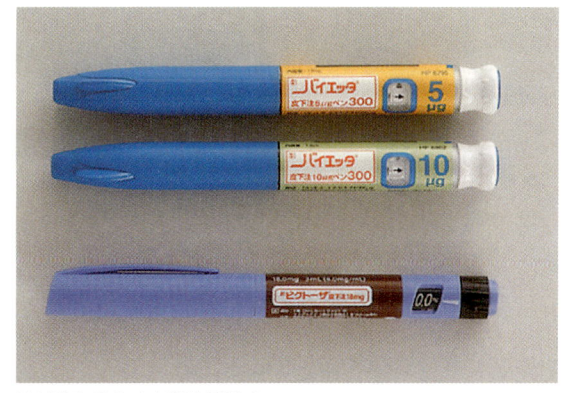

바이에타 GLP-1 수용체 작동제
[바이에타펜 주 5mcg, 10mcg] [Exenatide]

《표2》 새로운 주사용 당뇨병 약 GLP-1 수용체 작용 약

상품명	일반 명(또는 성분명)	용법·용량의 주의
빅토자	리라글루티드	0.3mg에서 증량하여 0.9mg을 1일 1회 아침 또는 저녁에 피하 주사(투여는 가능한 한 같은 시각에 함).
바이에타	엑세나티드	5µg을 1일 2회 아침저녁 식전에 피하 주사(원칙은 아침저녁 식전 60분 이내에 주사, 식후에는 하지 않음).

치료약 매뉴얼 2013으로부터

이며 인슐린과 마찬가지로 주사기를 사용해 투여합니다.

GLP-1 수용체 작용제는 혈당의 상승에 따라 인슐린 분비를 촉진시키기 때문에 단독 사용으로는 저혈당이 일어나지 않지만, 경구 혈당 강하제의 설포닐 요소 약(➡ 내복 SECTION 5)과 병용하면 위험한 수준의 저혈당을 일으킬 가능성이 있습니다.

SECTION 11

점적 준비는 한 명의 환자 단위로,
중단 시에는 '완료', '미완료'를 구분하자

> 한 명의 간호사가 동시에 여러 환자의 주사를 준비해야 하는 상황이 있습니다. 준비 업무 도중에 간호사 호출 등의 이유로 중단해야 하는 때도 있는데, 이 섹션에서는 그러한 상황에서 일어날 수 있는 실수를 방지하기 위해 알아야 할 사항과 해야 할 일을 배워 봅니다.

Q&A

→ 해답은 245페이지

[Q1] 신입 간호사 A씨는 담당하고 있는 환자 네 명의 점적 주사를 준비하는 중입니다. 준비 방법으로 적절하다고 생각되는 것에 ○를 써넣으시오.

① 네 명의 환자에게 주사해야 할 수액병과 병 안에 혼합할 약제를 나란히 늘어놓고, 차례대로 혼합한다. ( )

② 수액병에 혼합해야 하는 약제의 내용이 같은 환자들의 병을 함께 나란히 늘어놓고, 차례대로 혼합한다. ( )

③ 항상 한 명의 환자분을 혼합하고, 마치면 별도로 둔다. 병렬로 늘어놓고 혼합하지 않는다. ( )

[Q2] 점적을 준비하는 중에 담당하고 있는 환자로부터 배설 도움을 요청받았습니다. 이럴 때의 대응으로 적절한 것에 ○를 써넣으시오.

① 준비 중인 점적 주사를 그대로 두고 호출에 응하기 위해 신속하게 움직인다. ( )

② 준비 작업 중단 후 재개를 할 때 혼합 실수가 발생하기 쉬우므로 어디까지 작업했는지를 알 수 있도록 해놓고 병실로 간다. ( )

③ 준비 작업 중 중단을 하면 혼합 실수가 발생하기 쉽기 때문에 작업이 종료될 때까지 환자를 기다리게 한다. ( )

Comment

환자의 몸에 투여할 주사 준비는
한 명의 환자 단위로 실행합니다

약제를 혼합할 때는 여러 환자의 점적병을 동시에 늘어놓고 차례대로 혼합하면 안 됩니다. 시간상으로는 효과적이지만, 병들이 서로 가까이 있기 때문에 잘못 넣는 경우가 생기기 쉽습니다. 한 명의 환자분씩 처리하여 혼합을 끝낸 장소에 두고 난 후 다음 병을 혼합하는 순서로 작업을 준수합니다. 그것은 주사뿐만 아니라 수혈 준비도, 경관영양 준비에 있어서도 마찬가지입니다. 환자의 몸에 들어가는 것을 준비하는 모든 경우에 해당되는 말입니다.

작업 도중 중단하는 일은 일상에서 다반사,
중단 시에 실수를 방지하기 위한 연구를 합니다

간호사 창구에는 작업을 중단시키는 요소가 아주 많습니다. 전화를 받거나 간호사 호출 대응, 환자의 가족이나 의사로부터의 호출 등입니다. 용건을 마치고 혼합을 재개할 때 약병을 잘못 혼합한 사례나 혼합을 끝낸 것과 착각하여 약 넣는 것을 잊어버린 사례가 많이 올라와 있습니다. 원래 주사 준비 작업은 주의를 집중할 수 있는 환경에서 해야 하지만 현실은 그렇지 않습니다. 담당하고 있는 환자가 배설 도움 등을 원하여 호출이 오는 등의 경우에는 당황하여 진행하던 일을 그대로 놓고 떠나는 경향이 있습니다.

의료 현장에서는 작업 도중 중단되는 일이 항상 있습니다. 언제든 일이 중단될 수 있다는 것을 전제로 두고, 어디까지 작업을 끝냈는지 돌아오면 확실히 알 수 있도록 혼합을 마친 것과 그렇지 않은 것을 구별하여 두는 원칙, 예를 들면 끝난 작업이 약병에 천을 덮는다든지, 카트에 실어 놓는다든지, 트레이에 넣는[8] 등 나름의 규칙을 세워 둡니다.

작업을 재개할 때 실행에서
실수가 일어나기 쉬운 것은 왜일까요?

일련의 작업은 그 요소들로 행동 단위가 연속되어 있습니다. 이것을 인지 심리학에서는 행위 계열이라고 하는데, 행위 계열 도중에 행동이 중단되어 다시 의도를 가지고 재개하려고 할 때에는 실행 실수가 일어나기 쉽다고 알려져 있습니다.

실수의 내용으로는 중단 시점에서 아직 실행하지 않은 행위를 생략하고 재개하는 것과 실행을 끝낸 행위를 재개 시에 얼마간 반복하는 것, 모두 끝낸 행위를 역행하다가 다시 돌아오는 것 등 다양한 패턴이 있습니다. 이러한 잘못은 중단 시간이 길 때, 중단 시점의 실마리를 이용할 수 없을 때, 주의를 집중하기 어려운 환경의 자극이 있을 때 등의 경우에 일어나기 쉽다고 알려져 있습니다.[9] 따라서 앞에서 설명한 것같이 작업 중단 시에 혼합 주사가 '완료'인지 '미완료'인지를 구별해 두면 중단 시점의 단서가 되어 재개할 때의 실수 방지에 도움이 됩니다.

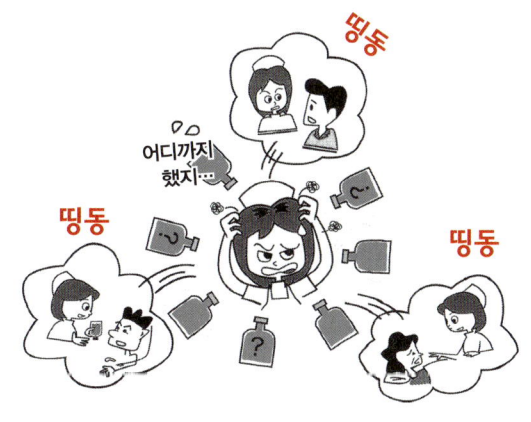

SECTION 12
환자와 주사가 바뀌는 사고는 의외로 자주 일어난다?

학생 시절의 임상 실습 때는 담당 환자와 1대 1로 대응하는 것이 대부분이어서 환자를 잘못 이해하는 경우가 없습니다. 그러나 임상 현장에서는 동시에 여러 환자를 대응하거나 다양한 업무를 해야 하는 경우가 많아, 사소한 착각으로 환자를 잘못 알아보거나 다른 환자에게 주사를 놓는 사고가 일어납니다. 이 섹션에서는 환자 확인에 대한 규칙을 지키는 것의 중요성을 배워 봅니다.

Q&A
→ 해답은 245페이지

[Q1] 다음은 환자와 주사를 잘못 이해한 경우에 관한 공청회·직무 보고 사례들입니다. 잘못을 일으킨 요인과 상황이 서로 맞는 것을 찾아 아래의 칸에 써넣으시오.

① 같은 성, 비슷한 이름의 환자에게 잘못 점적 주사하였다. ( )

② 같은 날에 똑같이 위암 수술을 받은 환자에게 잘못 점적 주사하였다. ( )

③ 환자 세 명의 지속 점적 주사가 동시에 끝나, 세 병의 점적병을 가지고 변경하러 갔다가 점적을 잘못 실시하였다. ( )

④ 점적하러 가는 도중에 다른 환자가 불러 이야기를 나누었는데, 그만 그 환자에게 점적하고 말았다. ( )

⑤ "다나카 씨에게 측관 주사 놓고 와"라는 선배 간호사의 지시를 듣고 동명의 다른 환자에게 주사를 잘못 놓았다. ( )

⑥ 전날에 다수의 환자가 입원하였는데 얼굴과 이름을 제대로 파악하지 못해 애매하게 안 상태로 점적 주사를 했더니 다른 환자였다. ( )

〔요인〕
A: 유사성
B: 공통성
C: 복수 환자의 주사를 동시에 실시
D: 환자 정보의 파악 부족
E: 업무, 정보 연대의 미비
F: 업무 도중의 중단

주사를 실시할 때 일어나는 실수 중 가장 많은 두 가지 타입

지금까지의 섹션에서는 주사 업무의 지시 수용에서 준비까지의 실수를 방지하기 위해 알아야 할 사항들을 설명하였습니다. 여기에서는 주사를 실시할 때 가장 많이 일어나는 투여 대상 착각 실수에 대해 알아보겠습니다.

대상을 잘못 이해하는 실수에는 두 가지 타입이 있습니다. 주사는 놓았지만 환자를 잘못 안 경우와 환자는 맞지만 다른 환자의 주사를 놓는 경우입니다. 옮겨 쓰기 실수에 관한 섹션(➡ 주사 SECTION 3)에서 설명한 것과 같이, 환자와 점적병을 잘못 보았거나 착각했다고 하는 '인지·판단의 실수'와 알고 있었는데도 불구하고 무의식적으로 실수를 하는 '실행의 실수'에 해당합니다.

가장 많이 하는 실수는 유사성과 공통성을 가진 환자에 대한 착각

환자나 주사를 착각하는 실수는 공청회·직무 보고의 사례에서 약 1000건 정도 나옵니다. 요인을 정리해 보면 가장 많았던 경우는 무언가의 유사성과 공통성을 가지고 있는 환자에 대한 잘못된 이해나 착각에 의한 것이었습니다. 예를 들면 같은 성, 같은 이름으로 병태와 치료 내용이 비슷하고, 같은 약제를 투여하고 있는 환자, 같은 날 입원하거나 같은 날 수술하고 같은 병실에 있는 환자 등입니다. 이러한 유사성이나 공통성 때문에 환자를 착각하는 실수는 명칭과 외형이 유사한 약제의 착각과 같은 메커니즘으로 일어나고 있습니다(➡ 주사 SECTION 5).

복수의 환자에게 점적 주사를 동시에 투여할 때 주의하도록 합니다

환자는 맞아도 점적병과 주사기를 잘못 사용했다고 하는 사례도 많이 올라와 있습니다. 대부분이 복수의 점적병을 실은 카트나 여러 개의 주사기가 들어 있는 트레이에서 기기를 꺼낼 때 일어나는 실수였습니다. 그리고 사례의 당사자 대부분이 약병이나 주사기를 꺼낼 때 '환자명을 확인한 셈치고'라고 기재하였습니다. 이것은 '환자명을 바르게 인지하는' 것과 '환자명의 약병과 주사기를 꺼낸다'라는 행위가 반드시 바르게 연결되는 것은 아님을 의미합니다. 따라서 복수의 약병이나 주사기가 있는 장소에서의 확인은 불명확한 확인입니다. 카트나 트레이에서 꺼낸 여러 개의 약병과 주사기에 붙여진 환자 이름과 침대 이름을 다시 한 번 대조합니다.

주사 업무의 연계 미비는 환자를 착각하는 중요한 요인입니다

바쁘거나 점심시간 교대로 주사의 실시를 다른 간호사에게 의뢰하는 경우가 있습니다. 이럴 때 환자명의 전달이 정확하지 않아 환자를 착각하는 사례도 많이 올라와 있습니다. 일반적으로 주사 준비에서 실시까지의 과정에 복수의 스태프가 관여하면 할수록 실수도 많아집니다. 업무 연대를 할 때에는 구두로 전달하는 것이 아니라 반드시 의사의 주사 지시서를 첨부해 성과 이름을 합쳐 환자명을 전달해야 합니다.

환자 확인에 대한 주의력이 도중에 끊기고 분산되는 상황에 주의합니다

환자 확인 도중에 다른 환자가 불러서 확인 작업을 중단했다가 환자를 착각한 사례와, 환자에게 점적을 실시하러 가던 도중에 울린 전화나 간호사 호출 벨 대응 이후에 업무를 재개했을 때 무심결에 환자를 착각한 사례가 많았습니다. 앞의 섹션에서 주사 준비 도중에 작업을 중단하게 되면 재개 시 실수를 유발하기 쉽다고 설명했지만 실시하던 도중에 중단하는 것도 마찬가지입니다.

그 밖에 시간이 급하거나 지나치게 긴장했을 때와 같이 주의력이 분산되는 상황에서도 환자를 착각하는 실수가 일어나기 쉬우므로 각별한 주의가 필요합니다.

주사

SECTION 13
잠깐! 칼륨 측관 주사 위험성 알기

점적 내에 혼합하도록 지시받은 칼륨 제제를 측관에 단발로 잘못 주입하여 환자를 사망에 이르게 한 의료 사고가 많이 일어났습니다. 이 섹션에서는 칼륨 주사약의 위험성에 대하여 배워 봅니다.

Q&A
→ 해답은 245페이지

[Q1] 주사용 칼륨 제제에 관한 아래의 문장 중 올바른 것에 ○, 틀린 것에 ×를 써넣으시오.

① 칼륨 제제는 결코 단발 정맥 주사를 할 수 없는 주사 약이다. ( )

② 칼륨 제제를 단발로 정맥 주사하면 호흡 정지를 일으 킨다. ( )

③ 칼륨 제제는 황색을 띠고 있다. ( )

④ L-아스파라긴산 칼륨도 칼륨 제제의 하나이다. ( )

⑤ 모든 칼륨 제제의 1㎖는 1mEq로 조절되어 있다. ( )

⑥ 칼륨 제제는 점적으로 희석하기만 하면 아무런 위험이 없다. ( )

Comment

칼륨 제제는 결코 단발 정맥 주사해서는 안 되는 약제입니다.

우선, 칼륨에 대하여 알아봅시다

체액 중에는 많은 종류의 전해질이 이온의 형태로 존재하고 있습니다. 그러나 세포 내·외에서 전해질의 조직 성분은 아주 다릅니다. 세포 외액은 나트륨 이온이 많고 칼륨 이온이 적으며, 세포 내액은 나트륨 이온보다 칼륨 이온이 많이 있습니다. 혈청 칼륨 농도는 3.5~4.9mEq/ℓ인 것에 비해 세포 내의 칼륨 이온 농도는 150mEq/ℓ이고, 대부분의 칼륨 이온은 세포 내에 존재하고 있습니다.

이러한 세포 내외의 나트륨과 칼륨의 이온 농도 차이는 체액의 조직 성분 유지를 위한 필수 항목으로, 세포막에 존재하는 나트륨-칼륨 펌프라고 하는 작용에 의해 조절되고 있습니다.

칼륨 이온은 신경과 근육의 흥분성에 관여하고, 나트륨과 칼륨 이온의 세포 내외로 흡입과 흡출을 하면서 신경을 자극하며 근육을 수축시키는 정보를 전달합니다. 특히 심근에 중요한 이온입니다. 그래서 혈청 칼륨 이온 농도의 이상은 심근에 큰 영향을 끼칩니다. 혈청 칼륨 수치가 6mEq/ℓ 이상인 고칼륨혈증은 위험 수치에 도달한 부정맥과 끝이 높고 예리한 텐트 모양의 T파가 나타나게 되고 약 8mEq/ℓ에 이르면 심정지가 발생합니다.

칼륨을 투여할 때 투여 속도와 농도에 대한 엄격한 제한이 있습니다

고칼륨혈증의 무서움을 알았을 것이라 생각합니다. 칼륨 제제의 투여에 관해서는 투여 농도 40mEq/ℓ 이하, 투여 속도 20mEq/시간 이하라는 엄격한 제한이 설계되어 있습니다.[10]

따라서 칼륨을 보급할 때에는 반드시 수액에 희석해서 투여합니다. 농도는 40mEq/ℓ 이하여야 하기 때문에 500㎖의 수액병에 넣을 수 있는 칼륨은 최대 20mEq입니다. 예를 들면, 수액제로 소리타-T3호 500㎖를 사용할 경우 이미 칼륨 10mEq가 포함되어 있으므로 여기에 추가할 수 있는 양은 10mEq 이하가 됩니다.

수액에 희석한 다음에는 투여 속도에도 한 시간당 20mEq 이하의 제한이 있습니다. 20mEq가 포함되어 있는 500㎖의 수액은 적어도 한 시간 이상에 걸쳐서 점적해야 합니다. 급속 주입으로 위험한 부정맥이 유발되거나 최악의 경우 심부전에 이를 수 있습니다. 만약 실수로 염화칼륨 제제의 K.C.L.® 1앰플(40mEq/20㎖)을 1분간 정맥 주사했다고 합시다. 투여 속도를 시간당으로 고치면 '40mEq 60분/1분＝2400mEq/시간'이 되어 안전 속도 20mEq/시간의 120배가 넘습니다. 또다시 그 무서움을 알 수 있습니다.

칼륨 제제의 단발 정맥 주사에 의한 사망 사고가 많이 일어나면서 최근에는 스리웨이에 연결할 수 없는 프레필드 주사기형의 칼륨 제제를 선택하는 병원이 늘어나고 있습니다.

1㎖당 메크(mEq)는 모든 칼륨 제제에 똑같이 적용되지 않습니다

혈청 칼륨의 저하를 보충하기 위해 일반적으로 사용되는 약은 염화칼륨(KCL)의 제제입니다. 칼륨(K)이 부족한 상황에서는 대개 크롤(CL)도 부족하기 때문에 양자를 보충할 수 있는 염화칼륨 제제가 합당합니다.

주요 염화칼륨 제제(표)로는 2mEq로 조제되어 있는 제제(K.C.L.® 점적액 15%)와 1㎖당 칼륨 이온이 1mEq로 조절되어 있는 제제가 있습니다. 의사의 'ㅇmEq'라는 지시를 용액량으로 환산할 때 실수하지 않도록 반드시 상표를 확인합니다(➡ 주사 SECTION 5).

그 밖의 칼륨 제제는 L-아스파라긴산 칼륨의 아스파라® 칼륨, 아스파긴산 칼륨이라는 약제가 있습니다. 이것은 1㎖당 1mEq로 조절되어 있습니다.

염화칼륨과 염화칼슘을 혼동하지 않도록

염화칼륨(KCL)과 염화칼슘($CaCl_2$)은 발음도 글자도 매우 비슷합니다. 그래서 구두 지시나 손으로 쓴 지시를 잘못 듣거나 잘못 보는 실수가 발생한다고 합니다. 칼슘 이온 보급을 위해 염화칼슘 제제도 복수의 제조 회사에서 판매되고 있습니다. 그중 2%의 엷은 농도의 제제 '염칼 주'는 1앰플 20㎖로, 5~10분에 걸쳐 단발 정맥 주사가 가능합니다. 테타니 등 저칼슘혈증의 증상에 사용되는 경우가 있습니다. '염칼 1앰플 정주'라는 지시를 받았을 때는 절대 염화칼륨을 정맥 주사해선 안 됩니다.

칼륨 제제가 왜 황색인지 알고 있습니까?

대부분의 칼륨 제제는 사진과 같이 선명한 황색을 띠고 있습니다. 칼륨 이온이 황색을 띠는 것은 아닙니다. 점적 내에 혼합했을 때 균일하게 혼합되

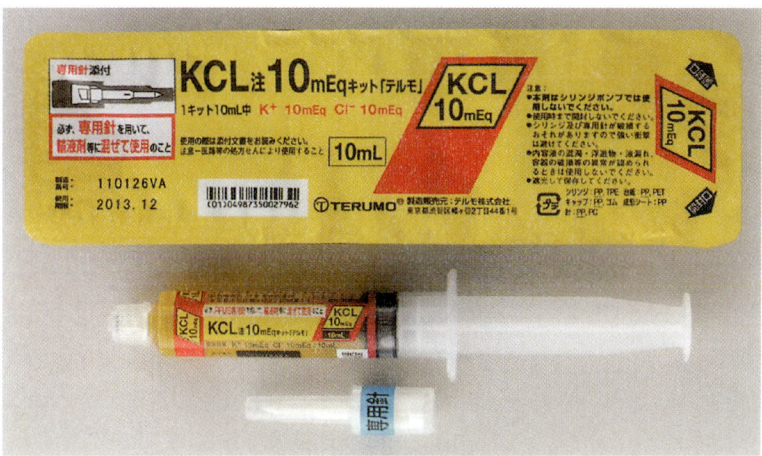

KCL 주 10mEq 키트

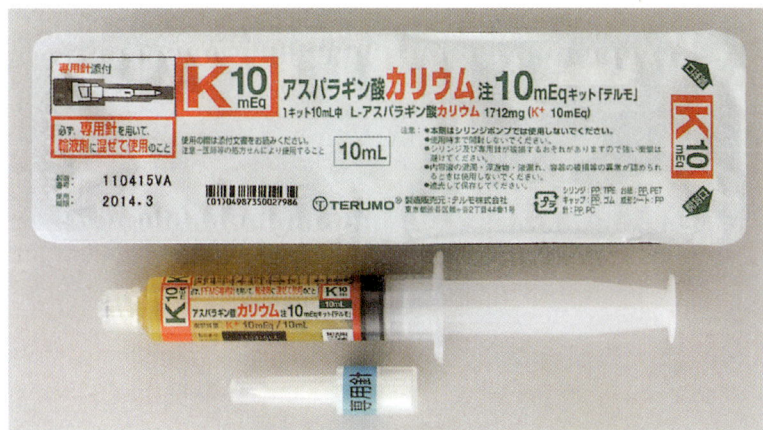

아스파라긴산 칼륨 주 10mEq 키트

〈표〉 주요한 주사용 칼륨 제제

일반명 (또는 성분명)	2mEq/mℓ로 조절된 제제의 상품명	1mEq/mℓ로 조절된 제제의 상품명	기타
1) 염화칼륨	K.C.L. 점적액 15% (40mEq/20mℓ) 〔황색〕	KCL 주 10mEq 키트(10mEq/10mℓ)* 〔황색〕	KCL 보충액 키트 20mEq(20mEq/50mℓ)(황색) 프라보톨 제제
		KCL 주 20mEq 키트(20mEq/20mℓ)* 〔황색〕	
		KCL 보충액 1mEq/mℓ(황색)	
2) L-아스파라긴산 칼륨		아스파라 칼륨 주 10mEq(10mEq/10mℓ)(무색투명) (이외에 L-아스파라긴산, 알모카린, 이세파라 K, 엘스프리라는 상품명의 후발 의약품이 있다)	
		아스파라긴산 칼륨 주 10mEq 키트 (10mEq/10mℓ)* 〔황색〕	

〔 〕은 약액의 색상

* 프레필드 주사기 제제: 약제 충전된 주사기 제제로 주사 바늘이 포함된 키트 제제이고, 단발 정맥 주사를 놓을 수 없도록 개발되어 있다.

었는지를 확인하기 위해 착색제로 인산 리보플라빈 나트륨(비타민 B$_2$)이라는 황색의 물질을 첨가한 것입니다. 균일하게 혼합되지 않으면 짙은 농도의 칼륨액이 적하되어 위험하기 때문입니다. 반드시 균일한 액이 되도록 충분히 섞어 투여합니다.

칼륨 제제 사진들 중 오른쪽의 아스파라 칼륨 주사는 무색투명입니다. 약액이 황색이 아니기 때문에 칼륨이 아닐 것이라고 착각하지 않도록 합니다.

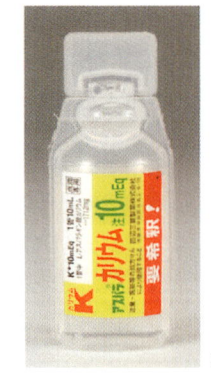

아스파라 칼륨 주 10eMq(플라스틱 앰플)

"이것 넣어 와"라는 지시를 받아 하마터면 칼륨 측관 주사할 뻔

선배 간호사에게 "이것 넣어 와"라는 지시를 듣고 스리웨이로 측관 주사하려고 할 때 뒤쫓아 온 선배에게 정지당했다. "넣어 와"라고 하는 말은 점적 내에 넣으라는 말이었다. 염화칼륨 약제는 결코 정맥 주사해서는 안 되는 약제인 것을 몰랐다.

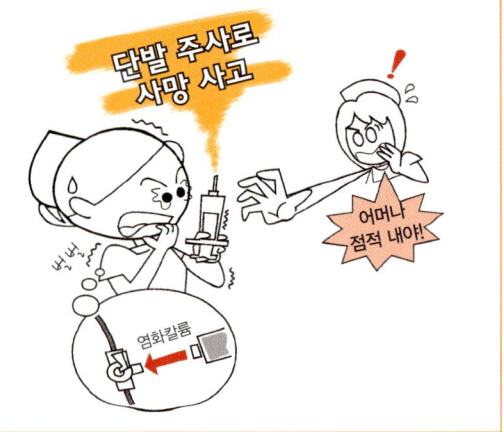

주사

위기 상황 해결책 카테콜아민, 잘못하면 위기로!

어느 병원이든 구급 카트에 반드시 들어 있는 약이 카테콜아민이라는 강심·승압제입니다. 이 약제는 병동 내의 환자 병태가 갑자기 악화되거나 심각한 구급 환자가 이송되어 왔을 때 꼭 사용합니다. 생명의 위기에서 환자를 구하는 약제입니다. 그러나 약효의 예민함 때문에 잘못 사용하면 위험한 결과를 가져옵니다. 이 섹션에서는 카테콜아민에 대하여 배워 봅니다.

Q&A

→ 해답은 245페이지

[Q1] 아래에 다섯 개의 카테콜아민 일반명(또는 성분명)이 쓰여 있습니다. 약효에 대해 가장 적합한 것을 선으로 연결하시오.

① 아드레날린 •

② 놀 아드레날린 •

③ 이소프로테레놀 •

④ 도파민 •

⑤ 도브타민 •

• a. 심근 수축력의 증강 작용이 강해, 펌프 기능이 저하된 급성 심부전에 사용한다.

• b. 소량의 투여로 신장 혈류를 증가시켜 이뇨 작용을 일으킨다.

• c. 심장박동 수의 증가 작용이 강해, 서맥성 부정맥에 이용한다.

• d. 심정지 시 심박 재개나 아나필락시스 쇼크에 이용한다.

• e. 말초혈관 수축에 의한 승압 작용이 강하다.

Comment

우선, 카테콜아민에 대하여 알아봅시다

강심·승압 작용이 있는 약제 중 특히 교감신경의 수용체를 자극해 순환을 개선하는 약제를 교감신경 작용제라고 합니다. 교감신경 작용제는 위급한 순환 상태를 개선할 수 있는 비장의 무기라고 할 만한 약제입니다. 교감신경 작용제로는 대표적인 다섯 가지의 약제가 있습니다. 일반명(또는 성분명)으로 아드레날린, 놀 아드레날린, 이소프로테레놀, 도파민, 도브타민이라고 하며 약제명은 가테콜핵과 아미노산 1분자가 결합한 화학 구조를 띠고 있기 때문에 카테콜아민(카테코라민)이라 부르고 있습니다.

아드레날린, 놀 아드레날린, 도파민은 몸속에도 존재하지만, 이소프로테레놀, 도브타민은 화학 구조의 일부를 바꿔 합성한 약입니다.

다섯 종류 카테콜아민의 특징과 그 차이

교감신경의 수용체에는 α수용체와 β수용체, 도파민 수용체 등이 있습니다. α수용체의 자극으로 말초혈관이 수축되고, β수용체 중 $β_1$수용체의 자극으로 심근 수축력과 심장박동 수가 증가합니다. $β_2$수용체의 자극은 말초혈관 확장, 기관지 확장을 일으키며 도파민 수용체의 자극은 신장 혈류의 증가를 일으킵니다. 다섯 가지의 카테콜아민은 이렇게 제각각 수용체 자극의 특징이 달라서 약리 작용상의 차이가 생깁니다. 의사는 이러한 차이를 생각하면서 병태에 맞게 약제를 사용하고 있습니다. 간단하게 다섯 가지의 약제가 어떻게 이용되고 있는지 알아봅니다.

● 아드레날린(보스민®)

강한 $β_2$수용체 자극 작용과 α수용체, $β_2$수용체로의 자극 작용이 있고, 심근 수축력 증강, 심장박동 수의 증가, 말초혈관 수축 작용, 기관지 확장 작용이 있습니다. 또한 심폐 소생에 결정적인 역할을 하는 약제입니다. 심정지가 발생했을 때 심장박동이 재개되기까지 수 분 간격으로 반복하여 정맥 내에 투여합니다.

약제 등에 의한 아나필락시스 쇼크상황에서도 제일 먼저 사용되는 약입니다.

● 놀 아드레날린(놀 아드레날린®)

강력한 α수용체 자극에 의한 말초혈관 수축 작용을 합니다. 말초혈관 저항이 저하되고 혈압이 내려가는 병태에 이용됩니다.

● 이소프로테레놀(프로타놀®-L)

$β_1$, $β_2$수용체를 강력하게 자극하여 심근 수축력의 증강, 심장박동 수의 증가, 말초혈관 확장 작용이 일어납니다. 강한 심장박동 수의 증가 작용이 있기 때문에 황산 아토로핀이 효과가 없는 서맥성 부정맥 환자에게 긴급 처치가 필요할 때 사용합니다.

● 도파민(이노반® 외)

소량 투여는 도파민 수용체를 자극하고, 신장 혈류 증가에 의한 이뇨 작용을 합니다. 중등량 투여는 $β_1$, $β_2$수용체의 자극으로 심근 수축력의 증강, 심장박동 수의 증가, 말초혈관 확장 작용을 일으킵니다. 대량 투여는 α수용체를 자극하여 말초혈관 수축 작용이 발생하며 투여량에 따라 작용의 정도가 달라집니다.

● 도브타민(도브토렉스® 외)

β수용체의 자극으로 심근 수축력의 증강과 심장박출량의 증가로 이뇨 작용이 나타납니다. 심장박동 수의 증가와 혈압 상승 작용은 적습니다. 심근의 펌프 기능이 저하된 심부전에 사용합니다.

아드레날린과 이소프로테레놀을 제외하고, 강심·승압제로 사용 빈도가 높은 것은 나머지 세 제제입니다. 이뇨 작용을 원할 때는 소량의 도파민을, 심근 수축력 증강이 필요할 때에는 도브타민을 사용합니다. 말초혈관 수축에 의한 승압을 기대할 때는 놀 아드레날린을 사용합니다. 그러나 놀 아드레날린을 단독으로 제일 먼저 사용하는 경우는 거의 없습니다. 일반적으로는 도파민과 도브타민을 사용하고 단독으로 사용하기도 하지만 양자를 병용하는 경우가 많습니다.

〈표〉 다섯 종류의 카테콜아민

A. 다섯 종류의 카테콜아민	B. 상품명 (판매명)	C. 규격과 제제의 형태 (앰플(A), 주사기(S), 점적용병·팩(B))	용법·용량		
			D. 점적 정맥 주사 이외의 용법·용량	E. 점적 정맥 주사의 용법·용량 (체중 1kg당 1분간 투여량)	(예: 체중이 50kg이라면 시간당 투여량은?)
아드레날린	보스민	1mg/1mℓ(A)	〔피〕〔근〕 1회 0.2~1mg 〔정〕 소생 시: 1회 0.25mg 이하를 생수 등에 희석하여 가능한 한 천천히 정맥 주사한다. 필요하면 5~15분마다 반복한다(실제 구급 소생 시에는 1mg의 정맥 주사도 인정하고 있다).	0.01~0.3μg/kg/분	0.03~0.9mg/시간
	아드레날린 주 0.1% 주사기	1mg/1mℓ(S)			
놀 아드레날린	놀 아드레날린	1mg/1mℓ(A)		0.01~0.3μg/kg/분	0.03~0.9mg/시간
이소프로테레놀	프로타놀-L	0.2mg/1mℓ, 1mg/5mℓ(A)	긴급 시: 0.2mg을 20mℓ에 용해하여 2~20mℓ를 서서히 정맥 주사하거나 근육·피하 주사를 한다.	0.01~0.2μg/kg/분	0.03~0.6mg/시간
도파민★	이노반	50mg/2.5mℓ, 100mg/5mℓ, 200mg/10mℓ(A)		2~20μg/kg/분까지	6~60mg/시간
		50mg/50mℓ, 150mg/50mℓ(S), 300mg/50mℓ			
	카코진	100mg/5mℓ(A)			
		200mg/200mℓ, 600mg/200mℓ(B)			
	도미닌	40mg/2mℓ, 100mg/5mℓ, 200mg/10mℓ(A)			
	프레드파	200mg/200mℓ, 600mg/200mℓ(B)			
도브타민	도브트렉스	100mg/5mℓ(A)		2~20μg/kg/분까지	6~60mg/시간
		200mg/200mℓ, 600mg/200mℓ(B)			
	도브폰	50mg/50mℓ, 150mg/50mℓ(S), 300mg/50mℓ			

도파민에는 제시된 것 이외에 악토파민, 이브탄트, 카타본, 가반스, 캐서린, 크리트판, 타이아드파, 툴도파미, 도파키트, 도파민액, 도파발빈, 노르파밀, 토론진, 마트반, 야에리스타와 같은 상품명으로 각 회사에서 판매되고 있다.
도브타민도 스타젠, 도브타민 H, 도북스 등의 상품명으로 각각 판매되고 있다.

★가장 많이 사용되고 있는 도파민은 여러 회사에서 다양한 규격과 형태로 판매되고 있습니다. 근무하는 병원에서 어떤 것을 사용하고 있는지 알아 둡니다. 또한 복수 규격이 사용되고 있는 경우에는 규격을 착각하지 않도록 주의합니다.

A~D는 참고 문헌 4), E는 인용 문헌 11)을 기초로 작성

아드레날린

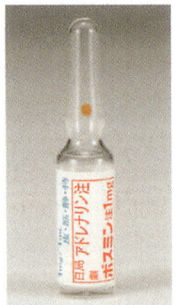

보스민

[대한 에피네프린 주 1mg/mℓ]

[Epinephrine]

놀 아드레날린

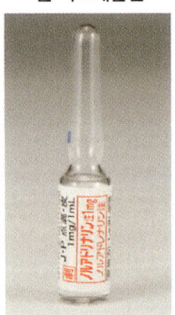

놀 아드레날린

[놀 아드레날린 0.1%]

[Norepinephrine Bitartrate]

이소프로테레놀

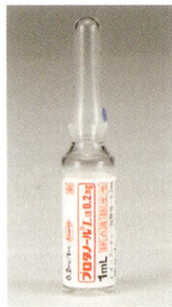

프로타놀 L

[이수푸렐 주] [Isoproterenol HCl]

도파민

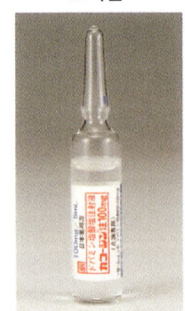

카코진

[도푸라민 주 200mg/5mℓ]

[Dopamine hydrochloride]

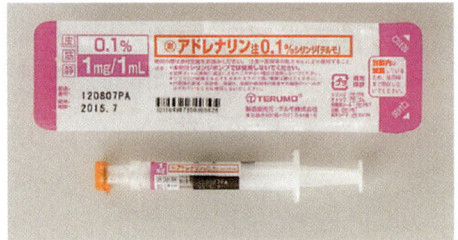

아드레날린(충전 주사기)

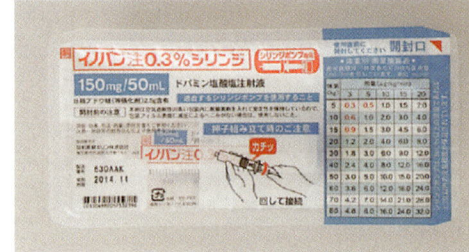

이노판(충전 주사기)

[명문 이노판 주(염산 도파민 주사)] [Dopamine hydrochloride]

도브타민

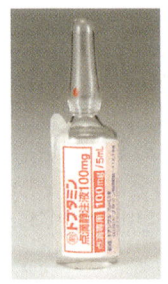

도브타민

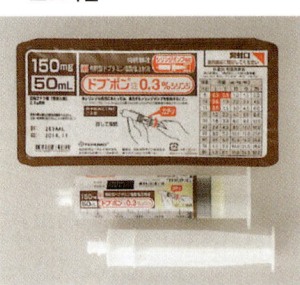

도브폰(충전 주사기)

[명문 도브타민 염산염 주사]

[Donutamine HCl]

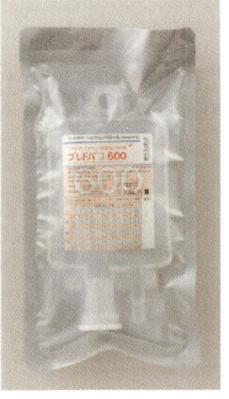

프레도파

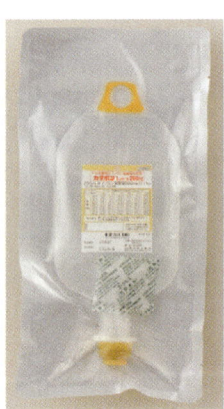

카타본

투여 방법을 혼동하지 않습니다

다섯 가지 카테콜아민 가운데 점적 이외의 투여 방법이 가능한 약제는 아드레날린과 이소프로테레놀뿐입니다. 도파민이나 도브타민을 단발 정맥 주사하려고 한 중대 사례가 있었는데, 이는 심실세동을 일으켜 사망 사고로 이어질 위험이 있습니다.

아드레날린을 소생 시에 사용할 때는 보통 희석하지 않고 1앰플(1mg)을 단발 정맥 주사합니다.[12] 아나필락시스 쇼크 시에는 1앰플(1mg)을 10배로 희석하여 소량씩, 예를 들면 5~15분마다 0.25mg씩 천천히 단발 정맥 주사를 놓는 등 효과가 날 때까지 투여를 반복합니다.[13] 의사의 지시를 잘못 알아듣지 않도록 주의합니다.

투여 속도를 엄수해야 합니다

카테콜아민이 효과적인 약리 작용을 일으키고 위험한 결과를 초래하는 부작용을 일으키지 않도록 하기 위해 'O~Oμg/kg/분'처럼 체중 1kg당 1분간의 투여량 범위가 μg의 단위로 정해져 있습니다(표).

즉, 속도 관리가 매우 중요한 약제입니다. 자연 낙하의 점적은 체위, 팔의 위치가 조금만 바뀌어도 속도가 달라지기 때문에 보통은 수액 펌프나 주사기 펌프를 이용해 투여합니다. 만약 펌프의 조작을 잘못하여 과량으로 투여하면, 빈맥이나 위험한 부정맥을 유발하여 심정지에 이를 가능성도 있습니다. 이것은 수액 펌프 섹션에서 다시 한 번 나오기 때문에 확실하게 기억해 둡니다.

속도를 준수해야 하는 약제의 주입 라인 측관 주사는 절대 금지!

투여 속도를 강하게 제한하는 약제를 주입하고 있는 수액 라인의 측관에 다른 점적이나 정맥 주사를 놓으면, 라인의 말초 부위에 존재하는 약액이 급속 주입되어 위험합니다. 이를 방지하기 위하여 위험한 약제의 주입 라인에 스리웨이를 연결할 때는 신중하게 해야 합니다. 만약 측관으로 주입해야하는 상황이 되면 의사와 다른 루트의 확보를 상의합니다.

실제 공청회·직무 보고 사례에서

속도를 엄수해야 하는 약제의 라인으로 측관 주사하여 섬광이 번쩍

선천성 질환의 소아에게 도파민을 소량으로 지속 점적하고 있었다. 점심시간 이후, 임상 검사와 소변 측정으로 바쁜 시간대에 투여 담당을 맡은 신입 간호사가 도파민이 흐르고 있는 라인으로 항생제를 주입해 버렸다. 다행히 환자의 상태는 혈압이 조금 올라간 정도로 큰 변화는 없었다.

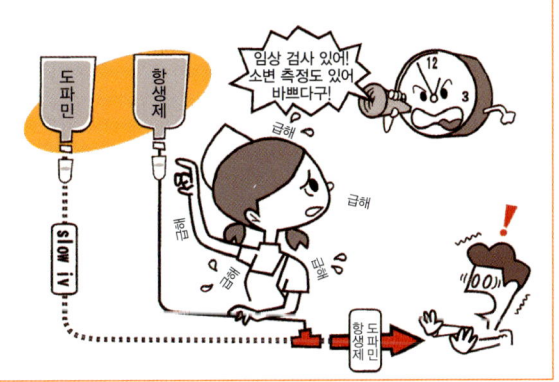

SECTION 15
단발 정맥 주사 시에는 주입 속도에 주의하도록!

단발 정맥 주사가 가능한 주사약이라도 주입 속도가 빠르면 심각한 부작용이 발생하는 경우가 있습니다. 직접 정맥에 삽입하는 정맥 주사에 비해 수액 라인의 스리웨이로 이루어지는 측관 주사는 주입 속도에 대한 관심이 떨어지는 경향이 있습니다. 여기에서는 단발 정맥 주사에 관한 주의를 배워 봅니다.

Q&A   → 해답은 245페이지

[Q1] 단발 정맥 주사에 관한 다음의 설명 가운데 바른 것에 ○를 써넣으시오.

① 단발 정맥 주사는 약물의 혈중 농도를 단시간 내에 끌어올려 효과가 빠르지만 배설도 급속도로 일어난다. 부작용은 별로 없기 때문에 주입 속도에는 주의하지 않아도 된다. ( )

② 단발 정맥 주사는 약물의 혈중 농도를 단시간 내에 끌어올려 효과가 빠르지만 그만큼 중대한 부작용을 일으킬 가능성도 있으므로 주입 속도에 주의해야 한다. ( )

Comment

주사약의 투여 방법에 따라 약효가 나타나는 법

정맥 내 주사(정주)는 신속하고 확실하게 효과를 볼 수 있는 투여 방법입니다. 특히 단발 정맥 주사는 약물의 혈중 농도를 빠르게 증가시키거나 감소시키는데, 예민한 만큼 부작용도 나타나기 쉽습니다. 한편 점적 정맥 주사는 주입 개시 후부터 완만하게 상승하여 어느 정도 시간이 지나면 일정한 농도(정상 상태)에 도달해 지속됩니다.[14] 따라서 점적 정맥 주사로 일어날 수 있는 부작용은 거의 없습니다.

근육 내 주사(근주)는 근육 내의 풍부한 모세혈관에서 흡수되기 때문에 약효의 발현이 정맥 주사에 비해 빠르고, 혈중 농도는 1~2시간 안에 절정에 달합니다.

물에 녹지 않기 때문에 정맥 주사할 수 없는 약물이지만 현탁액, 유탁액에 넣어 근육 주사를 가능하게 한 주사약이 있습니다. 이러한 현탁액, 유탁액의 약물은 흡수가 느리기 때문에 작용의 발현은 늦지만, 지속 시간이 길다는 특성을 갖고 있습니다.

피하 주사는 작용의 발현이 근육 주사와 정맥 주사보다도 늦습니다. 거의 균등한 속도로 흡수되고 약효는 비교적 장시간 지속됩니다. 주사 부위를 마사지하여 약물의 흡수를 촉진시킬 수 있습니다.[15]

급속 정맥 주사에 따른 부작용은?

단발 정맥 주사에 의한 혈중 농도의 상승이 순환이나 호흡, 중추신경계에 중대한 영향을 끼쳐 생명과 연결되는 심각한 부작용으로 이어지는 사례가 있습니다. 순환 상태에 미치는 영향으로는 쇼크, 빈맥·서맥, 부정맥 등이 있으며, 최악의 경우에는 심정지가 일어날 수 있습니다. 호흡에 끼치는 영향으로는 호흡 억제·정지가 있으며 특히 진정 작용이 있는 약제는 주의가 필요합니다. 중추신경계에 미치는 영향으로는 경련, 의식 장애 등이 있습니다. 또한 어떠한 약제라도 아나필락시스 쇼크를 일으키지 않는다고 보장할 수 없습니다. 만약 급속으로 정맥 주사를 했다면 그만큼 영향력이 커지기 때문에 구명 처치가 지연될 수 있습니다.

그 밖에, 짙은 약액을 주입하여 국소에 직접적인 자극이 가해지면 혈관통, 정맥염도 일어나기 쉽습니다.

설명서에 나와 있는 주입 속도에 관한 기재를 주의합니다

급속한 혈중 농도의 상승에 따른 위험성과 말초 정맥에의 자극성을 생각하면, 설령 단발 정맥 주사가 가능한 약제라 하더라도 천천히 넣는 것이 안전합니다. 그러나 '천천히'라는 말에도 기준이 되는 정보가 필요합니다. 그러한 정보를 알기 위해서는 설명서(표1)의 【용법·용량】과 【사용상의 주의】 중 '사용상의 주의' 란을 봅니다. 먼저, 만약을 위해 단발 정맥 주사가 가능한 약제인지 여부를 확인하고 주입 속도에 관한 주의가 있는지를 확인합니다. 특히 처음 정맥 주사하는 약제라면 반드시 확인합니다.

설명서에는 구체적으로 'O분'이라는 수치로 기재되어 있는 약제가 많아졌지만, '천천히', '느리게'와 같이 애매하게 표현하는 경우도 있습니다. '천천히', '느리게'라는 표현은 3~5분 걸린다는 의미가 일반적입니다. 주입 속도가 기재되어 있지 않은 약도 있습니다.

〈표2〉에는 주로 병동에 보관되어 있는 약을 대상으로 하여 단발 정맥 주사 주입 속도에 관한 주의 기재를 정리하였습니다.

최근 약제에는 제조 회사의 의료 안전 대처의 일환으로 주사약 상표 표시가 개선되고 있습니다. 정맥 주사가 가능한 주사약에도 가스타®(➜ 주사 SECTION 5의 [Q1] 주사약 A 참조)와 같이 '느리게 정맥 주사'라고 주의를 촉구하는 문구를 기재하는 경우가 많아졌습니다.

실제 공청회·직무 보고 사례에서

"준비하도록" 이라는 말을 듣고 헬벳사를 단번에 측관 주사

혈관 조영 검사를 하려고 하는데 환자의 혈압이 높아 의사가 "헬벳사 준비하도록"이라고 말해, 헬벳사 50mg/생리 식염수 20㎖로 용해했다.

의사는 1~2cc 정도로 정맥 주사할 생각이었는데 아무것도 묻지 않고 전량을 한 번에 측관 주사하였다. 의사가 바로 알아차리고 루트를 새롭게 갈아서 혈압의 현저한 저하는 일어나지 않았다.

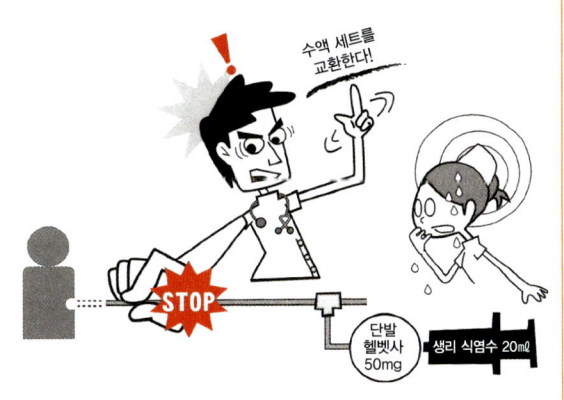

〈표1〉 설명서의 기재 내용

의약품 설명서의 정보 내용

작성·개정 연월(판수)
규제 구분

보관법, 취급상의 주의
유효 기간

약효 분류명
상품명
영어명
일반명(또는 성분명), 일본약국방

일본 표준상품 분류 번호

승인 번호
명칭 약가 기준 수재 년월, 판매 개시 연월
재심사·재평가 결과의 공표 연월
효능·결과의 추가 승인 연월 등

【경고】

치명적, 매우 심각한 부작용이나 사고에의 주의 환기

【금기】

질환·합병증 등이 있어 투여하면 안 되는 환자를 기재한다(만약 치료상의 필요성에 의해 단행할 수밖에 없는 경우에는 정보에 대한 동의를 얻을 필요가 있다).

【성분·성상】

【효능·효과】

치료 경험으로 유효성이 증명되어 승인된 병명, 증상이 기재되어 있다(이외의 질환에 사용한 경우 약리학적으로 효과가 있다고 추정되더라도 보험 진료의 진료 보수가 지불되지 않는다).

【용법·용량】

승인된 용법 및 용량이 기재되어 있다. 효과나 부작용이 나타났을 때 중요한 주사약의 투여 속도와 희석 농도에 대해서도 설명되어 있다.

【용법·용량에 관련한 주의】
중대한 부작용·사고 방지에 필요한 사용상의 주의를 기재

【사용상의 주의】

1. 신중 투여(신중하게 투여해야 하는 환자와 그때의 관찰)
2. 중요한 기본적 주의(부작용·사고 방지를 대비한 중요한 정보가 실무적으로 기재된다)
3. 상호 작용(상호 작용이 일어나기 쉬운 약물의 기재)
   병용 금기/ 병용 주의
4. 부작용 – 심각한 부작용/ 기타 부작용
5. 고령자에게 투여
6. 임산부, 수유부에게 투여
7. 소아에게 투여
8. 임상 검사 결과에 미치는 영향
9. 과량 투여(과량 투여 시의 징후, 증상과 처치)
10. 적용상의 주의(투여 경로·속도·부위, 조절법의 주의)
11. 기타 주의

【약물의 변동 상태】

흡수, 분포, 대사, 배설의 데이터, 혈중 농도와 신기능 장애, 간 기능 장애에서의 투여 간격 등의 데이터가 기재된다.

【임상 결과】

【약효 약리】

【유효 성분에 관한 이화학적 소견】

【취급상의 주의】

【승인 조건】

【색상】

【주요 문헌·문헌 문의처】

제조·수입 판매업자의 명칭·주소

인용 문헌 16), 참고 문헌 5)를 기초로 작성

*파란 글씨는 각 항목의 해설, 빨간 글씨는 간호 업무상 특히 중요한 포인트

〈표2〉 주요 병동에 보관되어 있는 약을 대상으로 하여 단발 정맥 주사 시의 주입 속도에 관한 주의 설명

1) 기재 없음	
지혈제-아도나, 조직 회복 촉진제-솔코세릴, 간질환 치료제-타치온, 판토틴산제-판톨, 제토제(소화 기능 조절 약)-프린페란, 대사성 아시도시스 치료제-메이론, 비타민 B_{12} 제제-메틸코발	

2) 추상적인 기재(느리게, 가능한 한 천천히 등)	
항알레르기 약-강력 네오미노파겐시	환자 상태를 관찰하면서 가능한 한 느리게
거담제-비솔본	될 수 있는 한 천천히
항코린제, 진경제, 위경련-부스코판	환자 상태를 관찰하면서 느리게
위산 분비 억제제(H_2수용체 길항제)-가스타	20㎖로 희석하여 느리게 정맥 주사
위산 분비 억제제(H_2수용체 길항제)-타가메트	가능한 느리게 정맥 주사(급속 정맥 주사로 인해 부정맥, 혈압 저하를 일으킨 경우가 보고되었다. 5분에 걸쳐서 정맥 주사한 후의 혈압 저하는 2분에 걸쳐서 투여한 후보다 경우가 적다)
지혈제(항프라스민)-트란사민	느리게 정맥 주사
뇌 순환 대사 개선제-니코린	정맥 주사는 가능한 천천히

3) 구체적인 시간의 기재	
항불안제-아타락스 P	정맥 내 투여로 정맥염, 일과성 용혈이 있음 → 25mg/분 미만으로 가능한 느리게
항불안제-셀신	될 수 있는 한 큰 정맥을 선택하여 2분 이상 걸쳐서 주사 (급속 정맥 주사로 혈전성 정맥염의 우려)
위산 분비 억제제(H_2수용체 길항제)-잔다크	1A(50mg)을 20㎖에 희석하여 적어도 2분 이상 걸쳐 주입
항부정맥 약-리도카인 2%	1회 50~100mg을 1~2분간에 느리게 정맥 주사
항부정맥 약-아미사린	50~100mg/분의 속도로 정맥 주사
항부정맥 약-리스모단 P	1회 50~100mg을 필요에 따라 포도당액 등에 용해하여 5분 이상 걸쳐서 느리게 정맥 주사
항부정맥, 강압 약(칼슘 길항제)-헬벳사	〔빈맥성 부정맥〕1회 10mg을 약 3분간 느리게 정맥 주사 〔수술 시의 이상 고혈압〕1회 10mg을 약 1분간 느리게 정맥 주사
항부정맥 약(칼슘 길항제)-와소란	1회 5mg을 생리 식염수 또는 당액으로 희석하여 5분 이상에 걸쳐 서서히 정맥 주사
부신피질 호르몬-삭시존	가능한 느리게, 500mg을 넘을 때는 적어도 10분 이상 걸쳐서
부신피질 호르몬제-솔·메도롤	고용량의 급속 정맥 주사(500mg이 넘는 용량을 10분 미만)로 심정지, 순환성 허탈, 부정맥 등의 보고가 있다. 고용량을 사용하는 경우는 느리게
기관지 확장제-네오피린	생리 식염수 또는 당액으로 희석하여 5~10분에 걸쳐 느리게, 급속하게 정맥 주사하면 쇼크, 부정맥 등의 부작용, 과호흡, 열감이 나타날 수 있다.
비타민 $B_{1, 6, 12}$ 합제-비타메진	당액, 생리 식염수, 주사용수 20㎖에 용해하여 3분 이상 걸쳐서 느리게
철제-페진	2분 이상 걸쳐서 서서히 정맥 주사
이뇨제-라식스	정맥 주사는 느리게, 대량 정맥 주사의 경우에는 4mg/분 이하로 (대량 급속 정맥 주사는 난청이 나타나기 쉬움)

약제명은 모두 상품명   참고 문헌 4)를 기초로 작성

SECTION 16
튜브를 여러 개 삽입한 환자의 투여 경로 확인하기

약제는 투여 목적과 필요성, 혹은 제약 등을 고려한 뒤 각각의 투여 경로를 선택하여 주입합니다. 중증의 환자에게는 수액 루트 이외에도 여러 개의 튜브가 삽입되고, 약제의 주입 루트도 여러 곳으로 지나갑니다. 이 섹션에서는 다양한 투여 경로의 의미를 이해하고, 실수하지 않기 위한 확인 순서를 알아 둡니다.

Q&A
→ 해답은 245페이지

[Q1] 말초 정맥 라인, 중심 정맥 라인, 경막 외 카데터및 위관 등 네 개의 튜브가 장착되어 있는 환자가 있습니다. 아래의 문장 가운데 바른 것에 ○, 틀린 것에 ×를 써넣으시오.

① 고칼로리 수액은 원래 중심 정맥으로 주입해야 하지만, 급할 때는 말초 정맥으로 주입해도 좋다.　　　(　　)

② 위 점막 보호의 내용약은 위관이나 중심 정맥 라인으로 주입한다.　　　(　　)

③ 암의 통증 관리를 위한 마약이나 국소 마취제를 주입하는 곳은 경막 외 카데터이다.　　　(　　)

④ 약제를 주입할 때에는 환자의 몸에 삽입되어 있는 튜브의 전체 선을 튜브 삽입부(튜브 끝)로 더듬어, 주입해야 하는 튜브를 확인해야 한다.　　　(　　)

Comment

고칼로리 수액은 왜 중심 정맥 주사로 주입해야 할까요?

고칼로리 수액은 경구 섭취나 소화관으로 영양을 섭취할 수 없는 환자에게 필요 에너지를 공급해 줍니다. 한정된 수분량으로 필요 에너지를 확보하기 위해서는 포도당 농도가 높아야 합니다. 게다가 아미노산이나 전해질도 첨가되기 때문에 삼투압은 혈액의 4~7배나 됩니다.

고장(기준 용액보다 농도와 삼투압이 상대적으로 높은 용액)의 수액을 말초 정맥으로 투여하면 혈관통과 정맥염이 일어나지만, 중심 정맥은 혈관 벽이 두껍고 혈류가 풍부해 곧 희석되기 때문에 고장의 수액에도 견딜 수 있습니다. 일반적으로 말초 정맥이 견딜 수 있는 수액의 삼투압은 혈액의 삼투압의 약 3배까지입니다. 말초 정맥으로 주입할 수 있는 가장 높은 삼투압(혈액의 3배) 수액 제제로는 소리닥스® H(Na⁺ 50mEq/ℓ, 포도당 12.5%)와 아미노산이 첨가된 전해질 수액 제제인 아미노프리드®(35mEq/ℓ, 포도당

7.5%, 아미노산 3%), 아미칼릭®(30mEq/ℓ, 포도당 7.5%, 아미노산 2.75%)이 있습니다.

왜 여러 투여 경로가 있는 걸까요?

약제를 투여할 때는 약제가 갖고 있는 성질에 따라 필요한 부위에 가능한 한 효과적으로 약효가 발휘되고, 그렇지 않은 부위에는 부작용이 없기를 바랍니다. 때문에 주사약도 다양한 투여 경로로 투여할 수 있는 것이 있습니다.

예를 들면 항암제의 투여 방법에는 정맥 내 투여, 동맥 내 투여, 국소 투여 방법이 있습니다. 동맥 내 투여는 암의 영양 혈관에 항암제를 직접 주입하고, 암 조직에 고농도의 약물을 작용시키는 것입니다. 또한 국소 투여는 암성 흉막염, 암성 복막염의 치료를 위해 흉강이나 복강에 직접 항암제를 주입하는 방법 등이 있습니다. 동맥 내 투여나 국소 투여는 주입 부위에 투여해 보다 높은 약효를 기대하는 방법입니다. 정맥 내 투여보다 소량의 약제로도 투여가 가능하고, 전신적인 부작용도 적다는 장점이 있습니다. 항암제의 동맥 내 투여나 국소 투여는 의사가 하는 의료 행위지만, 간호사도 각 투여 루트의 의미를 이해해 두는 것이 중요합니다.

그 밖의 국소 투여로는 암성 통증 등의 극심한 통증이 있을 때 지속 주입기를 이용하여 척수 경막 외에 장착한 카데터로 국소 마취 약이나 마약 등을 주입하고 척수 신경을 차단하여 통증을 가라앉히는 방법도 있습니다.

투여 경로를 잘못 이해하여 실수하지 않으려면 어떻게 하면 좋을까요?

정맥 라인으로 주입해야 하는 약제를 복강이나 경막외강에 장착된 튜브에 잘못 주입하려고 한 신입 간호사의 사례가 상당수 올라와 있습니다. 실수의 요인으로는 정맥 라인과 같은 종류의 스리웨이가 접속되어 있는 경우 외에 튜브의 고정 부위가 정맥 라인과 근접해 있거나 몸 쪽에 있는 경우 등이 있습니다. 따라서 투여 경로의 잘못을 방지하기 위해서는 튜브가 근접해 위치하거나 혼선되는 일이 없도록 정리할 필요가 있습니다. '왼쪽에 삽입한 튜브 종류는 오른쪽으로', '오른쪽 쇄골 하정맥으로 삽입한 중심 정맥 라인은 오른쪽 머리 쪽에'처럼 삽입 부위에 합치된 튜브를 정리하면 좋습니다.[17]

또한 약제의 주입은 반드시 튜브의 삽입부에서 라인을 더듬어 확인해야 합니다. 특히 환자가 옆으로 누운 자세가 되면 위관과 중심 정맥 라인이 겨드랑이 밑에 얽히게 되는 경우가 있습니다. 위관에 주입하는 내복약이나 영양제를 정맥 라인이나 그 외의 라인으로 잘못 주입하는 실수는 매우 중대한 사고를 일으킵니다. 이것은 경관영양의 섹션에서도 다시 한 번 설명할 예정입니다.

SECTION 17

확실하게 사용하자, 스리웨이!

스리웨이는 주입 루트를 쉽게 늘릴 수 있고 마개의 회전만으로 주입 방향을 바꿀 수 있어 임상 현장에서 많이 사용되고 있습니다. 그러나 이 편리함 때문에 실수도 일어나기 쉽습니다. 이 섹션에서는 스리웨이에 대하여 배워 봅니다.

Q&A
→ 해답은 245페이지

[Q1] 아래에 두 개의 스리웨이가 있습니다. 수액의 흐름이 어느 방향인지 그림에 화살표를 그려 넣으시오.

①

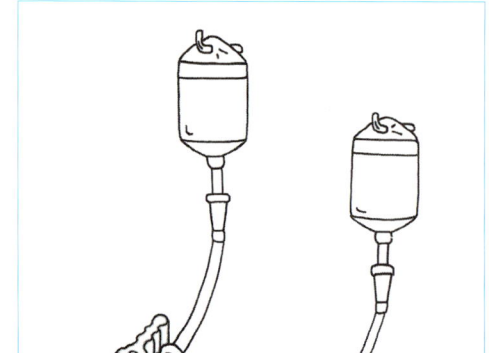

②

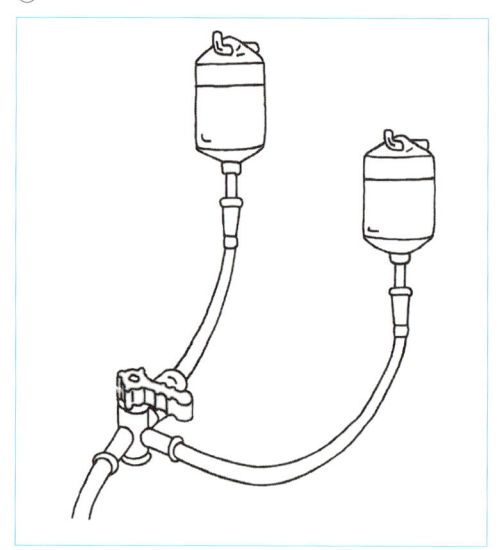

[Q2] 다음의 그림과 같이 수액 라인이 2연식의 스리웨이에 접속되어 A, B, C의 약액이 설치되어 있습니다. 제시된 경우와 같이 약제를 주입할 때 스리웨이의 방향이 어떠한지 그림에 화살표를 그려 넣으시오.

① A·B·C 모두 주입

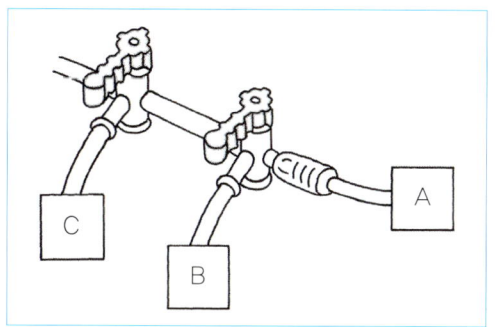

② A·B는 주입하지만, C는 중지

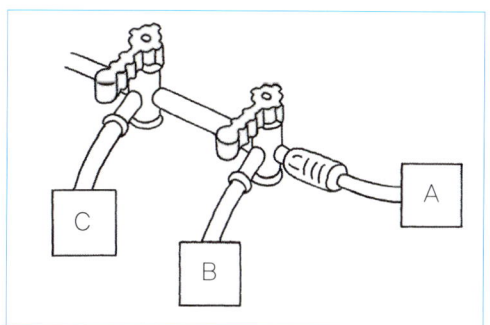

Comment

마개를 돌리는 것 하나로
어떻게 주입 방향이 달라지는 걸까요?

스리웨이를 분해하면 세 방향으로 갈라진 외관과 원주체의 내관으로 나뉩니다. 내관의 네 개의 구멍 중 세 개의 측면에만 작은 구멍이 열려 있습니다. 내관의 종류로는 구멍이 열려 있지 않은 한 방향에만

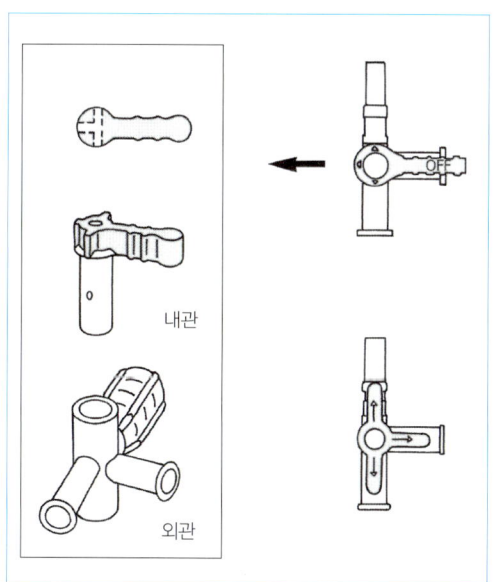

〈그림〉 스리웨이의 타입과 구조

마개가 달린 것과 구멍이 열려 있는 세 개 방향에 마개가 달린 것이 있습니다. 모두 마개의 회전에 따라 구멍이 열려 있는 측면의 방향이 바뀌면서 액의 흐름이 변하는 구조로 되어 있습니다.

가정의 수도꼭지가 마개의 방향을 이용해 온·냉을 선택하는 형으로 되어 있는 것처럼, 순간적으로 마개 쪽 방향으로 액이 흐르는 것 같은 착각에 빠지는 경향이 있습니다. 전자의 스리웨이에 익숙하지 않은 신입 간호사가 수액 라인을 닫은 사례가 다수 보고되고 있습니다. 또한 두 종류의 스리웨이 중 어느 한쪽에 익숙해져 있기 때문에 다른 종류의 스리웨이를 사용할 때 혼동하는 경우가 있습니다. 마개에 쓰여 있는 'OFF'라는 의미는 '흐르지 않는다'라는 의미입니다. 흐르는 방향은 '→'로 표시되어 있습니다. 실수하지 않으려면 마개의 구조를 이해하는 것이 중요합니다.

스리웨이에도 종류가 있습니다

마개가 180도까지만 회전하는 타입과 360도로 회전하는 타입이 있습니다. 전자는 세 방향 중 한 방

향으로 마개가 향해야 하기 때문에 액의 흐름은 1루트뿐입니다. 즉, 측관으로 주입할 때 메인 루트 흐름은 멈추어져 있습니다. 한편, 후자는 마개가 세 방향 이외로도 향할 수 있기 때문에 2루트를 확보할 수 있습니다. 한마디로 메인과 사이드 루트로 동시 점적이 가능합니다. 또한 접속 부분에 끼워 넣는 식과 잠그는 식이 있습니다. 끼워 넣는 식의 스리웨이는 잠그는 식의 밸브보다 어긋날 위험성이 크기 때문에 특별히 주의가 필요합니다.

그 밖에 스리웨이가 두 개나 세 개로 연결되어 있는 것(다연식 밸브)도 있는데 측관으로의 주입이 많은 중증 환자의 치료에 사용합니다.

스리웨이를 사용하여 공기를 뺄 때 마개 방향의 실수에 주의합니다

신입 간호사의 스리웨이 관련 공청회·직무 보고 사례 가운데 다음으로 많은 것이 스리웨이를 사용하여 공기를 뺄 때 마개의 방향을 틀리는 사고입니다.

공기를 환자의 혈관에 넣지 않고 수액 라인의 바깥으로 내보내는 방법은 공기의 위치가 스리웨이보다 높은지 낮은지에 따라 다릅니다. 상류에 있는 경우는 환자 쪽을 OFF로 하고 측관에 주사기를 설치하여 주사기 쪽 방향으로 수액과 함께 공기를 뺍니다. 한편, 하류에 있는 경우는 수액병 쪽을 OFF로 하고 측관에 주사기를 설치하여 환자 쪽 라인의 수액과 함께 공기를 뺍니다. 이러한 일련의 조작에 익숙하지 않은 신입 간호사가 마개의 방향을 잘못 설정하여 거꾸로 공기를 혈관으로 밀어 넣은 사례가 다수 있었습니다.

저유량의 약액 라인에 안일하게 스리웨이를 접속하지 않도록 합니다

편리한 스리웨이를 이용한 측관 주사는 높은 위험성을 내포하고 있습니다. 카테콜아민 등의 위험 약제를 저유량으로 주입하기 위해, 라인에 스리웨이로 항생제 등을 주입하기 위해 라인 안에 약액을 단숨에 밀어 넣는다는 것을 뜻하기 때문입니다. 예를 들면 1시간에 3㎖로 주입하고 있던 약액의 측관으로 다른 종류의 약제를 20㎖ 단발 정맥 주사한다고 합시다. 스리웨이보다 하류 라인의 약액량이 3㎖라고 한다면, 1시간 동안 주입할 예정이었던 약액이 수십 초 만에 주입된 꼴이 됩니다. 저유량으로 주입되고 있는 라인은 약액이 고농도로 조절되어 있을 가능성이 있습니다. 불과 몇 ㎖라고 해도 과량 투여되면 환자의 병태를 급변시킬지도 모릅니다.

사용의 편리함 때문에 안일한 태도로 스리웨이에 접속하는 경향이 있는데, 측관으로 주입해도 영향이 없는 약액의 라인인지 의사에게 먼저 확인한 후에 스리웨이에 접속할 수 있도록 주의합니다.

수액·주사기 펌프의 사용으로 인한 스리웨이의 개폐 실수에 주의합니다

수액·주사기 펌프를 사용하면 스리웨이의 개폐 빈도가 높아지게 되고 그만큼 실수도 많아집니다. 예를 들면 수액 펌프를 사용할 때는 기포 혼입의 알람 대응 등으로 뚜껑을 열고 튜브를 펌프에서 빼내는 행위를 몇 번 해야 합니다. 이때 뚜껑을 열기 전에 펌프 하류의 스리웨이를 잠그는 것을 까먹으면 일부 기종을 빼고 프리플로가 발생합니다. 또는 라인을 다시 준비하고 뚜껑을 닫은 다음 스리웨이의 개방을 까먹으면 약액이 주입되지 않게 됩니다. 전자의 경우, 위험한 약액이라면 사망 사고로 발전할 가능성이 있습니다. 그리고 후자도 중요한 약제의 주입이 멈춰 환자의 병태가 갑자기 악화될 가능성이 있습니다(이것은 수액 펌프의 섹션에서도 자세하게 설명할 예정입니다).

주사

SECTION 18

점적의 적수 계산과 적수 조절의 실수 방지하기

주사 업무를 할 때 계산을 해야 하는 경우가 두 번 있습니다. 주사를 준비할 때 혼합 주입일 경우 지시된 약제량을 'mℓ'로 계산하는 경우와 점적을 실시할 때 적하 속도를 계산하는 경우입니다. 이 섹션에서는 특히 자연 적하 점적의 적수 계산과 조절에 대하여 설명합니다.

Q&A

→ 해답은 245페이지

[Q1] 폐렴과 탈수로 입원한 75세의 여성에게 소리타-T3 500mℓ 병을 24시간 동안 지속 점적하도록 되어 있습니다. 사진 속 두 개의 수액 세트(①, ②)에서 1분당 적수는 얼마로 설정하면 좋을까요?

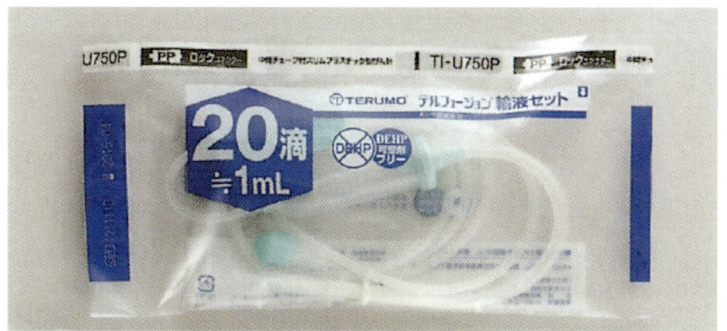

① 20적≒1mℓ

〈계산식〉

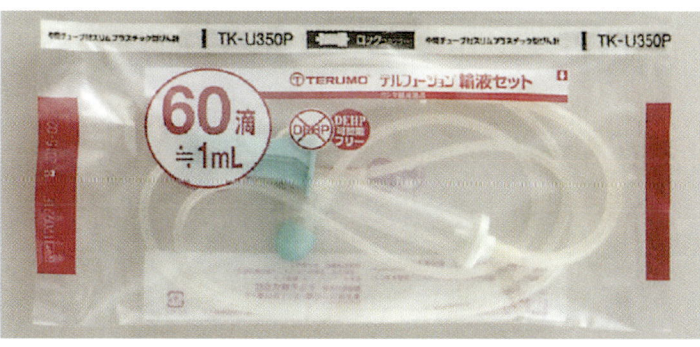

② 60적≒1mℓ

〈계산식〉

[Q2] 적하 속도를 맞춘 후 환자의 체위나 팔의 위치 때문에 적하 속도가 변하는 경우가 있습니다. 다음에서 적하 속도가 가장 느려지는 체위와 팔의 위치는 어느 것일까요?

① 체위 (   )

입위

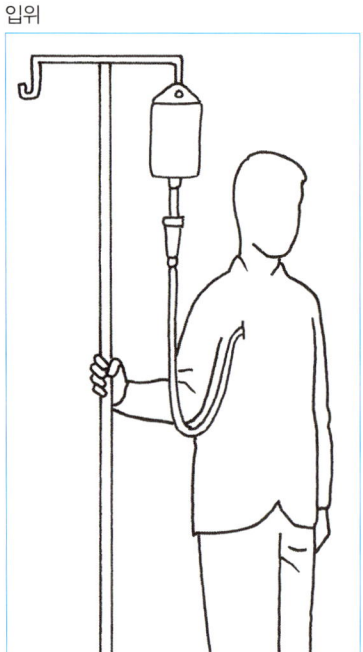

좌위

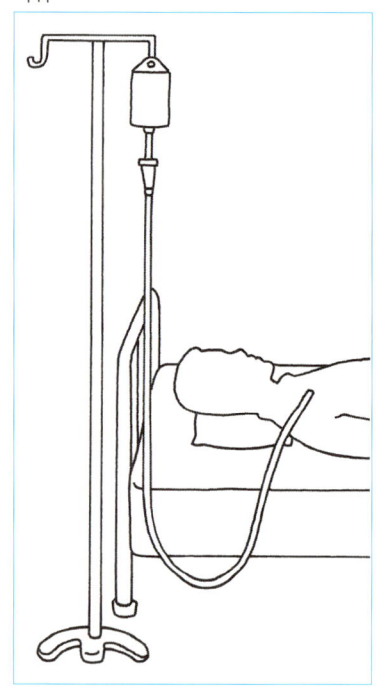

와위

② 팔의 위치 (   )

팔을 굽힌 상태

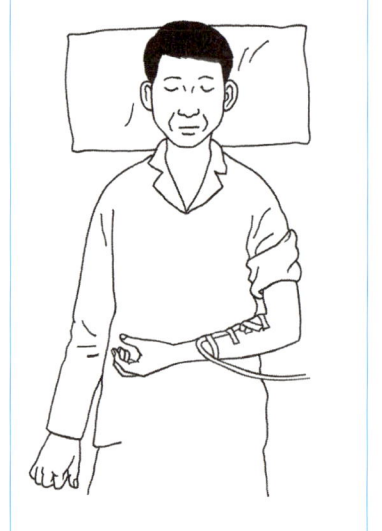

팔을 편 상태

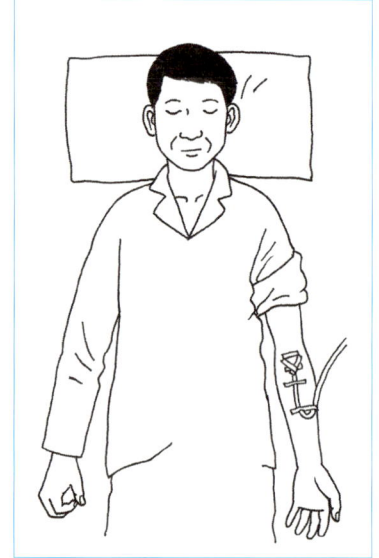

Comment

자연 적하와 펌프 사용의 점적은 어떻게 구분하여 사용할까요?

점적의 속도 조절은 낙차에 따른 자연 적하를 조절기로 조절하거나 수액 펌프를 사용합니다. 펌프 사용에 비해 자연 낙하에 의한 적하 속도는 환자의 체위나 팔의 위치에 따라 변하기 때문에 정해진 속도를 유지하는 것이 어렵습니다. 따라서 치료와 병태, 혹은 약제의 용법상 정해진 속도로 주입해야 하는 경우에는 속도 오차가 적은 수액 펌프를 사용해야 합니다.

자연 낙하의 점적은 왜 체위나 팔의 위치에 따라 적하 속도가 변하는 걸까요?

자연 낙하로 점적할 때는 점적병의 위치와 삽입 부위의 위치 간 낙차가 적하 속도에 영향을 미칩니다. 링겔대에 링겔병을 거는 위치가 같으면, 환자의 체위가 서 있는 자세일 때 낙차가 가장 적고 좌위, 와위의 순으로 낙차가 커집니다. 조절기(클램프)를 여는 상태가 같아도 적하 속도는 서 있는 자세에서 가장 느려집니다. 팔의 위치는 팔을 굽혔을 때보다 정맥 환류가 나빠지거나 팔을 바깥으로 또는 안으로 돌린 것에 따라 유치 침이 정맥 벽에 닿았을 때 적하 속도가 느려집니다. 그래서 점적을 시작할 때에는 환자가 가장 안락하게 느끼는 체위와 팔의 자세로 적하를 조절할 필요가 있습니다.

의사가 점적을 지시하는 속도는 여러 가지

의사로부터의 점적 속도에 대한 지시는 대략 다음의 네 종류입니다.

① '○○(수액 제제의 이름)을 1시간당 x mℓ(x mℓ/시간)으로 점적'

② '○○를 y시간으로 점적'

③ '○○를 y~z시까지 점적'

④ '○○, △△ 등 여러 개의 점적병을 24시간에'

①~③은 수액 제제 한 병의 속도를 계산하는 것입니다. ④는 여러 개의 점적병을 24시간 적하한다는 뜻이기 때문에 각각의 병을 같은 속도로 놓아도 괜찮다는 의미입니다.

1분당 적하 수를 산출하는 방식은 두 가지가 있습니다

● 1분간 주입량을 'mℓ'로 산출하여 적수로 환산하는 방법

총 수액량(mℓ)을 지시된 수액 시간(분)으로 나누어 1분당 주입량(mℓ)을 계산합니다. 여기에 수액 세트의 1mℓ당 적수를 곱해 주입량을 적수로 환산합니다.

● 총 수액량을 적수로 환산하여 1분간 적수를 산출하는 방법

총 수액량(mℓ)에 수액 세트의 1mℓ당 적수를 곱하여 총 수액량을 적수로 환산합니다. 이를 수액 시간(분)으로 나눠 1분당 적수를 산출합니다.

일반용 수액 세트는 2009년 4월부터 1mℓ 20적으로 통일되었습니다(이제까지는 15적, 19적 세트도 있었지만 없어졌습니다). 일반용 20적과 미량용(정밀용) 60적의 수액 세트를 착각하지 않도록 외포장의 점적 수를 확인합니다.

이 계산은 〈UNIT 2〉의 계산 연습에서 확실하게 훈련해 둡니다.

SECTION 19
정맥 천자 시의 신경 손상에 주의

신입 간호사들이 정맥 주사를 할 때 유치 침으로 신경을 손상시키는 사례도 보고되고 있습니다. 이 섹션에서는 천자 시에 신경 손상을 일으키지 않도록 하기 위한 지식을 배워 봅니다.

Q&A
→ 해답은 245페이지

[Q1] 정맥 주사 시 혈관에 천자할 때 주의할 점으로 바른 것에 ○, 틀린 것에 ×를 써넣으시오.

① 침을 놓을 때는 환자가 긴장하기 때문에 환자에게 아픔이나 저림의 유무를 확인하지 않는 편이 좋다. (　)

② 혈관을 잔뜩 부풀려 깊이 천자하는 편이 좋다. (　)

③ 혈관에 삽입이 잘 안 되는 경우는 침을 빼고 다시 하기보다 삽입한 상태에서 바늘 끝을 움직여 혈관을 찾는 편이 좋다. (　)

Comment

정맥 내 주사의 천자 시 주의
아프거나 저린지 확인을 합니다

정맥 내 주사를 천자하다가 신경 손상이 일어나거나 동맥에 잘못 찌르는 경우도 신입 간호사의 사례로 가끔 올라와 있습니다. 삽입 부위로 선택하는 팔뚝의 피정맥과 그 주변의 해부 구조(그림)를 이해하여 기억해 둡니다.

그러나 피정맥상이나 피정맥 근방 피신경(지각신경)의 가느다란 섬유까지 살펴보고 피하는 것은 초능력이라도 가지지 않는 한 불가능합니다. 신경에 닿지 않는가를 확인하는 방법은 천자 시 환자의 아픔이나 저림 호소에 의지할 수밖에 없습니다. 근육 주사 시와 마찬가지로 침을 천자할 때 '찌릿하거나 저리진 않는지' 환자에게 물어봅니다. 이것은 채혈 시 신경 손상 방지를 위해서도 동일하게 적용됩니다.

신경 손상을 일으키지 않기 위해
알아 두어야 할 점

앞서 이야기한 것과 같이 주의를 하면 큰 범위의 신경 손상은 웬만해선 일어나지 않을 것입니다. 그러나 지나치게 깊이 들어가 근막을 뚫고 정중 신경 등을 손상시키는 사례가 간혹 있습니다. 또는 동일 부위에 반복하여 주사를 놓아 신경 손상을 일으키는 사례도 있습니다.

과거의 소송 사례를 검토한 결과,[18] 전격통이 있음에도 불구하고 침을 빼지 않았거나 한 번의 천자로 혈관에 삽입할 수 없었을 때 혈관을 찾기 위해 침 끝을 움직인 것 등이 신경 손상을 증가시키고 있었습니다. 또한 손 관절이나 손등 부위 등의 말초 부위는 회복 상태가 나쁘다는 사실을 알게 되었습니다. 정맥 내 주사로 천자를 할 때는 혈관을 잔뜩 부풀려 깊이 천자하지 않아야 하고 결코 무리한 삽입을 하면 안 됩니다. 아픔이나 저림 등의 호소가 있을 때는 바로 침을 빼고, 다시 삽입할 때는 같은 부위에 놓지 않는 것이 중요합니다.

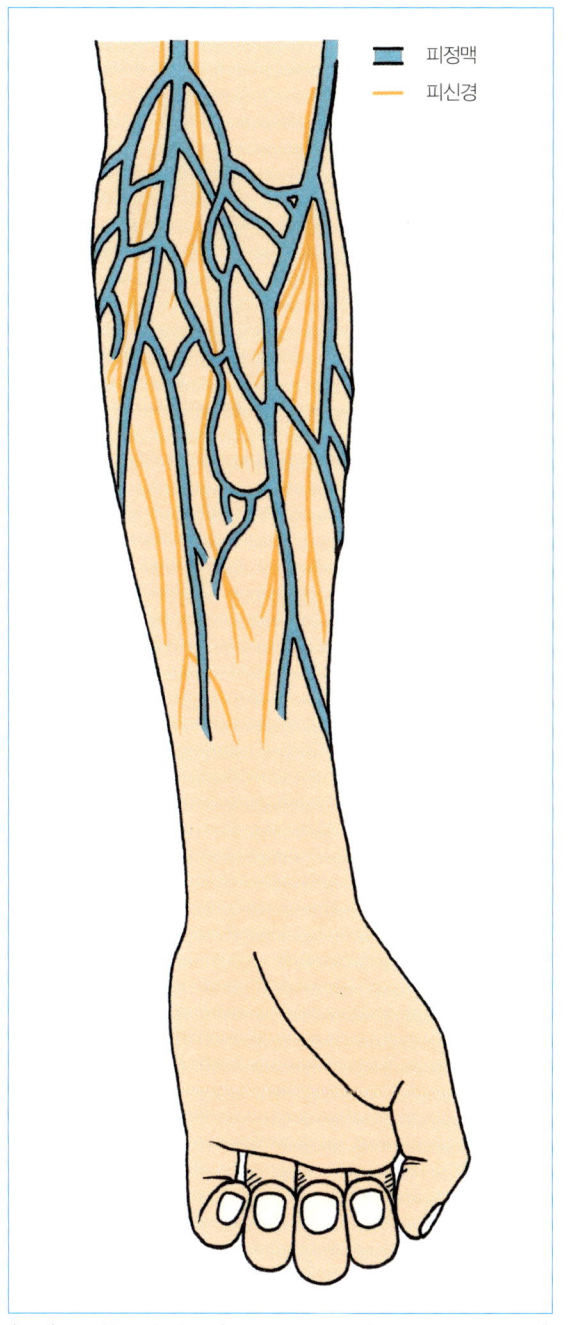

피정맥
피신경

〈그림〉 **전완 부위 해부도**(피정맥과 피신경에는 개인차가 있습니다)

SECTION 20

호명과 대답만으로 확인을 할 때
나타날 수 있는 환자 착오의 위험!

외래 진료 등의 경우에는 환자가 잘못 알아듣고 대답하는 경우가 많습니다. 환자의 호명과 대답만을 믿고 환자 확인을 게을리한 결과로 환자를 착각한 실수가 많이 보고되고 있습니다. 이 섹션에서는 올바른 환자 확인 방법을 다시 한 번 배워 봅니다.

Q&A
→ 해답은 245페이지

[Q1] 외래에서 점적을 할 때 환자를 확인하는 방법으로 적절한 것에 ○를 써넣으시오.

① 주사 지시서와 점적병의 환자명을 확인하고, 프라이버시 존중을 위하여 이름만 불러 실시한다. (　)

② 주사 지시서와 점적병의 환자명을 확인하고 성과 이름으로 환자를 불러 확인한다. (　)

③ 주사 지시서와 점적병의 환자명을 확인하고 성과 이름으로 불러 실시할 때, 환자에게도 자기 이름을 다시 한 번 말하게 한다. (　)

④ 주사 지시서와 점적병의 환자명을 확인하고 성과 이름으로 불러 실시할 때 환자에게도 자기 이름을 말하게 하고, 동성동명인 경우도 있기 때문에 주소와 연령에 주의하며 진찰권의 ID 등을 확인한다. (　)

Comment

**환자의 호명과 대답에만 의존한
환자 확인은 위험**

주사나 검사를 할 때 환자가 자신의 이름을 잘못 알아듣고 대답하는 경우는 외래 등에서 자주 있는 일입니다. 환자의 대답만을 믿고 환자를 착각한 사례가 다수 올라와 있습니다.

호명에 잘못 대답하는 것은 고령의 환자나 난청의 환자에게만 해당된다고 할 수 없습니다. 일반적인 성인 환자에게서도 종종 일어나고 있습니다. 외래의 환경이 소란스럽기 때문에 듣기 어려운 것도 하나의 요인이지만 자신을 언제 부를지 기다리고 있는 환자의 심리도 실수를 유발할 수 있습니다. 따라서 환자의 호명과 대답만으로는 환자 확인을 했다고 안심하면 안 됩니다. 환자 자신으로부터 재차 자신의 이름을 말하게 하는 것은 물론, 동성동명 환자와의 착오를 방지하기 위해 연령에도 주의하면서 진찰권 등으로도 확인을 해야 합니다. 최근에는 병원 내에서 촬영한 얼굴 사진과 조합하는 곳도 늘고 있습니다.

소아 병동에서는 어린이 환자들이 침대를 바꾸는 경우도 있습니다

소아 병동에서 어린이 환자들이 침대를 바꿔서 있다가 간호사가 환자를 착각한 사례가 있었습니다. 비교적 건강한 어린이는 이러한 예상외의 행동을 한다는 것도 염두에 두어야 합니다. 또한 엄마가 환자 아이의 형제를 데리고 와서 침대에 누워 있게 하다가 위험해질 뻔한 사례도 있었습니다. 소아 환자의 확인은 성인 환자 이상으로 신중해야 합니다.

또한 치매 환자는 침대를 잘못 찾을 가능성도 있기 때문에 주의합니다.

실제 공청회·직무 보고 사례에서

소아 환자가 침대를 교환해 자고 있던 것을 모르고 환자를 착각

동급생의 남자 아이 두 명이 같은 병실에 입원해 있었다. 침대를 바꿔 자고 있는 것을 모르고 항생제 주사를 잘못 놓아 버렸다.

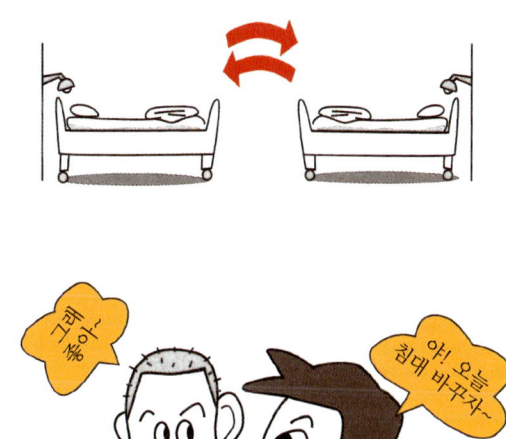

SECTION 21
스리웨이의 어긋남으로 대출혈, 수면 중에도 접속 부위의 확인을!

수액이나 약제를 밤낮 구별 없이 투여하기 때문에 중심 정맥에서 24시간 지속 점적하는 환자가 늘어나고 있습니다. 한밤중에 중심 정맥 라인의 접속 부위가 어긋났는데 발견이 늦어 환자가 출혈성 쇼크로 사망한 사고가 있었습니다. 이 섹션에서는 지속 점적 라인의 접속 부위가 어긋남의 위험성에 대하여 배워 봅니다.

Q&A

→ 해답은 245페이지

[Q1] 대퇴 정맥으로 삽입된 중심 정맥 카데터에 고칼로리 수액을 투여받고 있는 환자가 있습니다. 한밤중 중심 정맥 라인을 관찰하는 방법으로 적절하다고 생각되는 것에 ○를 써넣으시오.

① 야간에는 점적의 적하가 좋으면 수액 관리에 큰 문제가 없기 때문에, 체력이 저하된 환자의 깊은 잠을 방해하지 않기 위해 침구 밑의 라인까지는 확인하지 않아도 된다. ( )

② 적하 상황은 좋아도 몸의 움직임이 심한 환자의 경우는 카데터가 빠지거나 라인의 접속 부위가 어긋날 수 있으므로 정기적으로 침구 밑의 라인도 확인한다. ( )

③ 적하 상황이나 환자의 움직임 유무에 관계없이 정기적으로 침구 밑의 라인까지 확인한다. ( )

[Q2] 쇄골 밑으로 삽입되어 있는 중심 정맥 라인의 접속 부위가 어긋나 있습니다. 다음의 ①~③에서 가장 급속도로 출혈이 이어지는 경우는 언제일까요? 그 이유도 적어 봅시다. ( )

이유

① 이어지는 부분이 몸 위에 있다.

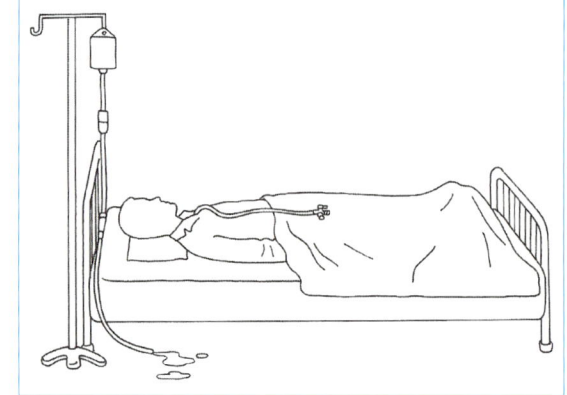

② 이어지는 부분이 침대 위에 있다.

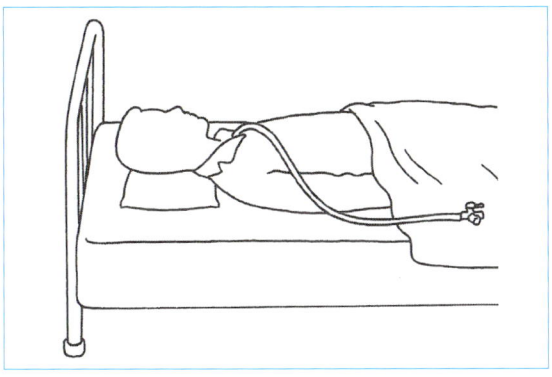

③ 이어지는 부분이 침대 밖으로 늘어져 있다.

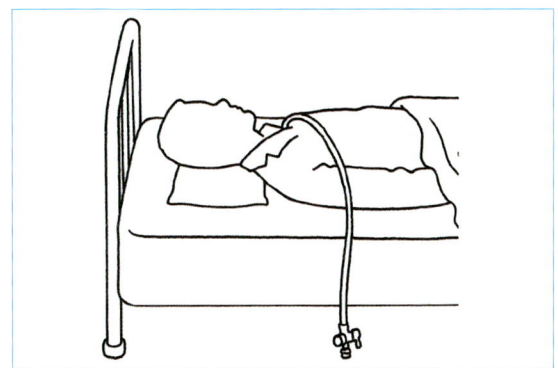

Comment

**한밤중에 중심 정맥 라인과
접속 부위의 어긋남에 주의!**

야간 근무 시간에 중심 정맥 라인이 막혀 수액이 주입이 안 되면 재삽입을 위해 환자나 당직 의사에게 부담을 주어야 하기 때문에 점적의 적하 상황에 보다 주의를 기울여야 합니다. 적하 상태가 좋고 지시한 속도가 유지되고 있으면 무의식 중에 'V자 사인'을 하고 싶을 정도로 안심을 하게 되는데 이러한 심야 근무자의 심리가 중대한 함정이 될 수 있습니다. 적하 상태에만 관심을 갖고 있으면 접속 부위의 어긋남을 알아차릴 수 없습니다. 접속 부위가 어긋나 있으면 적하 상태는 오히려 매우 양호합니다. 몸의 움직임이 심한 환자에게는 주의를 기울이지만, 반대로 몸의 움직임이 없는 환자는 안심하게 되면서 깊은 수면을 방해하지 않으려는 배려 때문에 침구 밑의 라인까지 확인하지 않는 경향이 있습니다. 그러나 정기적으로 접속 부위가 느슨하지 않은지 확인하는 것은 매우 중요합니다.

왜 접속 부위의 어긋남이 생기는 걸까요?

공청회·직무 보고 사례에서 정맥 라인의 접속 부위가 어긋나는 요인과 발생 상황을 정리하면 아래의 다섯 가지 상황이 나옵니다.

● **자연적으로 접속 부위가 느슨해져 어긋남**

접속 부위는 삽입식과 잠금식으로 되어 있습니다. 그 부분에 자연적인 느슨함이 생겨 어긋나는 것입니다. 특히 삽입식 스리웨이의 어긋남이 압도적으로 많이 일어나고 있습니다. 그 밖에 정맥 내에 장착한 카테터와 수액 세트의 접속 부위, 연장 튜브와의 접속부, 수액병 수액 세트의 삽입부 등의 접속부에서도 어긋남이 발생하고 있습니다.

● **라인의 내압 항진에 의한 접속부의 어긋남**

수액병을 사용하고 있는 상황에서 스리웨이를 개방하는 것을 잊거나 수액 라인의 엉킴, 환자 몸의 밑에 끼이는 등의 상황에 의해 라인에 막히면 폐색이 되어 내압이 높아집니다. 그 내압의 항진으로 인해 접속부에 어긋남이 생기기 쉽습니다.

● **처치 후 접속을 대충하여 어긋남**

스리웨이에서 측관 주사를 할 때 느슨함이 생겨 어긋나는 사례가 있습니다.

또한 라인을 교환할 때 스리웨이 부위가 꽉 접속되어 있지 않아서 생기는 경우도 있었습니다.

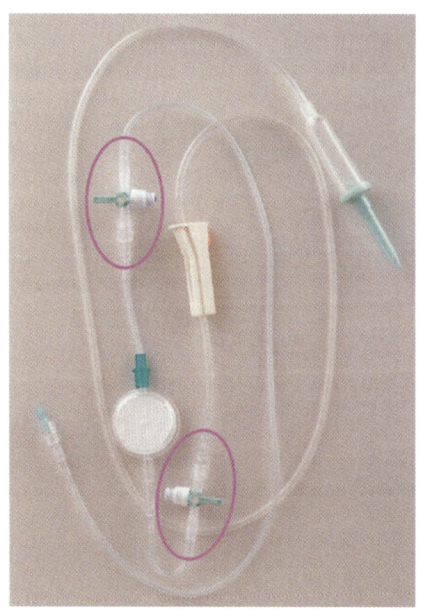

스리웨이와 수액 라인을 일체화하여 접속부를 없앤 수액 세트는 이러한 사고 방지에 유용합니다.

● 간호사에 의한 환자 몸의 움직임으로 접속부가 어긋남

간호사에 의한 몸의 움직임, 들것, 이송·이동의 경우에 부주의로 인해 접속부가 어긋나거나 느슨해지면서 빗나가는 경우가 있습니다. 환자의 신체를 움직이기 전과 후에 반드시 접속부를 확인합니다.

● 환자의 자력 행동에 의한 힘에 걸려 어긋남

환자 스스로 앉거나 설 때, 휴대용 변기에 앉을 때 무의식중에 힘이 들어가 접속 부위가 어긋납니다. 환자의 침대 주변에 환자의 움직임 범위에 맞춰라인의 여유분을 두고, 환자에게도 움직일 때 생길 수 있는 라인의 문제를 설명하여 주의를 하도록 알려 줍니다.

접속부가 어긋나는 요인이나 상황은 다양합니다. '연결한 것은 어긋난다'는 위험 인식을 갖는 것이 중요하며 어긋나거나 느슨해지는 문제를 발견한다는 목적의식을 갖고 정기적으로 라인의 접속 부위를 관찰해야 합니다.

중심 정맥 라인의 접속부가 어긋나면 왜 대출혈이 일어날까요?

야간에 중심 정맥 라인의 스리웨이 부위가 어긋나 대출혈이 발생해 환자가 사망하는 사고가 일어나고 있습니다. 왜 이런 일이 일어나는 걸까요?

전신의 정맥혈은 최종적으로 상대정맥과 하대정맥이라는 두 개의 대정맥으로 모여 우심방으로 돌아갑니다. 중심 정맥은 이 두 개의 대정맥이 흉강에 들어간 부분으로, 당연히 출혈이 많습니다. 보통 중심 정맥압은 5cm H_2O 전후인데 심부전 환자는 15cm H_2O 이상도 됩니다. 이 정맥압에 더하여 중심 정맥의 위치와 어긋난 튜브의 접속부 간 낙차가 혈액의 유출압이 됩니다. 이것은 〈그림〉 사이펀의 원리와 같습니다. 만약 어긋난 수액 라인의 접속부 위치가 침대 밑으로 늘어져 있으면 낙차가 최대로 벌어져 단시간에 대출혈이 일어날 수 있습니다. 환자는 수면 중에 자기도 모르게 출혈성 쇼크에 빠지면 발견이 늦어져 사망이라는 최악의 사태에 처할 수 있습니다.

적하 상태의 확인을 중심 정맥 라인과 반대쪽인 침대 주변에서 하면 중심 정맥 라인이 이어지는 부위가 침대 옆에 늘어져 있어도 알 수가 없습니다. 반드시 중심 정맥 라인 쪽의 침대 주변에서 라인의 전선을 더듬어 확인합니다.

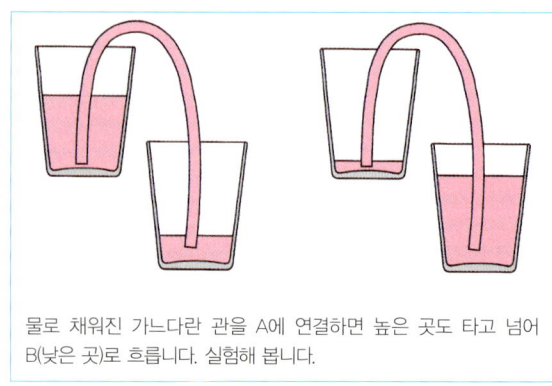

물로 채워진 가느다란 관을 A에 연결하면 높은 곳도 타고 넘어 B(낮은 곳)로 흐릅니다. 실험해 봅니다.

〈그림〉 사이펀의 원리

주사

SECTION 22

점적이나 정맥 주사 시 피하 누출에
주의해야 할 약제와 중대한 누출에 대해 알아 두자

말초 정맥으로 점적이나 단발 정맥 주사를 할 때 약액의 혈관 외 누출(피하 누출)이 일어날 수 있습니다. 누출된 약제에 따라서는 상당한 조직 손상이 발생하기도 합니다. 이 섹션에서는 피하 누출 시 주의해야 할 약제에 관한 지식과 누출을 방지하기 위한 방법에 대해 학습합니다.

Q&A

→ 해답은 246페이지

[Q1] 피하 누출로 괴사가 생기기 쉬운 예로 네 종류의 약제가 제시되어 있습니다. 사진에서 ①~④의 약제에 해당하는 것을 고르시오.

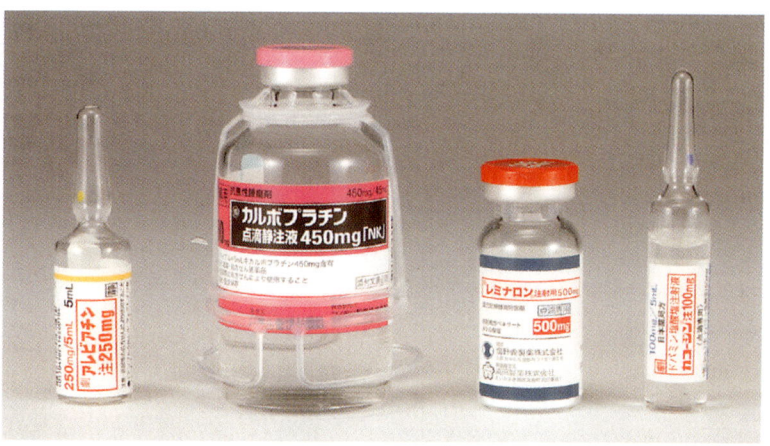

아레비아틴　　　칼보프라틴 점적 정주액　　　레미나론 주사용　　　도파민 염산염
　　　　　　　　　　　　　　　　　　　　　　　　　　　　　　　　　　　주사액

① 항암제	③ 강일길리성 약제
( )	( )
② 카테콜아민계 강심·승압제	④ 단백분해효소 억제제
( )	( )

Comment

혈관 외 누출(피하 누출)로 조직 손상을 일으키는 약제가 있습니다

피하 누출로 조직 손상을 일으키는 약제는 항암제, 카테콜아민, 강알칼리성 약제, 단백분해효소 억제제 등이 대표적입니다. 〈표〉에 주요한 약제를 올려놓았습니다. 일상적으로 사용되는 약제와 근무 병동의 진료과와 관련된 약제는 기억해 두고, 말초 정맥으로 약액을 주입할 때에는 삽입부의 관찰을 게을리하지 않도록 합니다.

피하 누출로 인한 조직 손상의 위험성이 있는 약제는 지금까지 설명한 대로 설명서(➡주사 SECTION 15)의 【용법·용량】 가운데 '용법·용량에 관한 사용상의 주의'나 【사용상의 주의】 중 '적용상의 주의'에 기재되어 있습니다. 그 밖에 의약품의 정보를 모은 서적에도 기재되어 있습니다.

정보를 볼 여유가 없을 때에는 주사약의 앰플이나 병의 상표에 기재되어 있는 투여 방법을 참고로 합니다. 투여 방법이 정맥 주사(점적, 단발 정맥 주사)만 가능한 약제는 자극성이 있기 때문에 피하 주사나 근육 주사를 놓을 수 없는 가능성을 생각하여 대략적인 하나의 기준이 됩니다. 그러한 약제는 피하 누출에도 주의하는 것이 좋습니다.

약제의 피하 누출로 인한 조직 손상은 왜 일어나는 것일까요?

항암제의 피하 누출은 조직 손상 수준에 따라 괴사성, 염증성, 기타(비염증성, 가볍게 일으키는 염증성 등)로 나누어집니다. 괴사성 항암제는 소량의 누출로도 피부 괴사, 궤양 형성을 일으킵니다. 염증성 항암제는 소량이 누출되면 국소 염증을 일으키긴 하지만 피부 괴사 및 궤양 형성 등에는 영향을 미치지 않습니다. 그러나 대량 누출이 발생하면 염증이 심해지고 조직 손상도 커집니다. 기타 항암제는 어느 정도 누출이 있어도 심한 염증은 발생하지 않지만 방심할 수는 없습니다. 따라서 각각의 항암제 명칭을 기억하기보다는 정맥 주사용의 항암제(근육 적용이 아닌 항암제)는 모두 위험하다고 이해해 두면 좋습니다.

조직 손상의 이유로 pH도 중요합니다. 주사액의 pH가 3.5~9.5의 범위를 넘으면 조직의 한 부분에 통증을 일으킨다고 합니다. 혈액은 pH 완충 작용이 있기 때문에 정맥 내에 투여하는 경우라면 주사액의 pH는 거의 문제가 되지 않지만,[19] 피하 누출을 일으키면 조직 손상을 일으킵니다. 그 대표적인 약제가 항간질 약인 아레비아틴®입니다. 아레비아틴®은 pH12의 강알칼리성 약제입니다.

또한 피하의 혈관을 수축시켜 허혈에 의한 조직 손상을 일으키는 약제가 있습니다. 혈관 수축 작용

〈표〉 **혈관 외 누출에 의해 조직 손상을 일으키는 주사약**

① 항암제(다종)
② 항간질 약(아레비아틴)
③ 단백분해효소 억제제
  • 메실산 가베키시토(에후오와이, 레미나론 등)
  • 메실산 나파모스타토(프산, 스트림, 나파모스타트 등)
④ 카테콜아민계 강심·승압제
  • 염산 도파민(이노반, 카코진, 도미닌, 프레드파 등)
  • 놀 아드레날린(놀 아드레날린)
  • 아드레날린(포스민, 아드레날린 주사 0.1%)
⑤ β차단제(브레비블록)
⑥ 항부정맥 약(신비트)
⑦ 칼슘 제제(염화칼슘 주, 염화 Ca 보충액, 염칼 주)
⑧ 아시도시스 치료제/탄산수소 나트륨(메이론)
⑨ 항생 물질(염산 반코마이신)
⑩ 항헤르페스 바이러스 감염 치료제(조비락스)
⑪ 전신 마취제(디프리반 1%, 프로포폴, 이소졸, 치토졸)
⑫ 악성 고열증·악성 증후군 치료제(단트륨)
⑬ 폐동맥성 폐고혈압증 치료제(프로란)
⑭ 말초 정맥용 아미노산, 당, 전해질액(아미카릭, 아미노프리드)
⑮ 말초 정맥용 아미노산, 당, 전해질액, 비타민 B₁액(아미그랜드, 파레세프, 비프리드)

( )가 상품명   참고 문헌 4)를 기초로 작성

이 있는 약제로 대표적인 것은 이노반®, 아드레날린®, 놀 아드레날린® 등의 카테콜아민입니다(➡ 주사 SECTION 14). 그 밖에 특이한 조직 손상을 일으키는 약제로는 췌장염이나 DIC의 환자에게 사용하는 에후오오와이®(후발 의약품 레미나론® 등)나 프산®(후발의약품 나파모스타트® 등) 등의 단백분해효소 억제제가 있습니다. 짙은 농도로 주입하면 혈관 내피 조직을 손상시키고 주입 혈관에 따라 정맥염을 일으키며, 누출되면 괴사를 일으킬 수 있습니다. 따라서 점적을 할 때에는 가능한 한 큰 정맥(중심 정맥이 바람직)을 선택해야 합니다. 혈관 내피의 손상은 약액의 농도에 의존하기 때문에 말초 정맥으로 주입할 때는 옅은 농도(0.2% 이하)로 조절하거나 설명서에 방법이 기재되어 있습니다.

수액 펌프를 사용 중이거나 통증을 호소하지 않고 통증에 둔감한 환자에 요주의!

수액 펌프로 하는 주입은 압력에 의한 강제 주입이기 때문에 피하 누출이 발생하면 자연 낙하의 점적보다 훨씬 많은 양이 누출됩니다. 따라서 〈표〉에 제시된 조직 손상을 일으킬 수 있는 약제를 약액 펌프를 이용하여 점적할 때에는 중심 정맥으로 주입하는 편이 무난합니다. 피하 누출이 일어나도 펌프의 알람은 울리지 않기 때문에, 말초 정맥으로 점적하는 것이라면 상당한 주의력을 가지고 관찰해야 합니다.

또한 스스로 통증을 호소할 수 없는 영유아나 의식 장애 또는 의사소통 장애 환자, 마취 중인 환자, 당뇨병 등으로 말초신경 장애 같은 감각 장애가 있는 환자, 통증에 둔감한 치매 환자는 피하 누출의 발견이 늦기 때문에 보이지 않는 불투명한 테이프나

붕대로 삽입부를 고정시키지 말고 수시로 관찰할 수 있도록 해둡니다.

항암제의 피하 누출을 방지하기 위해서는?

가장 위험한 조직 손상을 일으키는 항암제의 정맥 주사나 점적 주사를 할 때는 특히 주의가 필요합니다. 가능한 한 전완의 큰 정맥을 고르고, 가동성이 있어 고정하기 어려운 관절부나 신경, 힘줄이 있는 손등 부위는 피해야 합니다. 또한 채혈 부위는 말초 쪽보다 중추 쪽을 선택합니다. 유방암 환자와 같이 겨드랑이 림프절을 절제한 쪽의 팔이나 방사선 치료를 받고 있는 쪽은 피하는 편이 좋다[20]고 합니다.

고정을 할 때는 침의 끝이 흔들려 혈관 벽에 상처를 내지 않도록 주의하며 피하 누출의 유무를 확인할 수 있도록 삽입부가 보이게 해두는 것도 중요합니다.

누출의 신호로는 주사 부위의 통증, 부풀음, 발적 등의 자타 각 소견이 중요하지만, 약액의 농도가 옅으면 통증이 바로 나타나지 않는 경우도 있기 때문에 점적 속도가 느려지고 있는 것은 아닌지, 점적 라인으로 혈액이 역류하고 있는지를 정기적으로 확인할 필요가 있습니다. 환자에게도 피하 누출의 위험성을 설명해 주고 누출 방지에 주의합니다.

점적 주사 종료 시에는 유치한 침을 뺄 때 약액의 누출을 방지하기 위하여 생리 식염수로 점적 라인 안의 항암제를 씻어 흐르게 한 다음 침을 빼고 압박 지혈을 충분하게 합니다.[20] 만일, 누출이 발견되면 행동을 멈추고 침을 빼지 않은 채 주사기로 가능한 한 모든 약액을 빼낸 다음 신속하게 의사에게 보고하여 처치 지시를 받습니다.

SECTION 23
점적 속도가 느려지고 있다면 빠르게 되돌리기, 그거 괜찮을까?

자연 낙하의 지속 점적은 낙하 속도가 환자의 팔 위치나 체위에 따라 변합니다. 그래서 야간에 의사 지시대로 속도를 일정하게 유지하는 것이 쉽지 않습니다. 특히 신입 간호사는 속도가 느려지는 것을 발견하면 어떻게든 원래대로 되돌리기 위해 곧바로 적하를 빠르게 하려는 경향이 있습니다. 이 섹션에서는 그렇게 수지 결산을 맞추려는 행위의 위험에 대하여 배웁니다.

Q&A
→ 해답은 246페이지

[Q1] 심야 시간에, 팔뚝의 정맥으로 지속 점적되고 있는 환자의 적하 속도가 예상했던 것보다 상당히 느려진 것을 발견했습니다. 다음 중에서 바른 것에 ○를 써넣으시오.

① 예정 시간 안에 점적을 마치는 것이 중요하기 때문에, 속도를 빠르게 해 예정 시각에 점적이 종료될 수 있게 한다. ( )

② 야간에 점적이 느려지는 것은 어쩔 수 없기 때문에 그대로 주입한다. ( )

③ 점적이 느려진 원인이 될 수 있는 팔의 위치나 체위의 변화, 점적 라인, 삽입부의 상태를 먼저 확인한다. ( )

④ 체위나 팔의 위치 변화 이외에 느려짐의 원인이 없는 경우에는 점적의 내용이나 환자의 심·신장 기능을 고려하면서 지나치게 빠르지 않을 정도로 적하 속도를 새로 조절한다. ( )

⑤ 적하를 빠르게 한 다음, 한 시간 정도 후에 다시 확인한다. ( )

Comment

자연 낙하의 점적 속도를 수면 중에도 일정하게 유지하는 것은 지극히 어려운 기술

깨어 있는 낮 시간이라면 환자도 점적 라인에 신경을 써 주겠지만 수면 상태에서는 기대할 수 없습니다. 사람은 수면 중에 수십 번 뒤척이고, 침대 위에서의 체위 변동 범위가 있다는 것은 어느 정도 알 수 있습니다. 낮에는 적절하게 적하 속도를 맞추고 있어도 야간에는 뒤척임 등에 의해 무의식적으로 체위나 팔의 위치가 변하고, 점적 라인의 굴곡과 압박으로 인해 적하가 느려지기 쉬운 것입니다.

즉, 자연 낙하의 지속 점적 속도를 야간에도 일정하게 유지하는 것은 신입 간호사뿐 아니라 경력자에게도 쉬운 일이 아닙니다. 중요한 것은 느려짐을 상정한 관찰을 할 수 있는가, 느려짐에 대처할 때 적절한 판단을 할 수 있는가 하는 점입니다.

속도를 높이기 전에 우선 왜 느려졌는가를 생각합니다

점적의 적하 속도가 느려지는 것을 발견했을 때 신입 간호사는 '느려져 있으면 빠르게 돌려놓자'라고 경솔하게 생각하는 경향이 있습니다.

그러나 그전에 '왜 느려졌는지'를 생각해 보는 것이 중요합니다. 속도가 느려진 원인은 체위나 팔의 위치 외에도 있습니다. 예를 들면 점적 라인이 꼬여 있거나 환자가 라인을 깔고 있을 수도 있습니다.

또는 스리웨이의 마개가 비스듬하게 향해 있을지도 모릅니다. 침 끝이 정맥 벽에 닿아 있거나 유치침이 빠져 걸쳐져 있을지도 모릅니다. 점적 라인의 전선을 확인하고 늦어진 원인을 발견하면 그 원인을 우선적으로 해결해야 합니다.

또한 지속 점적은 '○시에 다음 점적병으로 변경'이라고 일정이 정해져 있는 경우가 대부분입니다.

그래서 속도가 늦어져 상당량 남아 있는 점적병을 발견하게 되면 병을 바꿀 예정 시간에 맞추기 위해 남은 시간 안에 잔량을 주입하려고 생각하는 경향이 있습니다. 즉 일종의 수지 결산을 맞추려는 것입니다.

그러나 그전에 '빠르게 해도 좋은 점적인가?', '빠르게 해도 좋은 환자인가?'라는 것을 반드시 생각해 보아야 합니다. 심장 기능이나 신장 기능이 저하된 환자는 일시적이어도 과량으로 점적이 주입되면 부하를 견디지 못해 심부전을 일으킬 수 있습니다.

그리고 혼합하여 주입되고 있는 약제에 따라서는 급속·과량 투여의 부작용이 나타날 수 있습니다.

점적 속도는 어떻게 정해지는 걸까요?

의사는 점적 속도를 정할 때 어떠한 것을 고려할까요? 먼저 약제를 혼합 주사하지 않는 수액 제제 (➡ 주사 SECTION 9)의 경우로 상정하여 생각해 봅시다.

우선, 환자의 연령이나 심장·신장 기능을 고려합니다. 고령의 환자나 심장·신장 기능이 저하되고 있는 환자에게 주입 속도를 빠르게 하면 부하가 걸려 심부전을 일으킬 수 있습니다. 또한 수액 중인 전해질(나트륨, 칼륨)의 농도도 생각합니다.

칼륨은 투여 속도에 제한이 있습니다(➡ 주사 SECTION 13). 그리고 나트륨 농도가 높은 수액은 낮은 농도의 수액보다 신장 기능에 부하가 걸리기 쉽습니다.

그 밖에 고칼로리 수액과 같이 포도당 농도가 높은 수액은 주입 속도가 지나치게 빠르면 혈당치의 상승으로 이어집니다.

이상과 함께 또 하나의 중요한 사항이 있습니다. 수액의 목적이 유지 수액인가, 부족한 체액량의 보충인가 하는 점입니다. 출혈 등으로 체액의 상실을 보충하기 위한 수액은 속도가 상당히 빨라도 문제가 되지 않습니다. 결국 환자의 병태나 수액 내용, 목적에 따라 속도의 기준이 지시되고 있다고 생각하면 됩니다.

더구나 수액에 약제를 혼합하여 주입하고 있다면 그 약제의 투여 속도도 당연히 고려해야 합니다.

야간에 점적이 느려질 때
부적절한 대응을 하지 않기 위하여

야간 시간대에 점적의 적하 속도가 느려지는 것에 대해 부적절한 대응을 하지 않기 위해서는 지시를 받을 때는 지속 점적이 어떠한 목적을 갖는지, 야간 주입이 늦어졌을 때는 지시된 속도보다 어느 정도 빨라야 좋은지 등을 의사에게 미리 들어 두는 것이 좋습니다. 속도를 엄하게 지켜야 하는 지속 점적이라면 당연히 수액 펌프를 사용해야 합니다.

느려짐의 원인이 체위나 팔의 위치 변화에 의한 것이라 생각되면 팔의 위치나 체위를 원래대로 되돌렸을 때를 상정하여 조절 폭을 그다지 크게 하지 않아도 됩니다.

병의 잔액량이 적으면 더욱 그러합니다. 팔의 위치와 체위를 돌려 적하가 앞당겨지고, 이를 알아차렸을 때에는 점적이 모두 완료되어 라인이 폐색된 사례가 매우 많이 보고되고 있습니다.

조절 후에는 조절 폭과 잔량을 염두에 두고 적당한 시간으로 타이머를 설정해, 잊지 말고 적하의 상태를 다시 확인해야 합니다.

주사

SECTION 24

병동에 보관해 두는 약을 잘못 보관하면
다음에 투여될 주사의 사고로 이어진다

임시·긴급 상황 시에 사용하기 위해 어느 병동에나 수십 종류의 주사약이 보관되어 있습니다. 이렇게 보관되어 있는 약을 보관 케이스에 잘못 넣어 주사 실수로 이어지는 경우가 있습니다. 여기에서는 특히 잘못 넣기 쉬운 차광 앰플의 주사약에 대하여 배워 봅니다.

Q&A
→ 해답은 246페이지

[Q1] 아래 네 개의 차광 앰플 주사약은 대표적인 병동 보관 약입니다. 약효를 써넣으세요.

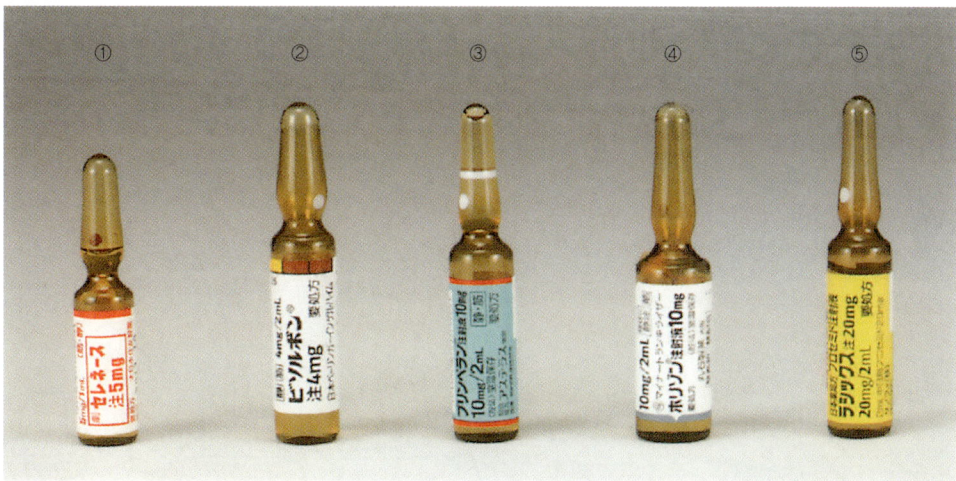

① 세레네스

   약효 _____

② 비졸본[비졸본 주 4mg/2㎖] [Bromhexine HCl]

   약효 _____

③ 프린페란

   약효 _____

④ 호리존

   약효 _____

⑤ 라식스[라식스 주 20mg/2㎖] [Furosemide]

   약효 _____

비슷한 외형이나 명칭의 주사약은
보관 케이스에 잘못 넣는 실수에 주의합니다

병동에서는 임시·긴급 상황 시 바로 투여할 수 있도록 항상 개수를 맞춰 수십 종류의 주사약을 보관하고 있습니다(정수 보관 약). 정수 보관 약을 사용했을 때는 다음에 쓸 수 있도록 그 주사약을 약제과에서 받아 보관 케이스에 넣어 두는 방식을 취하고 있는 곳이 있습니다. 이때 외관상 비슷하거나 명칭이 닮은 주사약을 잘못된 장소에 넣어, 다음번 사용 시에 잘못 취급된 사례가 다수 올라와 있습니다.

특히 많은 것이 차광 앰플의 주사약입니다. 빛에 따라 성분이 불안정해지기 때문에 빛을 차단하도록 갈색의 앰플에 담겨져 있습니다. 그중에서도 병동 보관 약의 대표라고 할 수 있는 비졸본®(거담제), 프린페란®(제토·위장약), 라식스®(이뇨제), 호리즌®(항불안제)은 크기도 거의 같아 잘못 넣는 일이 일어나기 쉽습니다.

기타 보관에 관한 잘못이란?

● 냉소 보관 약의 약상자와
내용물이 잘못되었다!

인슐린이나 국소 마취 약의 리도카인® 등 한 번에 사용하지 않고 여러 번에 나누어 사용하는 주사약이 있습니다. 이러한 주사약은 겉 상자와 안의 주사약이 달리 넣어져 있다가 상자만 보고 잘못 사용한 사례가 있었습니다. 상자에 넣을 때도 주의하고 꺼낼 때에는 주사약의 명칭을 반드시 확인합니다.

● 혼합 주입이 끝난 수액병이
미사용 병을 두는 장소에 놓여 있었다.

수액병에 약제를 혼합하여 주입한 후에 어떤 이유로 투여가 중지되는 경우가 있습니다. 이러한 수액병이 미사용 병들 속에 놓여 있다가 다른 환자에게 잘못 사용된 사례도 있었습니다. 혼합 주입이 끝나거나 중지된 병은 폐기하도록 합니다.

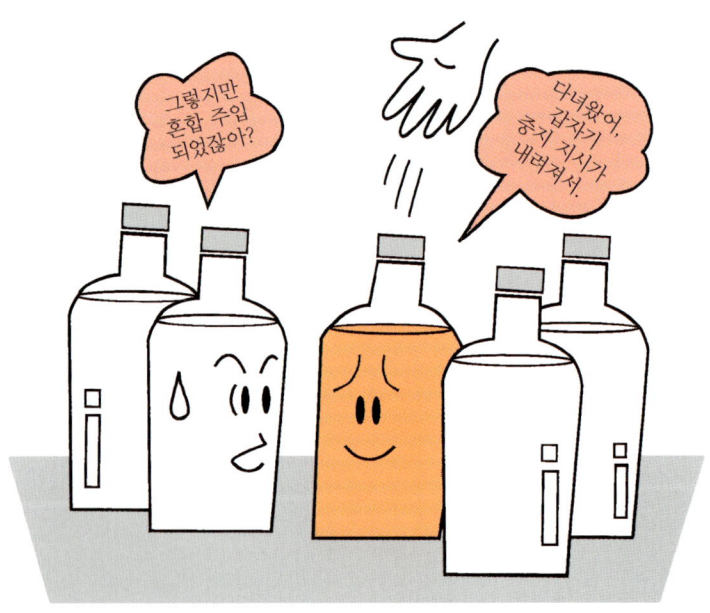

펌프

SECTION 1
수액 펌프에 튜브를 정확하게 장착하자!

설정한 유량에 맞게 약액을 정상적으로 주입할 수 있게 해주는 수액 펌프는 이제 급성기 의료 현장의 필수 의료 기구가 되었습니다. 매우 편리하지만 취급을 잘못하면 중대한 사고가 납니다. 이 섹션에서는 우선 펌프에 수액 튜브를 바르게 장착하기 위한 지식을 배워 봅니다.

Q&A

→ 해답은 246페이지

[Q1] 수액 펌프에 튜브를 설정하는 방법으로 바른 것은 어느 것일까요?　　　　　(　　)

①

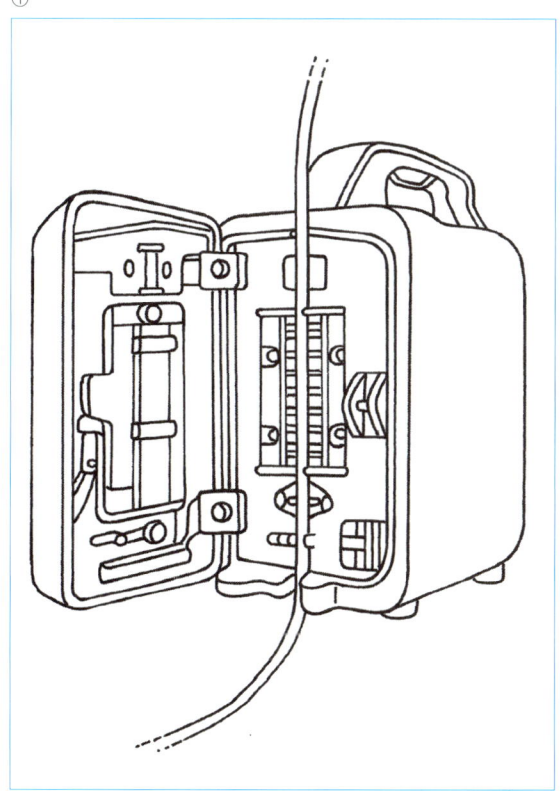

②

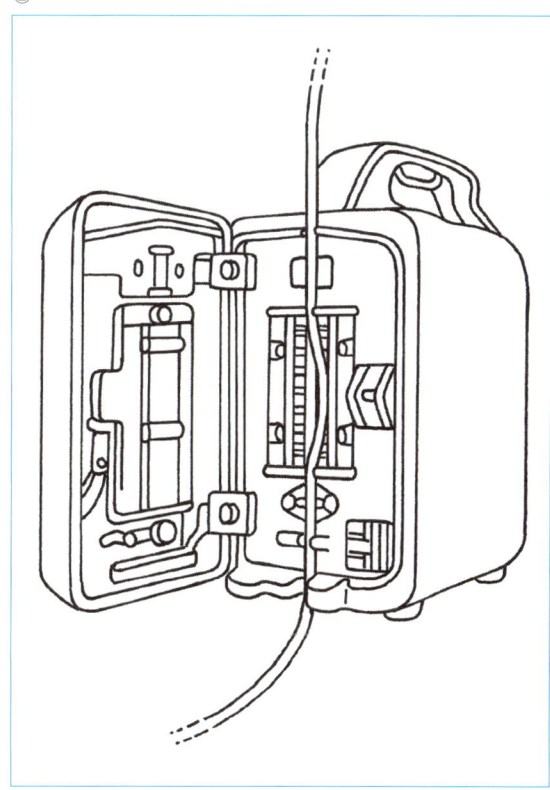

Comment

수액 펌프는 일정한 속도로 보내는 것이 어떻게 가능한 것일까요?

수액을 보내는 방법에는 핑거 방식과 롤러 방식의 수액 펌프가 있습니다.

현장에서 많이 사용되고 있는 핑거 방식은 핑거가 튜브 위에서 앞뒤로 움직이면서 장착되어 있는 튜브를 눌러 약액을 내보냅니다. 일정하게 액을 보낼 수 있는 구조로는 유량 제어형과 적수 제어형이 있습니다. 유량 제어형은 내장된 컴퓨터가 기억한 정보를 모터 회전 신호로 바꾼 뒤, 펌프를 작동시키는 핑거를 움직여 설정된 유량을 얻는 구조로 되어 있습니다. 적수 제어형은 점적 통에 방울 센서를 달아 적수를 세는 구조로 되어 있습니다.

튜브를 올바르게 장착하는 방법

튜브 장착은 수액 세트에 약액을 채우고 하단에 있는 튜브 클램프부의 해제 레버를 연 뒤, 튜브구(튜브 가이드), 핑거 일부, 폐색·기포 검출부에 튜브를 딱 맞춰 따라야 합니다. 부풀어 오르지 않게 확실하게 장착하고 문을 닫아 잠그면 됩니다.

핑거 일부의 아래에 있는 폐색 검출부와 위에 있는 기포 검출부는 폐색과 기포를 잡는 역할을 합니다. 폐색 검출부는 라인 내압의 상승에 의한 튜브의 부풀음으로 인한 폐색을 잡습니다. 한편 기포 검출부는 액체에는 잘 전해지지만 기체에는 전해지기 어렵다는 초음파의 성질을 이용하여 기포 혼입을 잡는 구조로 되어 있습니다.

가장 아래 부위에는 튜브 클램프 기구가 있습니다. 이 기구는 문이 열리면 자동적으로 튜브를 클램프하고 수액 라인을 펌프에서 떨어지지 않게 함으로써 프리플로(한 번에 주입하는 것)를 방지하는 구조로 되어 있습니다. 바르게 액을 보내기 위해서는 이렇게 정해진 부위에 튜브가 적절하게 장착되어 있어야 합니다.

튜브가 적절하게 장착되어 있지 않다면 어떤 일이 일어날까요?

튜브가 정확하게 장착되지 않고 부풀어 있으면 문을 닫았을 때 핑거 이외의 부위에 튜브가 끼여 설정된 유량으로 액이 투여되지 않고 급속 주입이 되는 경우도 있습니다. 2000년쯤부터 신기종은 튜브가 바르게 장착되지 않으면 문을 닫을 수 없게 하여, 이러한 종류의 실수를 방지할 수 있게 되었습니다.

또한 핑거 일부 상하의 기포 검출부, 폐색 검출부에 수액 라인이 바르게 들어 있지 않으면 수액 라인의 어딘가에서 폐색이나 기포의 혼입이 있어도 검출할 수 없습니다.

왜 펌프 전용의 수액 세트를 사용하는 것일까요?

수액 펌프는 핑거로 튜브를 압폐하여 액을 보내고 있기 때문에 주입량은 튜브의 지름과 특성(탄성·강성)에 따라 변합니다. 또한 라인의 폐색을 감지하는 센서도 라인의 내압 상승에 의한 튜브의 부풀음으로 폐색을 잡는 구조로 되어 있어 튜브의 특성이 변하면 감도도 변합니다. 정확하게 액을 보내거나 폐색 감지를 하기 위해서는 펌프 전용으로 만들어진 수액 세트를 이용해야 합니다. 그리고 계면 활성제가 첨가된 약제는 1적의 입자를 작게 하기 위해 실제 투여량이 지시 유량보다 적어지는 경우가 있어 주의가 필요합니다.[21]

펌프

SECTION 2
주사기 펌프의 '주사기 빠짐'은 중대 실수

주사기 펌프는 수액 펌프보다 미량의 유량 설정이 가능합니다. 유량 정도가 높아 엄밀한 속도 관리를 필요로 하는 환자가 많은 ICU 등에서 많이 사용되고 있습니다. 이 섹션에서는 주사기 펌프의 사고 중 특히 위험한 '피스톤의 어긋남'에 의해 약액이 급속으로 주입되는 것에 대하여 설명합니다.

Q&A
→ 해답은 246페이지

[Q1] 주사기 펌프의 주사기를 세팅하는 방법으로 바른 것을 두 개 고르시오.　　　（　　　）

①

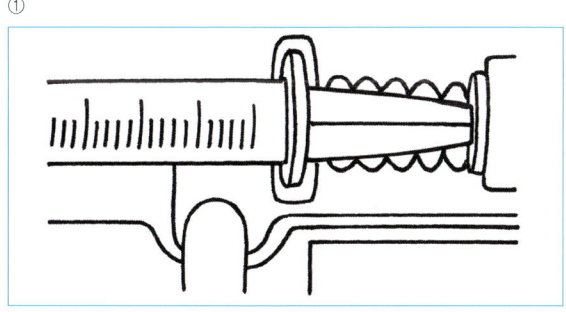

②

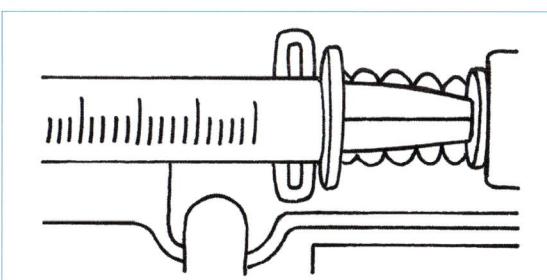

③

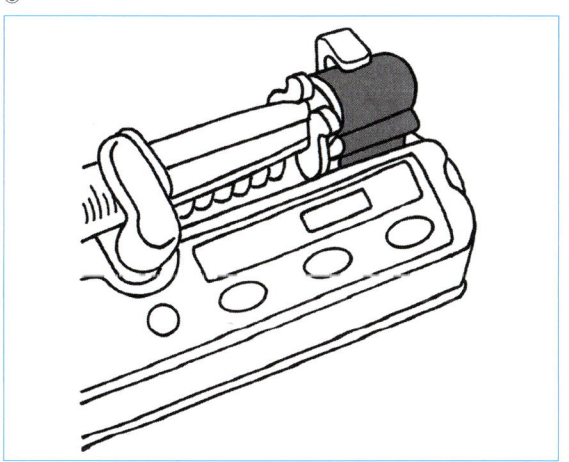

④

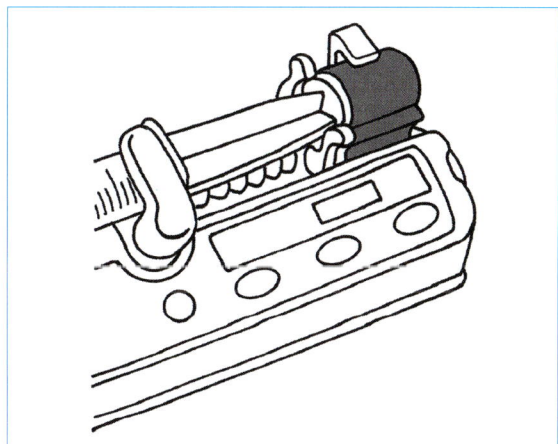

Comment

주사기 펌프와 수액 펌프는 어떻게 다른가요?

주사기 펌프와 수액 펌프는 유량 정도와 유량 설정의 폭에 따라 차이가 있습니다. 수액 펌프는 유량 오차가 ±10%인 것에 비해, 주사기 펌프는 ±1%~3%(기기 자체의 오차는 ±1%, 주사기도 포함했을 때의 오차는 ±3%)로 오차가 작고 보다 정확하게 액을 보낼 수 있습니다. 주사기 펌프로는 미량의 유량 설정도 가능해, 투여할 주입 액량을 짜내야 하는 환자나 보다 엄밀하게 속도 관리를 해야 하는 환자에게 사용됩니다.

주사기 펌프로 액을 보내는 구조는 수액 펌프와 기본적으로 동일하지만 펌프가 슬라이더의 피스톤을 눌러 설정된 송액량을 얻어 내는 방식으로 되어 있습니다.

주사기 펌프의 송액량 설정은 기종에 따라 다르며, 원래대로 유량(㎖/시간)을 설정하는 방식 이외에 체중 1kg에 따른 1분당 투여량(㎍/kg/분) 또는 체중(kg), 약제량(mg), 주사기 내의 약량(mg)과 약액량(㎖)의 네 가지 항목을 설정하면 유량을 산출하여 설정해 주는 방식도 있습니다.

주사기 '피스톤의 어긋남'에 의한 사이퍼닝 현상

펌프에 주사기를 장착할 때는 우선 주사기의 플랜지(날밑)를 슬릿에 넣어 고정하고 피스톤을 슬라이더의 호크로 유지한 뒤 주사기 통을 클램프합니다. 피스톤이 호크에서 떨어질 때 주사기 펌프가 환자보다 높은 위치에 있으면 고저차(낙차)에 의한 액의 자연 유출이 생겨 주사기 내의 약액이 혈관으로 급속하게 주입됩니다. 이것을 사이펀의 원리에 의해 일어나기 때문에 '사이퍼닝 현상'이라고 합니다.

처음 주사기를 장착할 때보다는 당황하여 주사기를 갱신할 때 주의가 필요합니다. 이외에도 환자의 이송으로 주사기 펌프를 이송용 링겔대로 옮겨 바꿀 때나 이송 중 외력이 작용해 피스톤이 어긋나는 경우가 있습니다. 주사기 펌프를 사용할 때는 '피스톤 어긋남'의 위험성을 항상 의식하고 있어야 합니다.

피스톤의 어긋남에 의한 급속 주입 사고를 방지하기 위해 '피스톤 어긋남' 경보가 달린 주사기 펌프가 2000년에 발매되었습니다. 경보가 있는 신기종과 경보가 없는 구기종이 함께 사용되고 있는 병동에서는 구기종을 사용할 때도 경보에 의존하는 경향이 있어 조심해야 합니다. 경보에 의지하지 말고 언제나 눈으로 직접 확인하는 습관을 들입니다.

주사기 펌프는 환자와 거의 같은 높이에 세팅합니다

주사기 펌프와 환자 위치의 고저차가 크면 클수록 '피스톤의 어긋남'으로 인해 약액이 혈관으로 급속하게 주입됩니다. 미량의 주입 속도 설정이 가능한 주사기 펌프에는 수액 펌프보다 짙은 약액이 들어 있기 때문에 급속 주입의 결과가 아주 중요합니다. 피스톤이 어긋났을 때의 경우도 가정하여 피해를 최소한으로 방지하기 위해 주사기 펌프는 환자와 거의 같은 높이로 설치해 둡니다.

펌프

SECTION 3

유량 설정을 잘못하지 않도록 주의하자

수액 펌프를 취급할 때 가장 많이 하는 실수는 유량 설정을 잘못하는 것입니다. 이 섹션에서는 유량 설정의 잘못이 어떠한 상황에서 일어나는가를 알고 유량 확인의 중요성을 배웁니다.

Q&A

→ 해답은 246페이지

[Q1] 아래의 상황 중 과량 투여되는 것에 ○를 써넣으시오.

① 유량(20㎖/시간)과 예정량(300㎖)의 설정을 역으로 하여 설정한다.   (   )

② 일반용 수액 세트(20적/㎖)를 20적/분으로 설정한 수액 펌프에서 유량 설정 방식의 수액 펌프로 갱신할 때 시간당 유량을 20㎖로 설정한다.   (   )

③ 일반용 수액 세트(20적/㎖)를 10적/분으로 적하하고 있는 자연 낙하의 점적을 수액 펌프에 의한 주입으로 바꿀 때 시간당 유량을 10㎖로 설정한다.   (   )

Comment

유량 설정 실수에는 어떠한 것이 있을까요?

수액 펌프의 주입 속도 설정 방법에는 시간당 유량을 설정하는 것과 1분당 적수를 설정하는 것이 있습니다. 현재는 전자의 유량 설정 방식이 많이 이루어지고 있습니다. 공청회·직무 보고 사례에서 유량 설정의 잘못을 정리해 보면 다음과 같습니다.

(1) 유량의 단위를 잘못 보았다(예: 20㎖를 200㎖). 주사기 펌프의 소수점을 잘못 보았다(예: 1.5㎖를 15㎖).

누름 단추식으로 유량을 설정하는 1990년대까지의 주사기 펌프는 단위를 잘못 입력하는 일이 자주 일어났습니다. 2000년 이후 다이얼식의 유량 설정 기종, 소수점 이하의 수직 표시는 색과 크기를 바꿔 소수점 이상의 숫자와 확연히 구별되도록 한 펌프가 발매되어 이런 류의 사고 발생 수가 감소하였습니다.

(2) 유량과 예정량을 반대로 설정했다.

유량과 예정량의 액정 화면을 바꿔 설정하는 1990년대의 구식 펌프로 인해 자주 일어난 사고입니다. 2000년대 이후, 액정 화면에 유량과 예정량이 각각 표시되는 기종으로 바뀌었고 유량이 예정량보다 크게 설정된 경우에는 알람으로 알려주는 기종도 출시되어 사고 수가 감소했습니다.

(3) 자연 낙하의 점적에 수액 펌프를 장착할 때 1분당 적수를 시간당 유량으로 잘못 설정했다(예: 30적을 30㎖).

⑷ 펌프의 주입 속도를 1분당 적수 설정 방식에서 시간당 유량 설정 방식으로 변경할 때 1분당 적수를 그대로 설정했다(예: 30적을 30㎖).

등입니다.

유량 설정을 잘못하여 위험한 약액을 과량으로 설정하면 위급한 상황이 발생할 가능성이 높습니다.

시작 버튼을 누르기 전에 다시 한 번 유량을 손가락으로 가리키며 소리 내어 확인합니다.

약액을 새롭게 바꿀 때 유량 변경을 잊지 않도록 주의!

점적병이나 주사기의 약액 주입이 끝나서 다음 것으로 바꿀 때 유량 변경의 지시가 나올 수 있습니다. 약액을 변경할 때에는 유량 변경을 잊지 않도록 유량 변경 지시의 유무를 확인해야 합니다.

수액 펌프

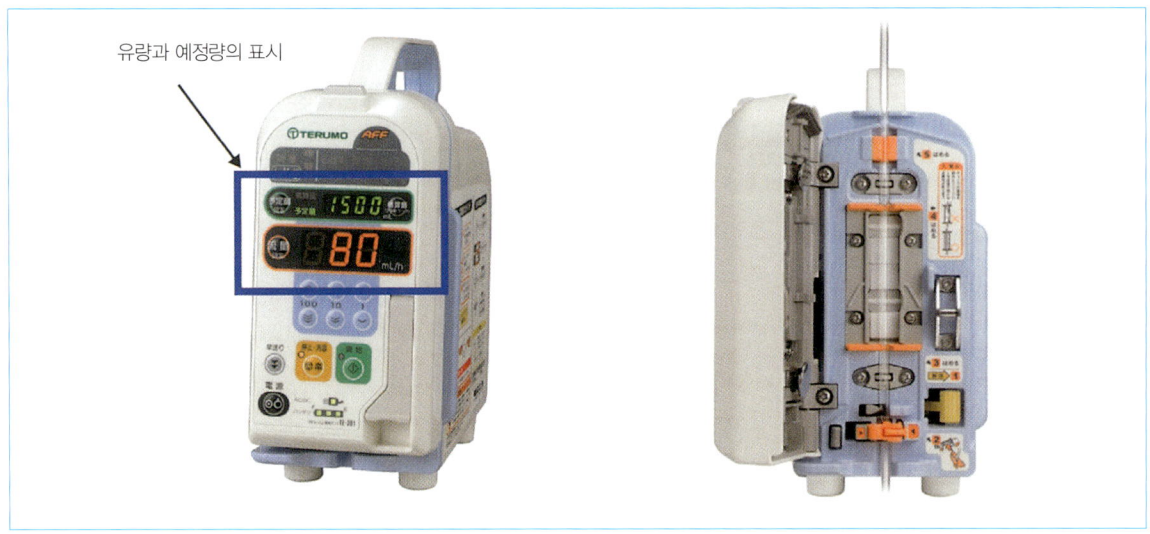

유량과 예정량의 표시

주사기 펌프

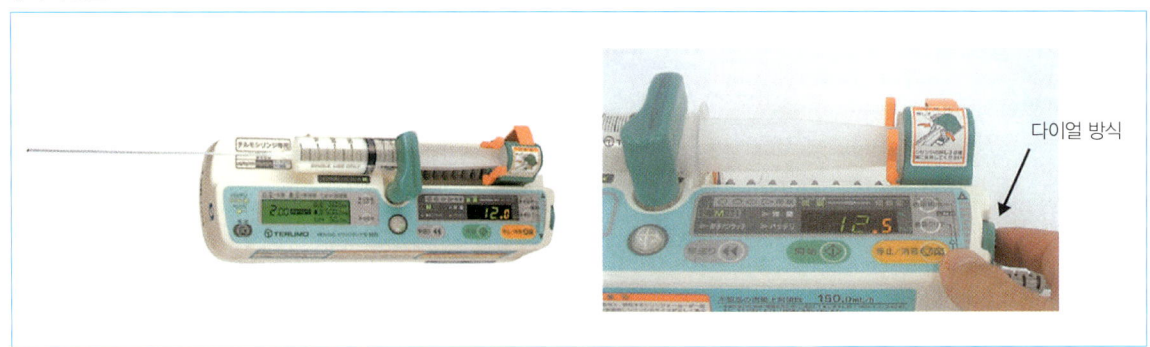

다이얼 방식

사진 제공: 전부 델모(주)

펌프

SECTION 4
프리플로(한 번에 주입되는 것)는 최악!
펌프의 문을 열 때는 스리웨이를 잠그자

지금까지 몇 번 설명했던 것처럼, 수액 펌프는 급속·과량 주입되는 조작의 잘못이 가장 위험합니다. 그중에서도 최악인 사태가 '프리플로'입니다. 이 섹션에서는 '프리플로'가 발생할 수 있는 상황을 알고 방지할 수 있도록 합니다.

Q&A
→ 해답은 246페이지

[Q1] 쇼크 상태인 환자에게 수액 펌프를 이용하여 이노반을 유량 15㎖/시간으로 주입하고 있습니다. 지금 기포 혼입의 알람이 울리고 있습니다. 기포를 제거하기 위하여 수액 라인을 펌프에서 떼어 내야 합니다. 다음 두 개의 그림 중 적절한 순서는 어떤 것일까요?　　　　　　　　　　　　　　（　　）

① 조절기를 잠그지 않고 문을 열어 라인을 떼어 낸다.

② 조절기를 잠그고 문을 열어 라인을 떼어 낸다.

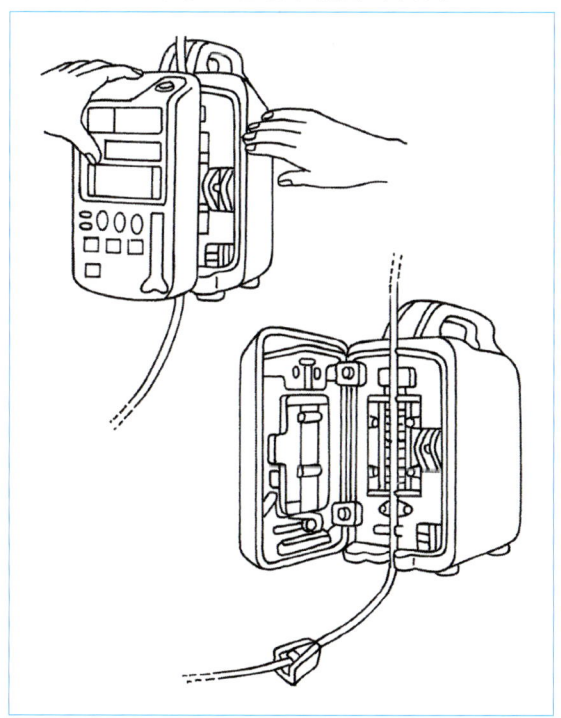
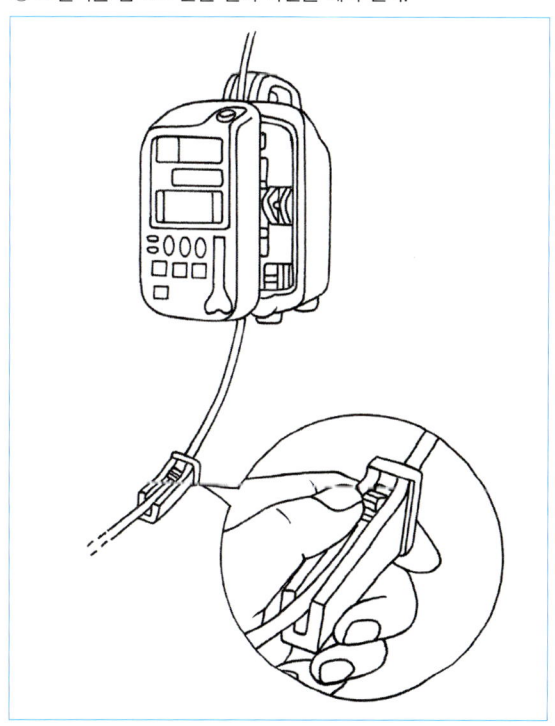

Comment

생명과 연결된 프리플로!
특히 미량 주입하는 경우에 신중해야 합니다

아주 잠깐 동안 펌프를 잘못 취급하여 위험 약제가 한 번에 주입되어 버리는 경우가 있습니다. 이때 발생할 수 있는 최악의 사태가 프리플로입니다. 프리플로는 조절기를 모두 열어 점적이 한 번에 주입되는 경우를 말합니다.

중증의 환자에게는 카테콜아민을 비롯하여 순환 상태에 영향을 주는 중요한 약제의 투여량과 속도를 'Oμg/분'과 같이 엄밀하게 관리해 주입합니다. 대부분의 경우는 적은 유량으로 주입합니다. 유량이 적다고 하는 것은 약액의 농도가 짙게 조절되어 있거나 대상이 신생아, 영유아와 같이 저체중의 환자에게 주입함을 의미합니다.

만약 프리플로가 일어나 급속·과량 투여되면 영향은 그만큼 커집니다. 생명에 치명적인 부정맥, 혈압 상승이나 저하가 유발되어 최악의 경우에는 심정지에 이를 수 있습니다.

당황하여 펌프에서 수액 라인을
떼어 낼 때가 위험합니다
알람 대응과 응급 시 주의

프리플로는 어떠한 경우에 일어나는 것일까요? 공청회·직무 보고 사례에서 발생 상황을 정리해 봅니다.

가장 많이 일어나는 경우는 스리웨이(클램프: 조절기)를 닫지 않고 수액의 튜브를 펌프에서 떼어 냈을 때입니다. 수액 펌프는 문을 열면 자동적으로 튜브를 클램프해서 튜브를 펌프에서 떼어 내지 않는 한은 프리플로를 방지할 수 있는 구조로 되어 있습니다. 튜브를 펌프에서 떼어 낼 때에는 먼저 스리웨이(클램프)를 잠그는 것이 순서입니다. 알고 있으면

서도 순서를 까먹을 때가 있는데, '빨리 해야지'라며 서두르거나 긴장한 상태, 다른 일에 주의를 빼앗기고 있을 때 발생합니다.

그중 특히 많은 경우가 알람 대응을 할 때입니다. 알람 소리에 환자가 불안해지지 않게 하기 위해 우선 서둘러 알람을 꺼 버립니다. 그 행동의 연장으로 스리웨이(클램프)를 잠그지 않고 펌프의 문을 열어 튜브를 떼어내 버리는 것입니다.

다음으로 많은 상황으로는 중증의 구급 환자가 원래 있던 병원이나 외래의 수액 펌프를 달고 병원으로 옮겨졌을 때 병동의 펌프에 당황하여 바꿔 장착하려다가 일어나는 경우입니다.

'잠깐 방해가 되니까'라고 생각해
수액 라인을 펌프에서 떼어 낼 때도 요주의

환자가 환자복을 갈아입거나 몸을 물수건으로 닦을 때 또는 침대 이동 등으로 환자를 이송할 때 '펌

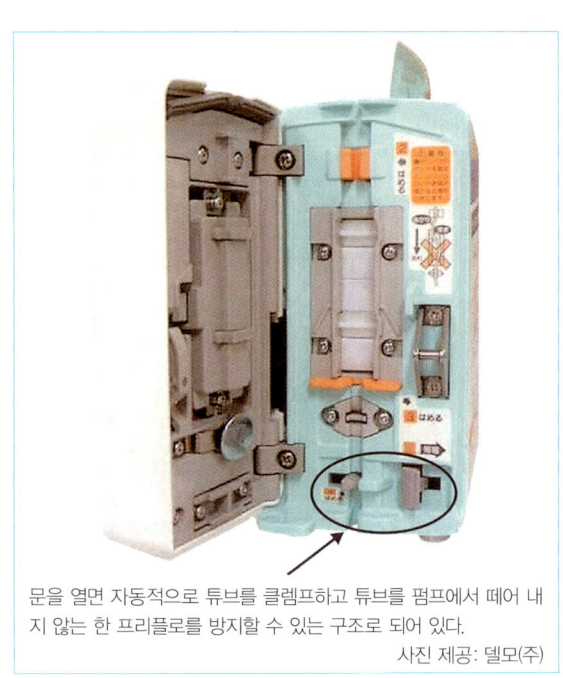

문을 열면 자동적으로 튜브를 클램프하고 튜브를 펌프에서 떼어 내지 않는 한 프리플로를 방지할 수 있는 구조로 되어 있다.
사진 제공: 델모(주)

〈그림1〉 수액 펌프의 튜브 클렘프 기구

프가 잠깐 방해가 되니까'라고 생각해 수액 라인을 펌프에서 떼어 내려고 하는 경우가 있습니다. 그럴 때 스리웨이(클램프)를 잠그는 것을 잊어버려 프리플로가 발생합니다.

MRI(자기공명영상) 검사로 펌프를 떼어 낼 때에도 요주의

그밖에 중요한 발생 상황으로 MRI 검사를 할 때가 있습니다. MRI 검사에는 자성체인 금속 제품을 소지할 수 없기 때문에(➡ 기타 SECTION 2) 펌프도 떼어 내야 합니다. 펌프를 떼어 내야 한다는 것에 지나치게 주의가 쏠린 나머지 스리웨이(클램프)를 잠그는 것을 잊어버리는 경우가 발생하고 있습니다.

이를 방지하기 위해, 수액 라인을 펌프에서 떼어 낼 때 수액 라인에 달려 있는 클립이 튜브를 막아 프리플로를 방지하는 기능(그림2, 안티프리플로 기능)을 가진 신기종이 2005년에 발매되었습니다.

그러나 이는 어디까지나 보조적인 기능이기 때문

에 어떠한 기종이라도 문을 열 때는 그전에 조건 반사적으로 스리웨이(클램프)를 잠그도록 훈련해 두어야 합니다.

프리플로에 이르게 하는 순서의 잘못이 주의력 저하나 분산으로 발생하기 쉽다는 점을 생각하면, 펌프의 문을 열 때 당사자가 스리웨이(클램프)를 잠그는 것을 잊지 않도록 레버가 있는 곳에 '문 열기 전에 스리웨이 잠그기'라고 써두는 것도 좋은 방법입니다.

또한 프리플로를 조기 발견하기 위해 적하의 이상을 감지하는 점적 프로브를 접속해 두는 것도 중요합니다.

실제 공청회·직무 보고 사례에서

조절기(클램프)를 개방한 채로 라인을 떼어 내 프리플로 발생

심부전 환자에게 도파민을 측관으로 주입하고 있었는데, 점적의 수액 펌프 조절기를 개방한 채 문을 열고 라인을 떼어 내었다. 도파민이 프리플로되어 뉴스 속보가 되었다. 환자에게 심계 항진과 심장박동 수의 상승이 일시적으로 일어났지만 다행히 곧 정상으로 돌아왔다.

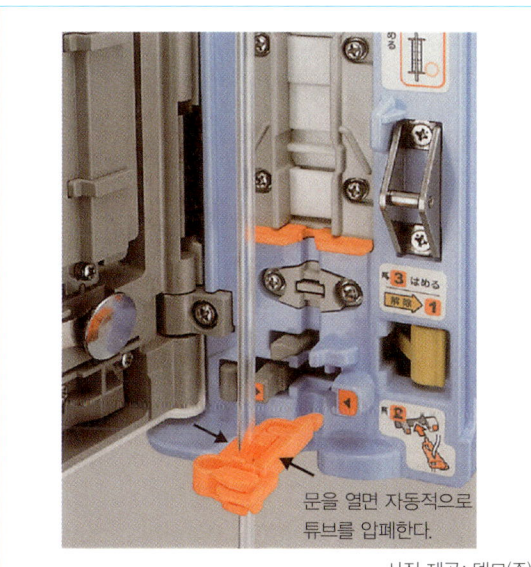

문을 열면 자동적으로 튜브를 압폐한다.

사진 제공: 델모(주)

〈그림2〉 안티프리플로 기능

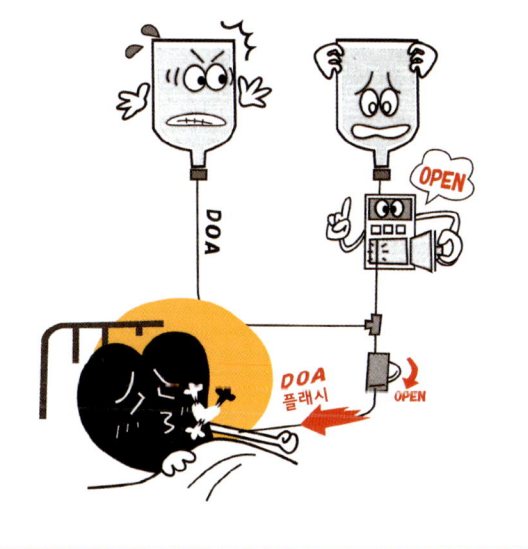

SECTION 5
스리웨이 개방의 실수로 폐색 알람이 울린다
갑자기 개방하는 것은 절대 금지!

펌프 사용 중에는 스리웨이의 개폐가 빈번하게 이루어져 스리웨이에 관한 실수도 많이 일어납니다. 폐색 알람으로 개방을 잊은 사실을 알았을 때 밸브를 갑자기 개방하면 급속 주입이 일어나 위험해집니다. 이 섹션에서는 스리웨이의 개방을 잊었을 때의 대응에 대해 알아봅니다.

Q&A
→ 해답은 246페이지

[Q1] 수액 펌프를 사용하여 카테콜아민을 중심 정맥으로 지속 점적 중입니다. 그런데 스리웨이를 여는 것을 잊어 폐색 알람이 울리고 있습니다. 아래의 두 개의 그림 중 적절한 순서를 고르시오.　　　　　(　　)

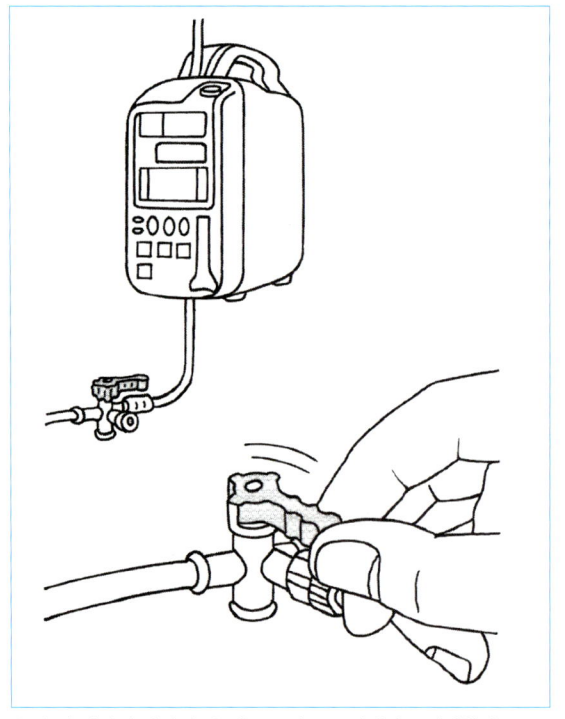

① 수액 라인이 막히면 안 되므로 바로 스리웨이를 개방한다.

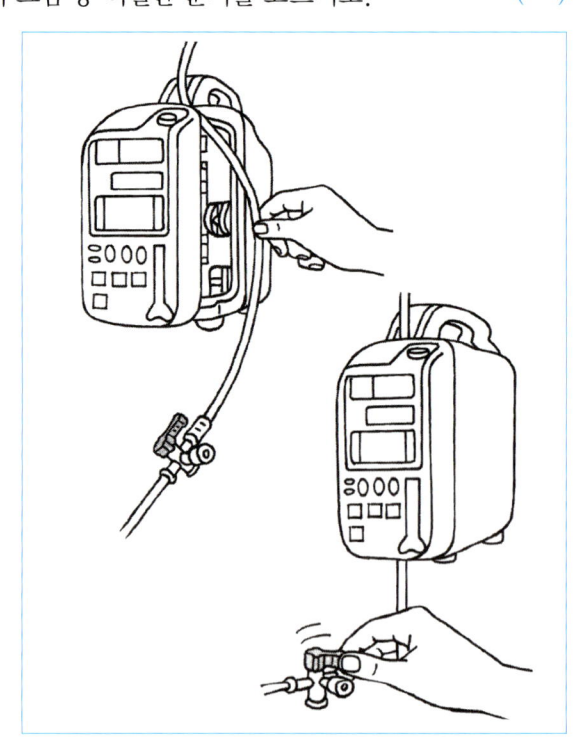

② 스리웨이는 잠근 채로 문을 열고 라인을 펌프에서 떼어 내 라인의 내압을 점적 통 쪽으로 민다. 그 다음 라인을 다시 세팅하고 펌프의 문을 닫은 뒤 스리웨이를 개방한다.

펌프 사용으로 늘어나는
스리웨이의 개폐를 깜박

수액 펌프나 주사기 펌프를 사용하면 기기의 취급상 스리웨이의 개폐 횟수가 많아집니다. 예를 들면 수액 펌프 사용 중에는 기포 혼입의 알람이 자주 울립니다. 이때는 문을 열고 라인을 펌프에서 떼어 다시 장착해야 합니다. 라인을 펌프에서 떼기 전에는 스리웨이를 잠그고, 다시 세팅한 후 스리웨이를 개방합니다. 주사기 펌프에서도 주사기를 교환할 때는 공기를 빼기 위하여 스리웨이의 개폐가 이루어집니다.

그러다 보면 스리웨이의 개폐를 잊어버리는 행동으로 이어지기 쉽습니다. 특히 알람에 대응하는 스리웨이의 개폐는 알람에 의한 심리적 압박으로 당황하기 쉬워, 문을 열기 전에 잠그는 것을 잊거나 문을 닫은 다음에 개방하는 것을 잊어버리곤 합니다. 전자는 최신 안티프리플로 장치가 달린 수액 펌프 이외의 펌프를 사용할 때 자주 일어납니다(➡ 펌프 SECTION 4). 후자가 이 섹션의 주제입니다.

스리웨이의 개방을 잊어버려
울리는 폐색 알람에 주의

스리웨이의 개방을 잊으면 폐색 알람이 울립니다. 이때 대응 순서를 틀리면 수액이 일시적으로 급속 주입될 위험성이 높습니다.

수액 라인이 폐색되면 폐색 부위를 향하여 약액을 밀어 넣으려는 펌프의 압력 때문에 펌프와 폐색 부위가 연결되어 있는 라인의 내압이 높아집니다. 그 상태로 갑자기 폐색을 해제하면 높아진 라인의 내압에 의해 약액이 급속도로 주입됩니다. 일시적으로 소량의 액량이 급속하게 주입된다고 해도, 카테

콜아민과 같이 순환 상태에 강한 영향을 주는 약제가 짙은 농도로 흐르고 있으면 과량 투여로 인한 중대 사고가 일어날 위험이 있습니다.

스리웨이의 개방을 잊어 폐색 알람이 울리면 우선 수액 라인을 펌프에서 떼어 높아진 라인의 내압을 점적 통 쪽으로 민 다음, 다시 세팅하여 펌프의 문을 닫고 스리웨이를 개방하는 순서를 밟아야 합니다.

미량의 주입 라인은
곧바로 폐색 알람이 울리지 않습니다

수액 펌프는 라인의 어딘가에 막힘이 있으면 라인의 내압 상승(폐색압)을 감지하여 폐색 경보가 울리는 구조로 되어 있습니다. 그러나 유량이 미량이면 설정된 폐색압에 이르기까지 어느 정도 시간이 걸립니다. 그래서 바로 폐색 알람이 울리진 않습니다. 알람에 의존하지 말고 액이 적절하게 보내지고 있는가를 주기적으로 확인할 필요가 있습니다.

폐색에 의한 라인 내압의 항진으로
접속부가 어긋날 위험이 있습니다

펌프 밑은 폐색이 있어도 약액을 주입하기 위한 라인의 내압이 높아지면서 라인의 접속부(스리웨이나 연장 튜브와의 접속부 등)에 느슨함이나 어긋남이 생기기 쉽습니다. 폐색 알람이 울렸을 때에는 폐색을 해제한 다음 펌프에서 폐색된 부위까지 느슨함이 생기진 않았는지도 확인해야 합니다.

특히 중심 정맥 라인의 접속부가 어긋나면 대출혈로 이어질 가능성이 있기(➡ 주사 SECTION 21) 때문에 펌프보다 하류에 위치한 접속부는 잠그는 것이 좋습니다.

SECTION 6
여러 개의 펌프, 수액 라인 사용 시 위험성을 알아 두자

한 개 이상의 펌프와 수액 라인을 사용하고 있을 때에는 취급상의 실수가 많아집니다. 펌프의 유량 설정이나 약액을 연결해야 하는 라인을 잘못 연결하여 급속·과량 투여되는 경우가 있습니다. 이 섹션에서는 한 개 이상의 펌프와 라인이 존재할 때의 위험성에 대해 알아 봅니다.

Q&A
→ 해답은 246페이지

[Q1] 더블루멘의 중심 정맥 카데터(한 개의 카데터에 두 개의 루트가 있음)에는 펌프를 장착한 수액 단독 라인과 카테콜아민의 저유량 라인이 접속되어 있습니다. 측관으로 항생제를 점적하려고 할 때 어느 쪽 라인의 측관으로 주입하면 좋을까요?　　　　　　　　　(　)

① 수액 단독 라인　　　　　　② 카테콜아민의 저유량 라인　　　　③ 어느 쪽이든 상관없다.

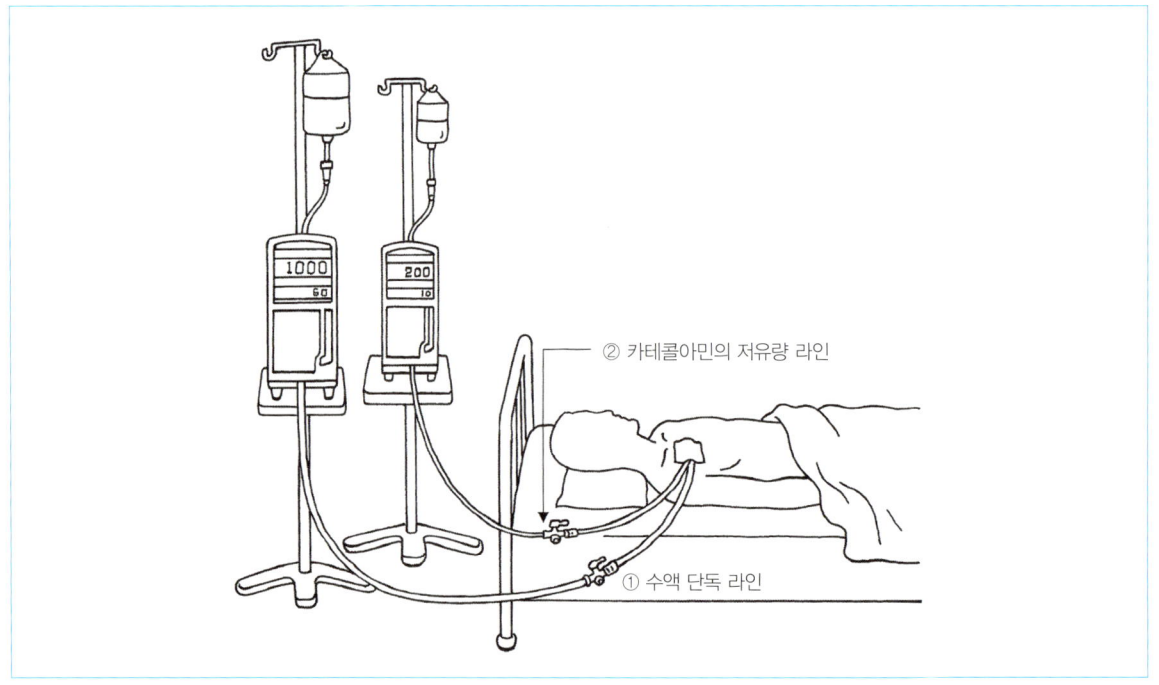

② 카테콜아민의 저유량 라인

① 수액 단독 라인

Comment

한 개 이상의 펌프 사용으로 수액병과 주사기를 동시에 교환해야 할 때 취급에 주의

한 명의 환자에게 복수의 수액, 주사기 펌프를 사용하여 주입하고 있을 때에는 펌프를 잘못 취급할 위험이 있습니다. 특히 약액이 떨어져 점적병과 주사기를 동시에 교환해야 하는 상황이 요주의입니다. 이때 병이나 주사기의 접속 라인과 펌프를 잘못 취급하여 유량을 펌프 사이에 역으로 설정해 버리는 경우가 있습니다. 각각의 펌프, 라인, 병, 주사기에 주입 약제와 유량을 표시하고 라인을 교차하거나 설정할 때 실수가 생기지 않도록 해야 합니다.

미량 주입의 약액 라인 측관 주사는 급속 주입될 위험이 있습니다

한 개 이상의 펌프와 라인 중에는 카테콜아민 등의 순환 작용 약이 미량의 유량으로 주입되고 있는 것도 있습니다. 어떤 약제를 단발로 측관 주입해야 하거나 라인이 폐색되려고 하여 서둘러 생리 식염수로 플래시해야 할 때, 이렇게 위험성이 높은 약제의 미량 라인 중간에 측관 주사를 하면 말초 라인 내에 짙은 약액을 급속하게 밀어 넣게 됩니다. 라인 내의 약액량이 소량이지만 몇십 분 이상의 주입량에 필적하는 약이 있어, 환자에게 위험한 부정맥이나 혈압 변동을 유발할 수 있습니다.

조심성 없이 측관 주사를 하지 않기 위해서는 미량 주입의 약액 라인에 스리웨이를 접속하지 않도록 합니다. ICU나 순환기과에서는 심중루멘이니 쿼드루멘의 중심 정맥 카데터를 사용하여 이러한 위험을 피하는 경우도 있지만 그 외의 많은 병동에서는 일반적인 중심 정맥 카데터를 사용하고 있습니다.

측관 주사를 해야 할 때를 대비해, 안전상 어느 라인의 어떤 부위에 하면 좋을지를 의사와 사전에 상담해 둡니다.

펌프를 장착한 라인의 측관으로 점적 접속할 때의 위험성도 알아 둡니다

펌프를 장착한 라인의 측관으로 자연 낙하의 점적을 합류시킴과 동시에 적하시킬 때가 있습니다. 이때 합류 부위보다 말초의 어떤 부위에 폐색이 생겼다고 가정해 봅시다. 펌프 장착 라인의 약액은 합류한 또 하나의 점적 라인을 역류해 가기 때문에 폐색 경보가 울리지 않습니다. 폐색의 발견이 늦어지는 상황이 발생하므로 펌프의 취급 설명서에는 펌프와 자연 낙하 라인의 병용을 피하도록 기재되어 있습니다.

SECTION 7
펌프 조작 사고와 관련된 중요 약제를 알아 두자

펌프의 조작 실수로 발생하는 중대 사고의 대부분은 위험 약제가 관여하고 있습니다. 또한 펌프 사용 중 피하 누출에 의한 괴사도 조직 상해성의 약제와 관련이 있습니다. 이 섹션에서는 펌프 사고와 관련된 주요 약제에 대하여 복습해 봅니다.

Q&A
→ 해답은 246페이지

[Q1] 펌프 취급을 잘못하여 약제가 급속·과량 투여되었을 때 중대한 사태가 일어나기 쉬운 약제에 ○를 써넣으시오.

① 카테콜아민계 강심·승압제 　　　　　　(　)

② 혈관 확장제 　　　　　　　　　　　(　)

③ 항부정맥제 　　　　　　　　　　　(　)

④ 전신 마취제 　　　　　　　　　　　(　)

⑤ 진정제 　　　　　　　　　　　　(　)

[Q2] 수액 펌프를 사용하여 말초 정맥으로 약액을 주입하던 중 피하 누출이 생겼을 때 심각한 조직 손상을 일으키는 약제에 ○를 써넣으시오.

① 항암제(아드리아신, 온코빈 등) 　　　(　)

② 단백분해효소 억제제(에후오와이 등) 　(　)

③ 카테콜아민계 강심·승압제(이노반 등) 　(　)

④ 혈관 확장제(밀리스롤 등) 　　　　(　)

Comment

**수액·주사기 펌프의 취급 실수에 의한
급속·과량 투여와 위험 약제**

수액·주사기 펌프의 조작 실수로 일어나는 중대 사고의 대부분은 약액의 급속·과량 투여에 의한 순환·호흡의 부작용과 관련이 있습니다. 약제로는 속도 관리가 요구되는 카테콜아민(➡ 주사 SECTION 14), 혈관 확장제, 항부정맥 약의 리도카인®(➡ 주사 SECTION 8) 등입니다. 그 밖에 호흡 억제를 일으키기 쉬운 진정제, 마취제, 마약 등이 있습니다.

이러한 약제는 구급 상황이 발생하거나 중증 환자에게 투여되는 경우가 많으며, 펌프를 다루는 간호사가 긴장과 시간 압박에 노출된 경우가 펌프 조작의 실수를 유발하는 요인이 되고 있습니다. 따라서 펌프 및 라인의 양쪽에 위험 약제가 주입되고 있음을 알려 주는 마크를 붙여 두면 실수를 방지하는 데 도움이 됩니다. 특히 위에 제시된 약액을 미량으로 주입하고 있는 라인은 매우 위험한 라인임을 인식하고 있어야 합니다.

펌프에는 혈관 외 누출을 감지하는 알람이 없습니다

수액 펌프의 유용성은 강제적으로 액을 보내는 펌프 기능에 의해 일정 속도로 주입이 가능하다는 데 있습니다. 그러나 이 기능은 혈관 외에 약액이 누출되어 있다고 해도 계속 유지됩니다. 자연 낙하의 점적은 피하에 누출되면 적하 불량이 되어 적하가 멈춥니다. 그러나 수액 펌프는 계속 주입되기 때문에 자연 낙하의 점적보다 중증의 누출로 발전합니다. 따라서 수액 펌프를 이용해 말초 정맥으로 주입시켜야만 할 때에는 누출의 위험성을 인식하고 정기적으로 삽입부를 관찰할 필요가 있습니다. 또한 판단력이 있는 환자에게는 그 위험성을 설명하고, 삽입부에 통증이 있으면 바로 호출하도록 전해 둡니다.

말초 정맥의 펌프로 주입할 때는 '아프다'고 말할 수 없는 환자와 조직 손상성의 약제에 요주의!

지시 유량을 확실하게 주입해 주는 펌프의 장점이 피하 누출 상황에서는 단점이 됩니다. 누출에 의한 통증을 말할 수 없는 영유아, 의식 장애나 의사소통 장애가 있는 환자에게 말초 정맥으로 펌프를 사용하여 약액을 주입할 때는 보다 많은 주의가 요구됩니다. 또한 피하에 누출되면 조직 손상을 일으키는 약제(→ 주사 SECTION 22의 표 참고)를 주입할 때에도 마찬가지로 주의 깊게 보아야 합니다.

영유아에게 수액 펌프 사용 중 점적 피하 누출을 알아차리지 못하고

아침에 체온을 검사할 때, 수액 펌프를 보다가 루트를 떼어 자연 낙하나 삽입부 부기의 유무 등을 확인했지만 이상은 없었다. 이유식을 섭취하던 중 갑자기 환아가 칭얼거리며 크게 울었다. 천식 때문에 기침을 계속하다 보니 원하는 대로 음식을 섭취하지 못해서 그런가 생각하며 라인 삽입부는 확인하지 않았다. 그 후에도 기저귀 교환 등의 케어를 실시했지만, 삽입부의 확인은 하지 않았다. 14시간이 지났을 때쯤 환자의 엄마가 점적의 피하 누출을 알아차렸다.

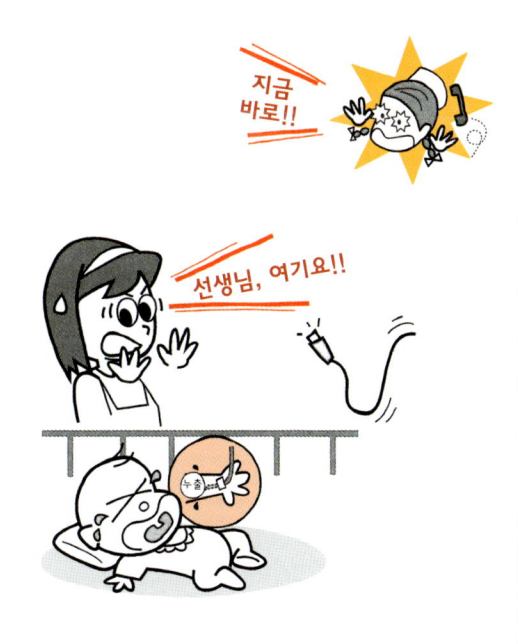

SECTION 1
내복약 처방전을 바르게 이해하자

내복약을 환자에게 바르게 투여하기 위해서는 우선 의사의 처방전에 적힌 환자명, 약 이름, 약의 용량, 투여 횟수, 투여 일시를 바르게 읽고 이해해야 합니다. 이 섹션에서는 내복약 처방전의 기재 원칙을 이해하고 바르게 읽는 연습을 합니다.

Q&A
→ 해답은 246페이지

[Q1] '처방전 A'는 내복약 처방전으로, 약량(분량)을 일량으로 기재하고 있습니다. 이 처방전을 읽고 이해한 정보를 써넣으세요.

① 아침 식사 후에 복용하는 약과 양은

_____

② 점심 식사 후에 복용하는 약과 양은

_____

③ 저녁 식사 후에 복용하는 약과 양은

_____

ID : 045780 　　　　　　 오더 일시 　2009.12.8

야마모토○○ 　1933.03.11 　의사명 나카무라○○

진료과: 내과 　병동: 2병동

Rp
1) 니토롤 R 캡슐 20mg 　　　　　　　　 2캡슐
　　1일 2회 　아침저녁 식후 　　　7일분
2) 메인티트 2.5mg 　　　　　　　　　　 1정
　　1일 1회 　아침 식후 　　　　7일분
3) 다오닐 정 1.25mg 　　　　　　　　　 1정
　　1일 1회 　아침 식전 　　　　7일분
4) 알레지온 정 20mg 　　　　　　　　　 2정
　　1일 2회 　아침 식후와 잠자기 전 　7일분

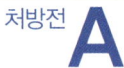
처방전 **A**

[Q2] '처방전 B'는 2010년 1월에 후생노동성이 발표한 '내복약 처방전의 표준적 기재법'에 기초하여 약량(분량)이 1회량으로 기재되어 있습니다. 이 처방전을 읽고 이해한 정보로 바른 것은 ○, 틀린 것에 × 표시를 하고, 틀린 곳을 찾아 고치세요.

① 리파딘은 매일 아침 식사 후 1캡슐씩 복용한다.

( ) _____

② 이스코틴은 1정씩 아침저녁 식후에 복용한다.

( ) _____

③ 에산부톨은 1정씩 아침저녁 식후에 복용한다.

( ) _____

④ 할시온은 0.125mg 1정을 5일간만 복용한다.

( ) _____

⑤ '크라비트 세립 10% 1회 1g'은 원래 약량이 1회 100mg이라는 것이다.

( ) _____

ID : 088889 　　　　　　　　오더 일시　2010. 1.10

미즈모토○○　　1934. 03.10　의사명 야마시타○○

진료과 : 호흡기과　　병동 : 7병동

Rp

1) 리파딘 캡슐 150mg　　　　　　　　1회 3캡슐

　　이스코틴 정 100mg　　　　　　　1회 2정

　　에산부톨 정 250mg　　　　　　　1회 2정

　　1일 1회　아침 식사 후　　7일분

2) 할시온 정 0.125mg　　　　　　　1회 1정

　　불면 시　돈용 5회분

3) 크라비트 세립 10%　　　　　　　1회 1g

　　1일 2회　아침저녁 식후　　4일분

처방전 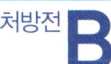 B

Comment

내복약 처방전을 이해합니다

주사와 마찬가지로 내복약의 투여도 의사의 지시(처방전)를 바르게 읽고 이해하는 것으로부터 시작합니다.

내복약 처방전의 상단에는 환자명, 생년월일(연령), 병동과 진료과명, 주치의명, 처방일(발행일) 등이 쓰여 있습니다. 하단에는 다음의 처방 내용이 기재되어 있습니다.

● **약명**

약명은 3요소로 적혀 있습니다. 제약 회사의 '상품명(판매명)', '제형', '규격'입니다. 같은 상품명의 내복약이라도 정제, 캡슐, 가루약, 세립, 드라이 시럽, 액 등 다양한 제형이 판매되고 있습니다. 또한 하나의 제형에도 규격이 여러 가지인 약들이 있으므로 그들을 구별하기 위하여 3요소로 기재하는 것이 정식입니다.

처방전 B의 '크라비트 세립 10%'와 같이 약명에 ○%가 붙은 약들이 있습니다. 이것은 '배산'이라 하며, 약물을 그대로(원말) 사용하면 매우 적은 양이 되기 때문에 정확하게 계량하기 위하여 전분 등 약리 작용이 없는 물질을 넣어 양을 늘린 것입니다. 10%라고 하는 숫자는 원약(원말)의 비율입니다. 위와 같은 경우는 10배로 늘린 세립(10배산)을 의미합니다.

● **분량(약량)**

현재 내복약의 분량(약량)은 처방전 A와 같이 1일 투여량으로 기재되어 있습니다.

한편, 주사약의 지시전에는 보통 1회량으로 기재되어 있습니다. 그래서 내복약의 1일량을 1회량으로 잘못 이해하여 다량으로 투여하는 사고나 공청회·

직무 보고 사례가 많습니다. 이러한 문제 상황에 의해, 후생노동성의 '내복약 처방전 기재 방법의 바람직한 상태에 관한 검토회'가 기재 실수나 정보 전달의 잘못을 방지하기 위한 '내복약 처방전의 표준적 기재법주'를 보고하였습니다(2010년 1월). 이 표준적 기재법에는 '분량은 1회량으로' 기재하게 되어 있습니다(※국내: 처방 의약품의 명칭, 분량·용법 및 용량을 기재). 이 보고에 따라 앞으로 모든 의료 기관이 약량을 1회량으로 기재할 것이라고 생각됩니다. 돈용 약은 원래 1회량으로 기재되어 있습니다.

외용약에 대해서는 좌약과 같이 1회분이나 1일량을 특정할 수 있는 경우에 기재를 하고 그렇지 않은 경우, 예를 들면 연고 등은 '○○연고 5g 1개'처럼 투여 총량을 기재합니다.

● **용법**

내복약을 하루 몇 번, 언제 복용하는 것인가(복용 시점: 아침·점심·저녁·잠자기 전 , 식후·식전 등)를 기재하고 있습니다. '1일 3회, 아침·점심·저녁 식후'인 약제가 많지만, 최근에는 약 복용의 편리성과 준수를 높이기 위해 장시간 작용이 유지되는 약제를 1일 1~2회 투여하는 경우가 늘고 있습니다. 이러한 장시간 작용형의 약을 잘못하여 3회 복용시킨 사례와 식전 약을 식후 약이라고 잘못 기재한 사례가 많이 보고되고 있습니다. 또한 약제의 특성 중에는 식후 이외에 복용하는 편이 좋은 약도 있습니다. 평소처럼 '3회, 식후'라고 생각하지 말고 용법을 확인하도록 합니다. 돈용 약은 '두통 시', '구역질 날 때', '열날 때' 등이라고 기재합니다.

● **투여 일수**

투여 일수가 4일, 7일, 14일, 30일, 90일 등과 같이 기재되어 있습니다. 임시 약과 정기 약은 투여 일수가 다릅니다. 입원 환자의 정기 약 처방은 대개 7일이나 14일이고, 외래 환자의 처방은 약의 내용과 발매로부터의 연수 등으로 인해 투여 일수의 상한이 다릅니다. 또한 돈용 약은 '○회분'이라고 기재합니다. 연고 등의 일수를 기재할 수 없습니다.

애매하게 손으로 쓴 처방전에 대한 대응은?

손으로 쓴 처방전은 앞서 설명한 내복 처방전의 네 가지 항목이 애매하게 되어 있는 경향이 있습니다.

주사와 마찬가지로, 모르는 것은 모른다고 인식하고 의사에게 물어보는 것이 중요합니다. 다만, 주사는 임시 긴급의 지시를 받으면 간호사가 그 장소에서 바로 준비해야 하는 상황이 많았는데 내복약은 그러한 경우가 거의 없습니다.

보통 약제사의 조제를 거쳐 환자 단위의 약봉지나 상자에 넣어 병동으로 인출됩니다. 만약 처방전에 애매한 기재가 되어 있으면 약제사가 의사에게 의의 조회를 하게 되어 있기 때문에 약제사가 약봉지에 쓴 용법·용량의 기재로 판단하는 것이 좋습니다.

손으로 쓴 지시에서 '×'표시 전에 나와 있는 숫자의 의미를 틀리지 않도록!

손으로 쓴 내복 처방전에서 특히 주의를 필요로 하는 점은 '×(곱하기)'입니다. 예를 들면 'ABC 정 3정 3×　식후'라는 기재가 있다고 해봅시다. 이 '3×　'의 의미는 '나누기 3'(3회로 나누다)이라는 의미입니다. 1일 3정을 3회로 나눈다는 의미이므로 1정씩 1일 3회 식후 복용하라는 뜻이 됩니다. 주사는 'DEF 주 1앰플　×3　8시, 16시, 24시' 등이라고 씁니다. 이 '　×3'의 의미는 1일 3회라는 의미입니다.

숫자가 '×'의 앞인지, 뒤인지에 따라 의미가 달라집니다. '△정　3×　'을 △정 1일 3회라고 잘못 이해한 사례가 신입 간호사에게서 많이 보고되고 있습니다. 앞으로 '내복 처방전의 표준적 기재법'이 널리 적용됨에 따라 이러한 실수도 감소할 것이라 생각되지만, 현재 상황에서는 특히 주의합니다.

주 : 후생노동성의 검토회가 발표한 '내복약 처방전의 표준적 기재법'

1) '약명'은 약가 기준에 기재된 제제명을 기재.
2) '분량'은 1회량을 기재.
3) 가루약 및 액제의 '분량'은 제제량(원래 약의 양이 아닌 제제로서의 중량)을 기재.
4) '용법·용량'의 복용 횟수와 시간은 정보 전달 실수를 일으킬 가능성이 있는 표현 방법은 배제하고, 명확하게 기재('　×3', '3×　' 등의 혼동되기 쉬운 표현을 배제하고, '1일 3회 아침·점심·저녁 식후'와 같이 기재).
5) '용법·용량'의 복용 일수는 실제 투여 일수를 기재.
http://www.mhlw.go.jp/shingi/2010/01/s0129~4.html

국내 : 「의료법」제18조 2항 및 같은 법 시행 규칙 제2조 제1항에 의한 '처방전 기재법'

1) 환자의 성명 및 주민등록번호
2) 의료기관의 명칭 및 전화번호
3) 「통계법」제22조 제1항 전단에 따른 한국 표준 질병 사인·분류에 따른 질병 분류 기호
4) 의료인의 성명·면허 종류 및 번호
5) 처방 의약품의 명칭·분량·용법 및 용량
6) 처방선 발급 언월일 및 사용 기간
http://www.law.go.kr/lsInfoP.do?lsiSeq=112763&efYd=20140101#AJAX

SECTION 2
유사 명칭의 내복약을 혼동하지 말자

주사 섹션에서도 비슷한 명칭의 약제가 일으키는 실수에 대하여 설명했습니다. 주사약만큼 빈도는 높지 않지만 내복약에서도 실수가 일어나고 있습니다. 이 섹션에서는 비슷한 명칭으로 잘못 취급하면 중대 사고로 이어질 수 있는 내복약이 있다는 것을 알아 둡니다.

Q&A
→ 해답은 246페이지

[Q1] 아래 사진에는 틀리기 쉬운 유사 명칭의 내복약들이 있습니다. 첨부 설명서에서 각각의 약효를 써넣으시오.

No	약제명	약효
①	글리미크론	
	글리티론	
②	노바덱스	
	노바스크	

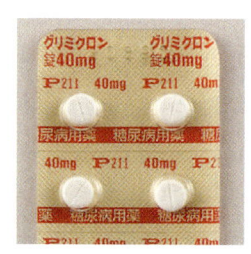

글리미크론
약효 분류: 경구 혈당 강하제
적용: 인슐린 의존형 당뇨병 (단, 식이 요법·운동 요법만으로는 충분한 약효를 얻을 수 없는 경우에 한하여)

[글리클라짓 정]
[Gliclazide]

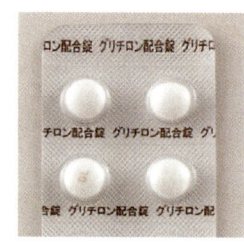

글리티론
약효 분류: 간 질환 치료제
적용: 습진, 피부염, 소아 스토로필루스, 원형 탈모증, 구내염, 만성 간 질환으로 인한 간 기능 이상의 개선

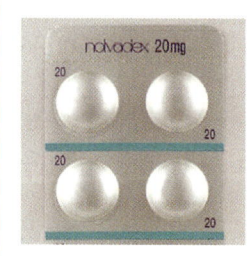

노바덱스
약효 분류: 항암제
적용: 유방암

[놀바덱스 정]
[Tamoxifen Citrate]

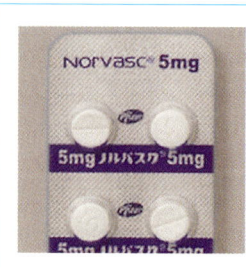

노바스크
효과 분류: Ca 길항제
적용: 고혈압, 협심증

[Q2] 아달라트와 아달라트 L, 아달라트 CR의 세 약제에 대하여 바른 것에 ○를 써넣으시오.

① 세 약제는 같은 약효 성분으로, 작용도 같다. (   )

② 세 약제는 같은 약효 성분으로, 작용은 같지만 판매 제약 회사가 다르다. (   )

③ 세 약제는 같은 약효 성분으로, 작용은 같지만 규격 (내용량)이 대·중·소로 다르다. (   )

④ 세 약제는 같은 약효 성분이지만, 소화관에 흡수되는 정도나 작용의 발현, 지속 시간이 다르다. (   )

Comment

간호사가 잘못하는 부분은 그렇게 많진 않지만…

간호사가 내복약을 잘못 취급하는 실수는 주사약에 비해 그다지 많지 않습니다. 병동 보관 약은 종류도 많은데 간호사 자신이 직접 꺼내 와 사용하는 기회가 많은 반면, 내복약은 임시 약이라도 약제사에 의해 조제된 것을 투여하기 때문입니다. 따라서 내복약의 취급 잘못은 간호사보다 의사의 처방이나 약제사의 조제 단계에서 일어날 가능성이 높습니다.

앞 페이지의 [Q1]에서 잠깐 보면, 같은 명칭으로 착각하기 쉬운 내복약 두 종류가 있습니다. 두 예시 중 한쪽은 혈당 강하제나 항암제로, 내복약 중에서는 가장 위험한 약입니다. 또 한쪽은 잘못 취급하면 심각한 결과를 초래합니다. 특히 노바덱스와 노바스크는 내복약 처방의 오더링 화면에 '노바'라고 입력하면 양자가 나란히 표시되는 경우가 많아 선택을 잘못하기 쉽습니다. 간호사는 투여 업무의 마지막 단계에 위치하고 있기 때문에 틀리기 쉽고 위험성이 높은 내복약이 있다는 것을 알아 둘 필요가 있습니다.

어미에 같온 알파벳이 붙은 내복약과 혼동하지 않도록

간호사로부터 보고된 유사 명칭의 내복약에 관한 실수로는 어미에 'L', 'LA', 'R', 'SR', 'CR' 등 내복약 뒤에 붙은 알파벳이 같아 혼동하는 사례가 있었습니다(표). 예를 들면 '아달라트'와 '아달라트 L', '아달라트 CR', '펠지핀'과 '펠지핀 LA', '리스모단'과 '리스모단 R', '볼타렌'과 '볼타렌 SR' 등이 있습니다. 'L'이나 'LA'는 'Long Acting', 즉 약효가 장시간 지속된다는 의미입니다. 또한 'R'은 'Retard'(지효성), 'SR'은 'Slow Release'(천천히 방출), 'CR'은 'Controlled Release'(제어된 방출)라는 의미입니다. 모두 약효가 장시간 지속되고 위나 소장의 가운데에서 정제나 캡슐 약제의 유효 성분이 서서히 방출되어(녹아 나와) 흡수되도록 연구된 약제입니다. 서방성 제제라고 부르고 있습니다.

고령의 환자 등에게는 약효가 천천히 나타나 조용하게 지속되는 편이 부작용을 방지하기 좋습니다. 또한 어떤 환자든 1일의 복용 횟수가 적은 편이 좋습니다.

그래서 이미 나와 있는 단시간 작용형의 약제 이

〈표〉 어미의 문자가 동명으로 붙은 장시간 작용형 약제의 예

케프렉스	L-케프렉스	(항생 물질)
세로켄	세로켄 L	(β차단제 : 고혈압, 협심증 치료제)
펠디핀	펠디핀 LA	(칼슘 길항제 : 고혈압 치료제)
인데랄	인데랄 LA	(β차단제 : 항부정맥 약)
리스모단	리스놔난 R	(항부정맥 약)
데파켄	데파켄 R	(항경련제)
니트롤	니트롤 R	(협심증 치료제)
볼타렌	볼타렌 SR	(비스테로이드성 항염증약)
아달라트	아달라트 L 아달라트 CR	(고혈압, 협심증 치료제)

참고 문헌 4)를 기초로 작성

외에 장시간 지속형의 서방성 제제가 새롭게 개발되고 있습니다. 만약 1일 1회, 또는 2회만 복용하는 장시간 작용형의 약을 단시간 작용형의 약과 착각하여 3회 복용하게 되면 부작용이 나타날 수 있습니다.

실수가 일어나기 쉬운 상황으로는 환자의 처방을 단시간 작용형 약에서 장시간 작용형 약으로 바꿀 때나 병동 내에 여러 유형의 약제를 복용하고 있는 환자가 입원하고 있을 때 등이 있습니다. 어미까지 확실하게 약명을 확인하도록 합니다.

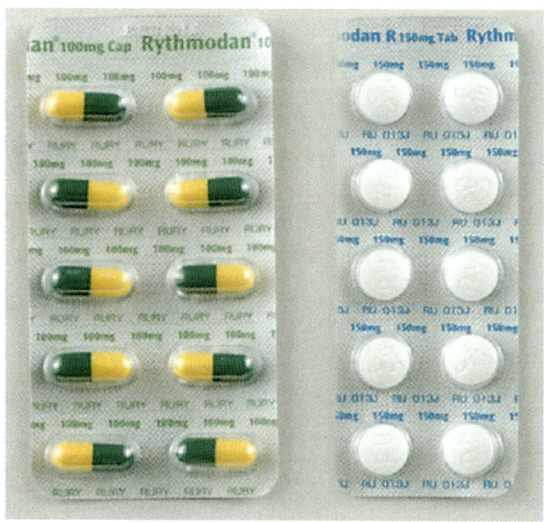

왼쪽부터 리스모단 100mg, 리스모단 R 150mg
[노르페이스캅셀 100mg] [Disopyramide]

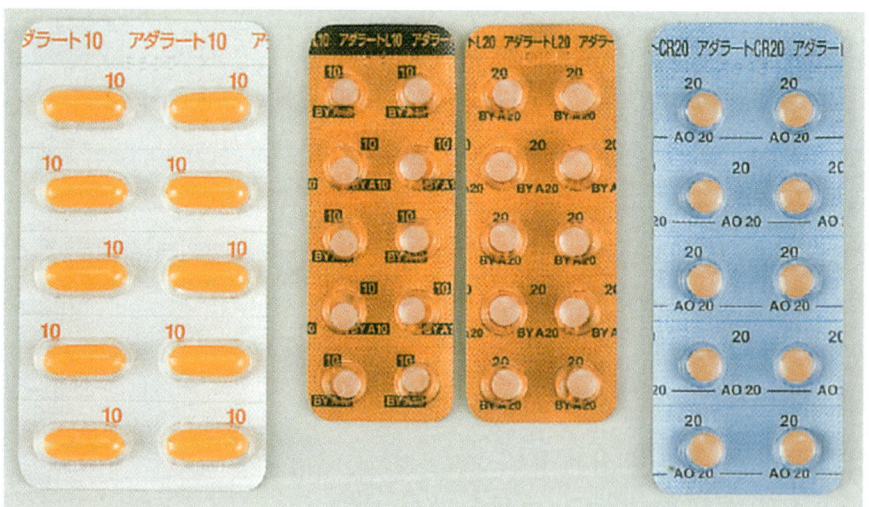

왼쪽부터 아달라트 10mg, 아달라트 L 10mg, 아달라트 L 20mg, 아달라트 CR 20mg
[아달라트 연질캅셀 10mg] [Nifedipine]

내복

SECTION 3

외용약을 혼동하지 말자

피부나 눈, 귀, 기도, 직장 등의 점막에 직접 약물을 투여하는 것을 외용이라고 합니다. 병동에는 다양한 외용약이 냉장고에 보관되어 있습니다. 그중에는 제형이나 용기의 모양이 같아도 약효가 전혀 다른 약들이 있습니다. 이 섹션에서는 이러한 외용약들의 혼동을 방지하기 위한 지식을 배웁니다.

Q&A

→ 해답은 247페이지

[Q1] 좌약·붙이는 약·적하 약에 대하여 바른 것에 ○, 틀린 것에는 ×를 써넣으시오.

① 좌약은 진통·해열이나 치질 치료 약이다. (　)

② 좌약은 경구 약보다 효과가 느리고 부작용도 적다. (　)

③ 붙이는 약은 근육이나 관절의 염증을 누르고 통증을 완화시켜 주는 습포 약이다. (　)

④ 적하 약은 귀·눈·코 질환 시 국소에 이용하는 것을 말한다. (　)

Comment

좌약의 혼동과 부작용에 주의합니다

외용약 사용 시 좌약의 종류나 양의 혼동이 비교적 자주 일어나고 있습니다. 좌약이라 하면 발열·통증 시 돈용(필요시 한 번 투여)으로 사용되는 항염증약의 좌약(볼타렌®, 인다신®, 인테반® 좌약)이나 소아에게 사용하는 아세트아미노펜(안히바® 좌약)을 주로 떠올리는데 그 외에도 다양한 약효의 좌약이 있습니다(표). 또한 복수의 규격을 가진 좌약도 있습니다.

좌약은 간장에서의 대사를 거치지 않고 직장 하부의 점막으로 흡수됩니다. 하직 장정맥에서 직접 하대정맥으로, 즉 체순환으로 들어가기 때문에 약물의 혈중 농도가 빠르게 상승합니다. 따라서 발열 시 항염증약의 좌약을 투여할 때, 특히 고령자나 소아 환자에게는 과도한 체온 저하나 혈압 저하가 일어날 수 있습니다.

파스(첩부제 : 붙이는 약)는 소염·진통제로만 작용하는 것이 아닙니다

피부는 원래 외부로부터의 이물질 침입이나 수분의 증발을 막는 방어벽으로, 약물 흡수에는 불리한 부위입니다. 하지만 약제의 흡수 촉진 방법이 연구됨에 따라 국소적인 약효뿐만 아니라 전신성의 약효를 기대할 수 있는 파스(첩부제)나 연고가 개발되어 왔습니다. 협심증 치료 약인 관상 동맥 확장제나 기관지 천식 치료제로 나온 기관지 확장제 등이 있습니다. 국소의 소염·진통에 이용되는 파스와 혼동하지 않도록 합니다.

적하 약에는 점안·점비·점이 약만 있는 것이 아닙니다

적하하는 약은 보통 점안·점비·점이 약이라고 생각하는데 반드시 그렇지만은 않습니다. 예를 들면 완하제인 라키소베론®은 내복약으로, 적량의 수분에 지시된 적수를 섞어 복용해야 합니다. 이 약을 점안 약과 혼동한 사례가 있었습니다. 요즘 혼동하는 것을 방지하기 위하여 '눈에 넣지 말 것'이라는 주의 사항이 적혀 있습니다.

고령의 환자는 백내장 등으로 점안 약이 처방되는 경우가 있습니다. 약제의 형상으로 생각하지 말고 주사와 마찬가지로 붙어 있는 상표를 반드시 확인합니다.

냉소 보관용 정기 약의 외용약 실수에 주의

냉장고에 보관되고 있는 좌약이나 첩부제 중에도 돈용으로서만 사용되는 것이 아니라 항경련 약의 좌약, 관상 동맥 확장제, 기관지 확장제의 첩부약 등

정기 약으로서 매일 투여해야 하는 약이 있다는 것을 알았을 것입니다. 이러한 외용약은 그 외의 정기 약과 보관 장소가 다르기 때문에 투여를 잊어버리는 경우가 종종 있습니다. 환자의 약제 상자에 '냉장고에 정기 약 있음'이라는 표시를 붙여 잊지 않도록 하는 것이 좋습니다.

〈표〉 다양한 약효의 좌약

소염·진통제	볼타렌 좌약, 에파텍 좌약, 아네올 좌약, 인테반 좌약, 바키소 좌약·펠딘 좌약
비마취성 진통제	레페탄 좌약
소아용 해열제	안히바 좌약, 알피니 좌약, 유니프론 좌약
최면·진정제, 항경련 약	에스크레 좌약, 다이업 좌약, 세니란 좌약, 루피알 좌약, 와코비탈 좌약
위장 기능 조절제	나우제린 좌약
궤양성 대장염 치료제	사라조피린 좌약
설사	테레민소프트 좌약, 신 레시칼본 좌약
부신피질 호르몬 제제	린데론 좌약
항생제	에포세린 좌약(CZX)
항암제	푸트라풀즈포
생식기 항진균제	프로리드 질 좌약
치질환 치료제	포스테리산 F 좌약, 프록토세딜 좌약, 네리프록토 좌약, 보라자 G 좌약, 펠미틴 좌약
마약(염산 몰핀)	안펙 좌약

참고 문헌 4)를 기초로 작성

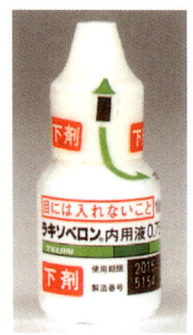

라키소베론®
(내복약의 완하제)

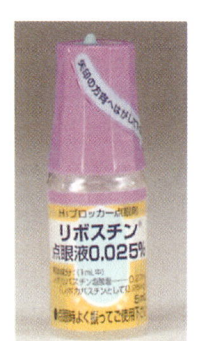

리보스틴®(점안액)
[리보스틴 점안액] [Levocabastine]

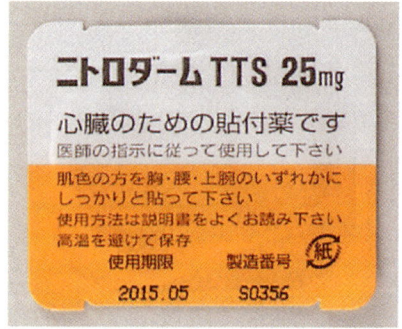

니트로담® TTS(관상 동맥 확장 약)
[앤지덤 패취 0.2mg] [Nitroglycerin]

내복

SECTION 4

진통·해열·항염증약의 돈용(필요시 한 번 투여) 시에 주의하자

야간이나 휴일에 환자가 갑자기 열이 나거나 당직 의사로부터 지시를 받았을 때 진통·해열 작용이 있는 항염증약(볼타렌, 인다신 좌약 등)을 투약하는 경우가 있습니다. 널리 사용되고 있는 약제지만 환자에 따라서는 금기 약이 될 수 있습니다. 이 섹션에서는 진통·해열·항염증약의 투약에 있어서 반드시 알아 두어야 하는 아스피린 천식을 예를 들어 설명합니다.

Q&A
→ 해답은 247페이지

[Q1] 기관지 천식의 고령 환자가 심야에 열이 나서 당직 의사에게 해열제 지시를 받으려고 합니다. 아래 문장 가운데 바른 것에 ○를 써넣으시오.

① 해열제는 혈압 저하가 일어나기 쉽기 때문에 성인 분량의 반량으로 하면 투약해도 좋다. (　)

② 피린계 약제가 아니라면 천식 환자에게 투약해도 상관없다. (　)

③ 진통·해열제로 발작이 일어난 적 없다는 사실을 문진으로 알았으면 투약해도 좋다. (　)

④ 진통·해열제로 발작이 일어난 적 없다는 사실을 문진으로 알았으면 투약해도 좋지만, 투약 후에도 발작이 없는지 관찰한다. (　)

Comment

볼타렌, 인디신은 어떤 약일까요?

볼타렌®, 인디신®(내복약, 좌약) 등은 대부분의 병원·병동에서 입원 환자의 발열·통증에 돈용 약으로 사용하고 있습니다. 이 약들은 스테로이드 호르몬 이외의 항염증 작용을 갖는 약제를 총칭하는 비스테로이드성 항염증약의 약효성 분류에 속하는 약제입니다.

작용 원인으로는 염증 반응(통증, 발열)에 중요한 역할을 하고 있는 프로스타글란딘의 생성, 합성을 억제하고 항염증 효과를 발휘하는 진통·해열 작용을 들 수 있습니다.

비스테로이드성 항염증약은 강한 항염증·진통·해열 작용이 있는 '산성 항염증약'과 순한 작용의 '염기성 항염증약'의 2군으로 나뉘어져 있습니다. 전자에는 디크로페낙(볼타렌®)과 인도메타신(인다신®, 인테반®) 외에 아스피린(바파린®), 메페남산(폰탈®), 이부프로펜(부르펜®), 록소프로펜(록소닌®), 프라노프로펜(니프란®) 등 일상에서 사용하는 대부분의 진통·해열제가 포함되어 있습니다. 후자에는 염산 티아라미드(소란탈®), 에피리졸(메브론®)이 있습니다.

기관지 천식 환자에게 산성 항염증약의 투약은 주의해야 합니다

천식 환자 중에는 산성 항염증약으로 천식 발작이 유발되는 환자가 있습니다. 산성 항염증약의 대표 약제인 아스피린의 이름을 따서 아스피린 천식이라고 부르고 있습니다. 성인 천식 환자의 약 10%가 해당되며 부비강염이나 코에 폴립을 앓고 있는 환자에게 많이 일어난다고 알려져 있습니다.

항염증약으로 유발된 천식 발작은 중증인 경우가 많고, 때에 따라 치명적일 수도 있습니다. 내복약뿐만 아니라 첩부제(파스)로도 발생할 수 있기 때문에 천식 환자에게 항염증약을 투약할 때에는 문진으로 반드시 확인해 둘 필요가 있습니다. 지금까지 그러한 기왕력이 없었다고 해서 안심하면 안 됩니다. 성인의 천식 환자에게 산성 항염증약을 투약할 때에는 항상 주의를 해야 합니다.

산성 항염증약으로 왜 천식 발작이 발생하는 것일까요?

산성 항염증약으로 천식 발작이 일어나는 이유는 산성 항염증약이 시크로 옥시게나제라고 하는 효소를 저해해, 기관지 평활근의 확장 작용이 있는 프로스타글란딘과 기도 수축성이 있는 로이코토리엔 물질의 합성을 촉진시키기 때문이라는 설이 유력합니다. 그러나 왜 일부의 천식 환자에게만 발작이 유발되는지는 아직 밝혀지지 않았습니다.

아스피린 천식 환자는 산성 항염증약 이외에도 타트라진, 파라벤이라는 식품 첨가물 때문에 천식 발작이 유발되는 경우가 있습니다. 또한 발작 시에

는 부신피질 호르몬제(스테로이드)를 정맥 주사하는데, 솔루코테프, 삭시존, 수용성 프레드닌, 솔루메드롤이라고 하는 코하크산 에스테르형의 스테로이드는 오히려 발작 횟수를 증가시킬 가능성이 있어 린데론, 데카드론 등의 인산 에스테르형의 스테로이드가 사용됩니다.

내과, 호흡기과 이외의 병동에 입원 중인 천식 환자에게 요주의

호흡기과 등 기관지 천식의 전문과 병동에서는 아스피린 천식의 위험성을 인식하고 있기 때문에 산성 항염증약의 투약에 신중합니다. 그러나 그 이외의 진료과에서는 위험성을 잘 모르는 경우가 많습니다. 아스피린 천식이라는 명칭을 오해하여 아스피린만이거나 피린 금기라고 오해하고 있는 사람도 있습니다. 진통·해열·항염증약을 사용하는 일이 많은 정형외과, 내과, 구강외과·치과 병동을 비롯하여 다른 병동에 입원한 천식 환자에게도 특히 주의를 기울이고, 문진과 관찰을 잊지 않도록 합니다.

다른 의사나 당직 의사로부터 발열·통증의 지시를 받을 때 주의

발열이나 통증 등이 발생했을 때 주치의가 아닌 다른 의사나 당직 의사에게 처방을 요구할 때에는 천식 환자뿐만 아니라 모든 환자에 대한 금기 약 관련 정보를 반드시 제공해야 합니다. 이를 위해 평소에 환자의 정보에 관심을 갖는 것이 중요합니다.

내복

SECTION 5
혈당 강하제(당뇨병 약) 투약에 주의하자

내복약 중에서 간호사가 약을 투약할 때 가장 주의해야 하는 약은 혈당 강하제입니다. 용법·용량의 착오도 위험하지만 더 위험한 것은 당뇨병이 아닌 다른 환자에게 투약하는 경우입니다. 이 한 번의 실수로 저혈당에 의한 중대한 장애를 일으킬 수 있습니다. 이 섹션에서는 혈당 강하제와 저혈당에 관한 지식의 예를 들어 봅니다.

Q&A

→ 해답은 247페이지

[Q1] 혈당 강하제를 투약하는 설명으로 바른 것에 ○, 틀린 것에는 ×를 써넣으시오.

① 혈당 강하제를 투약할 때에는 당일 금식 검사가 예정되어 있는지 확인해야 한다. ( )

② 혈당 강하제는 인슐린과 달리 환자의 식사 섭취량이나 컨디션에 관계없이 투약해도 괜찮다. ( )

③ 혈당 강하제는 중요한 약이기 때문에 복용하는 것을 잊은 환자에게는 알아차렸을 때 바로 복용하게 한다. ( )

④ 식전 복용의 혈당 강하제는 식사 30분 전에 복용하게 하면 좋다. ( )

⑤ 혈당 강하제를 투약할 때는 환자 확인에 특히 신경 써야 한다. ( )

⑥ 저혈당은 식은땀, 떨림, 심계 항진으로 시작한다. ( )

⑦ 저혈당이 발생했을 때 환자가 의식이 있다면 설탕이나 사탕을 먹게 하는 것이 좋다. ( )

⑧ 당분의 보급에 의해 저혈당 증상이 개선되면 일단 안심해도 좋다. ( )

Comment

간호사가 투약 시 주의해야 하는 혈당 강하제라는 것은?

혈당 강하제는 2형 당뇨병(인슐린 비의존형 당뇨병) 환자 중에 식이 요법이나 운동 요법으로 혈당을 조절할 수 없고 인슐린도 적용할 수 없는 환자에게 투약됩니다. 혈당 강하제를 작용 원인으로 분류하면 〈표1〉과 같이 됩니다. 이 중에서 투여를 할 때 가장 주의해야 하는 약제는 저혈당을 일으킬 수 있는 분류 1)의 인슐린 분비 촉진제입니다. 이러한 군의 혈당 강하제는 단 한 번의 투약 실수로도 저혈당을 일으킬 가능성이 있습니다.

투약 시각에 관하여 주의를 요하는 약제는 속효형 인슐린 분비 촉진제(스타시스®, 파스틱®, 글루패스트®), α-글루코시다제 저해제(글루코바이®, 베이슨®,

〈표1〉　경구 혈당 강하제

일반명(또는 성분명)		상품명(판매명)(대표적인 것)	작용	간호상의 주의	
				투약상의 주의	관찰상(저혈당 외)의 주의
1) 인슐린 분비 촉진제					
① 설포닐 요소제(SU 약)			췌장 β세포의 인슐린 분비를 촉진시켜 혈당 강하 작용을 일으킨다.	1일 1회, 아침 또는 2회, 아침저녁 식전이나 식후	★ 저혈당에 주의 ★ 저혈당이 지연되어 위독해지기 쉽기 때문에 고령자, 간·신장 장애가 있는 환자에게 특히 주의
제1세대	톨부타미드	헥스트라스티논 부타마이드			
	클로로프로파미드	아베마이드			
	아세트헥사미드	지메린			
	그리크로피라마이드	디아메린 S			
제2세대	글리벤클라미드	다오닐 오이그루콘			
	글리크라지드	글리미크론			
제3세대	글리메피리드	아마릴			
② 슬폰아미드계			SU 약과 같음	SU 약과 같음	SU 약과 같음
그리브졸글루		디아제			
③ 속효형 인슐린 분비 촉진제			SU 약과 비교하여 흡수·소실이 모두 빨라, 복용 후 단시간에 효과를 볼 수 있다.	1일 3회, 반드시 식사 직전(식사 10분 전, 글루패스트는 5분 이내)에 복용하게 한다. 식사 30분 전은 저혈당의 우려가 있다.	★ 저혈당에 주의
나테글리니드		스타시스 파스틱			
미티글리니드		글루패스트			
2) 인슐린 저항성 개선제					
① 비구아나이드 약			글리코겐, 포도당을 분해하고 유산이 있는 염기성 해당계를 촉진하며 말초 조직의 당 섭취 기능을 항진한다. 또한 간장에서의 당 방출을 억제한다.	1일 2회~3회, 식후	★ 요산 아시도시스에 주의 (위장 증상, 근육통, 과호흡 등에 주의: 빈도 0.1% 미만)
메트폴민		멜빈 글리코란 메딕			
부폴민		디베토스			★ 저혈당(빈도 0.1% 미만)
② 티아졸린딘 유도체			인슐린 수용체의 인슐린 결합부 아래에 작용하여 인슐린 저항성을 경감한다. 간에서 당의 생산을 억제하고 말초 조직의 당 이용을 높인다.	1일 1회, 아침 식전 또는 식후	★ 이 약제만으로는 저혈당이 일어나지 않지만, 다른 당뇨병 약과 병용 시에는 주의
피오글리타존		악토스			
3) 당 흡수 억제제					
α−글루코시다제 저해제			소장 점막에 존재하는 2당류 분해 효소(α−글루코시다제)의 활성을 저해하고 당질의 소화·흡수를 늦춰, 식후의 혈당 상승을 완만하게 한다.	1일 3회, 반드시 식사 직전(식사 10분전)에 복용하게 한다.	★ 이 약제만으로는 저혈당이 일어나진 않지만, 인슐린 분비 작용이 있는 혈당 강하제(1)−①, ②)나 인슐린 병용 시에 주의 ★ 저혈당 시에는 설탕이 아닌 포도당을 섭취
아카보스		글루코바이			
보글리보스		베이슨			
미글리톨		세이블			
4) DPP−4 억제제					
시타글립틴		글락티브 자누비아	당의 상승에 따라 인슐린 분비를 촉진하는 소화관 호르몬(GLP-1, GIP)의 분해 효소 DPP-4의 작용을 억제하고, GLP-1, GIP의 작용을 지속하여 혈당을 낮춘다.	1일 1회 아침 또는 2회 아침저녁, 식전 또는 식후	★ 단독 사용으로는 저혈당을 일으키지 않지만, 인슐린 분비 작용이 있는 혈당 강하제(1)−①, ②)와 병용하면 생명에 지장을 주는 저혈당을 불러일으킬 가능성이 있다.
빌다글립틴		에쿠아			
알로글립틴		네시나			
리나글립틴		트라젠타			
테네리글립틴		테넬리아			
아나글립틴		스이니			

5) 배합제

피오글립타존과 메트폴민의 배합제	메탁트	상기 2)-②와 2)-①의 작용	1일 1회, 아침, 식후	★ 요산 아시도시스에 주의
피오글립타존과 글리메피리드의 배합제	소니아스	상기 2)-②와 1)-①의 작용	1일 1회 아침, 식전 또는 식후	★ 저혈당에 주의
미티글리니드와 보그리베스의 배합제	글루베스	상기 1)-③과 3)의 작용	1일 3회 식전	★ 저혈당 시에는 설탕이 아닌 포도당을 섭취
알로글립틴과 피오글리타존의 배합제	리오벨	상기 4)와 2)-②의 작용	1일 1회 아침 또는 2회 아침저녁, 식전 또는 식후	★ 인슐린 분비 촉진제의 병용으로 저혈당을 불러일으킬 가능성이 있음

세이블®) 등이 있습니다. 식전 약은 식사 30분 전에 복용하는 것이 일반적이지만, 이 약은 식사 직전(5~10분 전 정도)에 복용해야 합니다.

혈당 강하제 투약 시 환자 착오에 특히 주의합니다

인슐린 분비 작용이 있는 혈당 강하제의 투약 실수는 용법·용량의 잘못도 위험하지만 환자를 착각하는 실수가 가장 위험합니다. 예를 들면 당뇨병이 아닌데 성이 같은 환자에게 혈당 강하제를 잘못 투약하는 경우입니다. 만약 환자에게 신장 기능·간 기능 장애가 있으면 최악의 상황이 됩니다. 혈당 강하제의 대사와 배설이 느려 저혈당이 늦게 나타나기 때문입니다. 의사나 간호사는 혈당 강하제가 잘못 투약된다는 등의 경우를 상정하고 있지 않기 때문에 의식 장애의 원인이 저혈당인 것을 늦게 알아차릴 수 있습니다. 최악의 경우, 사망 사고로 이어집니다.

신입 간호사도 자신이 근무하고 있는 병원에서 사용하는 인슐린 분비 작용이 있는 혈당 강하제의 상품명을 가능한 한 빨리 기억하는 것이 좋으며, 투약할 때에는 위험한 약이라는 것을 의식하여 확실하게 환자 확인을 해야 합니다. 투약 후에는 저혈당 증상이 나타나지 않는지 주의를 기울여 관찰합니다.

저혈당 증상은 왜 일어나는 것일까요?

건강한 사람의 혈당(혈액 중의 포도당)은 공복 시에도 대개 70mg 이하로 내려가지 않습니다. 포도당은 생명 유지를 위한 세포의 주요 에너지원이기 때문에 혈당치를 일정하게 지키려고 하는 기구가 작동하여 저혈당을 방지합니다.

그러나 약물 요법(인슐린, 혈당 강하제)을 받고 있는 환자는 혈당의 항상성 유지 메커니즘을 상회하는 혈당 강하 작용을 갖기 위해 약물이 저혈당을 일으킵니다. 같은 양의 약물을 복용하고 있어도 식사 섭취 시각이 늦거나 컨디션에 의해 식사량이 적은 경우, 운동을 많이 하거나 모르고 병용한 약제(해열제·진통제 등)로 혈당 강하 작용이 강해지는 경우에 예상하지 못했던 저혈당이 일어날 수 있습니다. 실수로 혈당 강하제를 많이 복용하면 저혈당이 일어날 가능성은 당연히 높아집니다. 또한 보다 엄밀한 혈당 조절을 하려고 할수록 저혈당의 위험에 노출되기 쉽습니다. 따라서 약물 요법을 받고 있는 당뇨병 환자는 항상 저혈당에 주의하고 관찰해야 합니다.

설포닐 요소 약
다오닐 / 글리미크론 / 아마릴

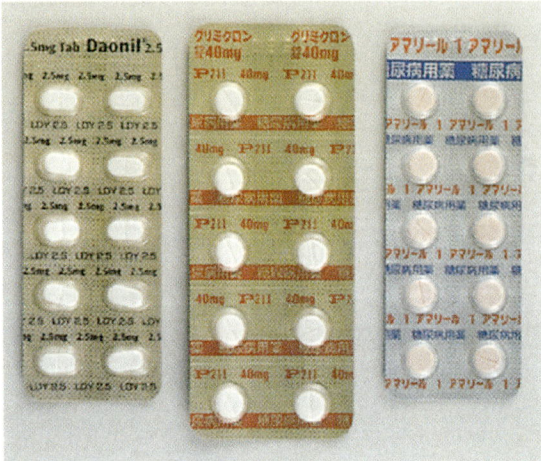

[다오닐 정 5mg] [Glibenclamide]
[아마릴 정 4mg] [Glimepiride]

DPP-4 억제제
에크아 / 네시나

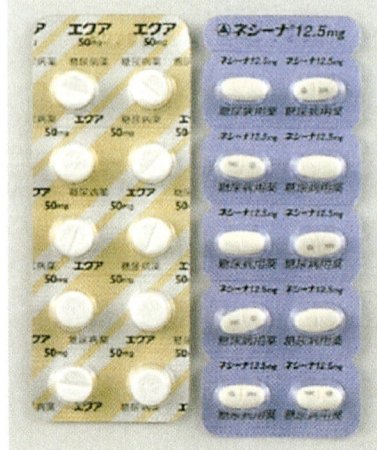

[지누비아 정 100mg] [Sitagliptin]
[가브스 정 50mg] [Vildagliptin]

당 흡수 억제제
글루코바이 / 베이슨

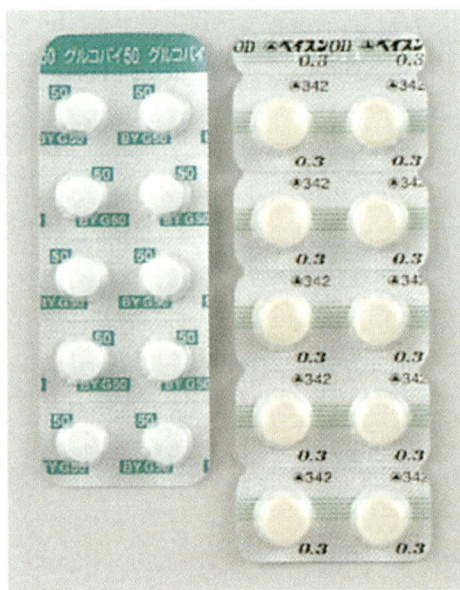

[글루코바이 정 50mg] [Acarbose]
[베이슨 정 0.3mg] [Voglibose]

속효형 인슐린 분비 촉진제
스타시스 / 글루패스트

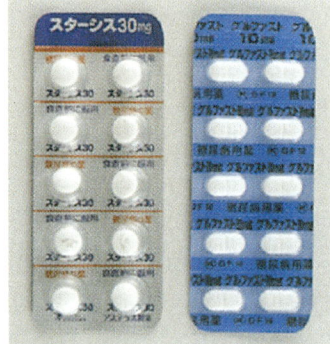

[글루패스트 정 10mg]
[Mitiglinide Calcium hydrate]

인슐린 저항성 개선 약
아크토스

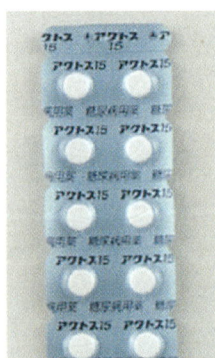

[액토스 정 15mg]
[Pioglatazone HCl]

〈표2〉 저혈당 증상과 혈당치의 기준

혈당치	저혈당 증상
60mg	선하품, 이상한 공복감
50mg	무기력, 대화의 정체, 인식력 감소
40mg	발한, 심계 항진, 손 떨림
30mg~	경련, 혼수

인용 문헌 21)을 기초로 작성

저혈당 증상이라는 것은?

혈당치가 일정 수준 아래로 떨어져 생명에 지장이 생기면 몸의 방어 반응으로 교감신경계가 작동합니다. 발한, 심계 항진, 떨림과 같은 저혈당의 전형적인 증상은 교감신경의 흥분에 의해 야기됩니다. 이때 빠르게 당이 보급되면 바로 회복이 되지만, 그대로 방치하면 혈당치는 더욱 내려가 중추신경 증상인 의식 장애, 경련이 일어나게 됩니다.

저혈당 증상이 나타나는 데에는 개인차가 있지만, 혈당치의 기준은 대략 〈표2〉와 같습니다. 저혈당은 아니어도 고혈당의 혈당 강하에 의해 저혈당 증상이 나타나는 경우도 있습니다.

지연된 저혈당이나 숨겨진 저혈당에 주의합니다

당뇨병성 신경 장애가 있는 환자는 자율신경의 장애로 인해 식은땀이나 심계 항진, 떨림 등의 교감신경 증상이 나타나지 않아, 저혈당의 발현이 늦어질 위험성이 있습니다. 교감신경 β차단제를 복용하고 있는 환자도 마찬가지입니다. 또한 고령자의 환자인 경우에는 위기에 대한 몸의 방어 반응 자체가 둔화되고 있기 때문에 저혈당의 전형적인 증상이 나타나지 않고 치매증 같은 증상이나 행동 이상 등으로 나타날 수 있습니다. 신장 기능이나 간 기능의 저하에 의해 혈당 강하제의 대사·배설도 늦어지고 당분의 보급으로 일단 저혈당이 회복된 것처럼 보여도 지연될 가능성이 있습니다. 특히 장시간 지속형의 설포닐 요소제(다오닐® 등)를 복용하고 있는 환자는 주의해야 합니다.

설탕이 잘 듣지 않는 저혈당도 있습니다

저혈당 증상이 나타나는 상태에서 의식이 있는 환자에게는 설탕을 10~15g 정도 섭취하게 하면 5~10분 후에 혈당이 상승합니다. 그러나 베이슨®, 글루코바이®, 세이블® 등 α-글루코시다제 저해제를 복용 중인 환자에게는 설탕이 아닌 포도당을 보충해야 합니다. 설탕은 2당류이기 때문에 약제의 작용이 분해를 억제시키고, 포도당의 흡수가 늦어져 혈당치가 바로 올라가지 않습니다. 이러한 약제를 단독으로 복용하면 저혈당은 일어나지 않지만, 인슐린 분비 작용이 있는 혈당 강하제나 인슐린을 병용하고 있는 환자에게는 주의가 필요합니다. 의식이 저하된 환자나 경구 섭취로 개선되지 않는 저혈당에는 포도당의 정맥 주사와 점적을 실시합니다.

SECTION 6
내복 투약과 관련된 실수가 일어나기 쉬운 상황을 알아 두자

스스로 복약을 관리하기 어려운 고령 환자가 증가하면서 여러 종류의 정기 약과 더불어 임시 처방이 많은 내복 투약 업무가 많이 복잡해졌습니다. 그래서 투약을 실수하거나 깜박 잊어버리는 일이 다수 보고되어 있습니다. 이 섹션에서는 내복약의 투약 실수가 일어나기 쉬운 상황을 이해하고 실수나 사고 방지에 대하여 배워 봅니다.

Q&A

→ 해답은 247페이지

[Q1] 다음의 내복약에 대한 설명 중 바른 것에 ○를 써넣으시오.

① 내복약은 소화관으로 흡수되어 그대로 대순환으로 들어가기 때문에 약효가 빠르다. ( )

② 각각의 내복약을 투약하는 이유를 이해하면 투약 실수 방지에 도움이 된다. ( )

③ 냉장고에 보관하고 있는 약제는 돈용 약이기 때문에 정기 약과 착각해도 상관없다. ( )

④ 내복약은 판단력이 있는 환자가 색이나 모양으로 식별할 수 있기 때문에 주사보다 실수를 방지하기에 유리하다. ( )

⑤ 혈당 강하제나 항암제 등은 투약 준비나 투약 시에 특히 주의해야 한다. ( )

Comment

투약의 착오는 많아도 사고 발생은 적은 내복 투약의 실수

진찰의 보조 업무 중 내복 투약의 실수는 주사나 튜브 관리보다 많이 보고되어 있습니다. 그러나 주사와 비교하여 환자 상해(사고)가 일어나는 경우는 일부 내복약을 제외하면 많지는 않습니다. 내복약은 소화관에서 흡수된 다음에 간장으로 보내지는 대사를 받기 때문입니다.

그래서 대순환으로 직접 들어가는 주사에 비하면 투약 실수에 의한 영향은 적습니다. 또한 내복약을 스스로 복용할 수 있는 환자는 그다지 중증은 아니라고 볼 수 있어, 큰 사고로 이어질 가능성이 낮습니다.

투약 실수가 일어나기 쉬운 상황이나 약제를 알아 둡니다

사고는 적다고 하지만 투약의 실수는 예방해야 합니다. 내복 투약에 관한 공청회·직무 보고 사례를 토대로 실수가 일어나기 쉬운 상황을 알아 둡시다.

1) 병동에서 배약할 단위로 작게 나눌 때 용법·용량의 착오가 생기기 쉽다.

2) 함께 진료받은 다른 과의 외래 처방 약을 빠뜨리기 쉽다(병동의 처방 약과 투약 개시일이나 처방 일수·갱신일이 다른 경우, 간호사가 투약의 이유를 충분히 이해하고 있지 않은 경우 등이 요인이 된다).

3) 다양한 용량·용법의 약제가 투약되고 있는 환자는 '3회, 식후 1성' 약과 이외에 비정기적으로 투약하는 약의 용법·용량 실수가 일어나기 쉽다.

4) 냉장고에서 보관하는 물약, 첨부제, 좌약 등의 정기 약을 빠뜨리는 일이 일어나기 쉽다(➡ 내복 SECTION 3).

5) 투약을 지시받은 간호사가 퇴근한 뒤, 다른 간호사가 투약해야 하는 저녁 시간대에 수면 약 등을 중복 투약하기 쉽다.

6) 단기간에 점차 증량하거나 감량하는 약(스테로이드, 와파린 등)으로 인한 증감 전후의 중복 투약이 일어나기 쉽다.

7) 기일·기간이 한정되어 있는 약(암 화학 요법 병용약), 검사나 수술 전·후의 약을 잊어버리는 일이 발생하기 쉽다.

8) 휴약 기간이 설정되어 있는 약(항류마티스 약의 메토트렉세이트〔류마트렉스®〕 등)으로 연일 투약 실수가 일어나기 쉽다. 게다가 메토트렉세이트의 투약 방법은 첫날부터 이틀에 걸쳐 12시간 간격을 두고 복용해야 한다. 1회 또는 2회의 분할 복용은 나머지 6일간, 3회의 분할 복용은 나머지 5일간을 휴약한다. 이것을 일주일씩 반복해야 한다. 잘못하여 연일 투약하면, 골수 억제 등 중대한 부작용을 일으킬 가능성이 있다.[23], [24]

9) 주사약에서 내복약으로 바꾸는 날 주사약과 중복 투약이 일어나기 쉽다(혈당 강하제, 항생제).

변화하는 약제, 한정된 약제는 투약의 의미를 이해합니다

앞서 제시된 상황 6)~8)의 투약 실수는 환자의 병태 변화를 이해하지 않은 것이 요인이 됩니다. 주사와 비교했을 때 내복 투약과 관련된 병태 변화는 눈에 잘 띄지 않아 관심이 약해지는 경향이 있습니다. 의사에게 투약과 변화의 의미에 대하여 정보를 얻는 것은 투약 실수를 방지하는 데 아주 중요합니다.

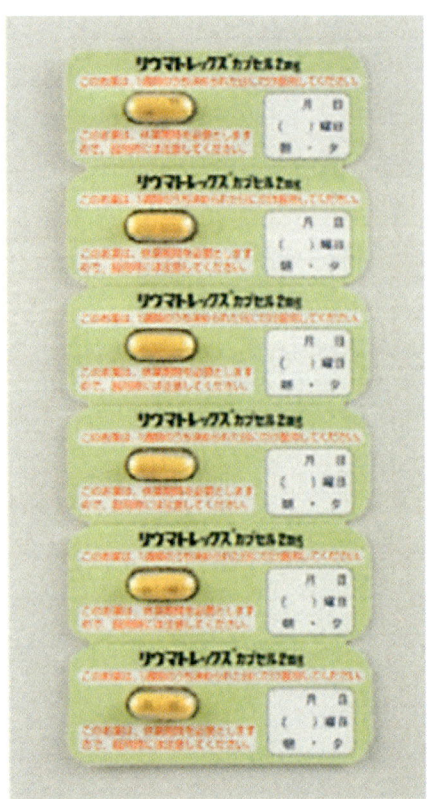

류마트렉스®
(항류마티스 약)
[살렉스 정 500mg] [Salsalate]

투약 실수를 발견할 수 없는 환자에게 투약 주의

내복약과 주사의 큰 차이는 정제의 색이나 모양, 약제에 기재되어 있는 명칭으로 환자 자신도 잘못된 것을 인식할 수 있다는 점입니다. 판단력을 유지하고 있는 성인 환자라면 계속 복용하고 있는 약일 경우에 적어도 "전에 받은 약과 달라요"라고 알려 줄 가능성이 있습니다.

그러나 처음 받는 약은 환자도 알아차리기 힘듭니다. 따라서 판단력이 저하된 환자나 소아에게 처음 처방되는 약을 투약할 때는 특히 주의합니다.

중대한 결과를 가져오는 투약 실수에 주의

내복약에도 환자 착오나 중복 투약, 투약 횟수의 잘못에 따라 중대한 사고로 발전할 수 있는 약이 있습니다. 그 정도가 심한 약이 인슐린 분비 작용이 있는 혈당 강하제(➡ 내복 SECTION 5)입니다. 항암제, 항경련제, 디기타리스 제제, 와파린, 항부정맥제, 항류마티스 약인 메토트렉세이트 등도 위험합니다. 이들의 대부분은 극약입니다(➡ 주사 SECTION 5). 또한 극약이 아니더라도 치료상 중요한 약이 있습니다. 부신피질 호르몬제 등입니다. 이러한 약제는 처방전에 표시를 하는 등으로 위험성을 의식하면서 투약해야 합니다. 그리고 환자에게 자기 관리로 맡기고 있는 경우에도 바르게 복용하고 있는지 확인이 필요합니다.

수혈

SECTION 1

최악의 의료사고, 혈액형 부적합 수혈에 대해 알아 두자

혈액형 부적합 수혈은 매우 위독한 의료사고입니다. 주사 업무와 마찬가지로 수혈 업무에서도 간호사가 깊이 연관되므로 이 섹션에서는 혈액형 부적합 수혈에 대하여 배워 봅니다.

Q&A

→ 해답은 247페이지

[Q1] O형, A형, B형, AB형 혈액형의 환자가 있습니다. 각각의 적혈구 막상에 있는 항원, 혈장 중에 갖고 있는 항체를 (+), 갖고 있지 않는 항원, 항체를 (−)로 써넣으시오.

환자의 혈액형	적혈구 막의 항원		혈장 중의 항체	
	A 항원	B 항원	항A 항체	항B 항체
O형				
A형				
B형				
AB형				

[Q2] O형, A형, B형, AB형 혈액형의 환자가 있습니다. 각각 적혈구 제제를 수혈받게 되었습니다. 수혈을 하면 중대 사고가 일어나기 쉬운 혈액에 ×를 써넣으시오.

환자의 혈액형	수혈하는 적혈구 제제의 혈액형			
	O형	A형	B형	AB형
O형				
A형				
B형				
AB형				

Comment

혈액형이란 무엇일까요?

혈액형은 적혈구의 표면에 있는 항원에 따라 정해집니다. 적혈구 표면에는 수백 종류의 항원이 존재하고 있습니다. 그중에서 임상적으로 가장 중요한 혈액형은 ABO와 Rh형 두 개입니다.

ABO형은 1900년에 오스트리아의 란트슈타이너가 사람의 혈청(혈장에서 피브리노겐을 제외한 것)에 타인의 적혈구를 혼합하면 응집하는 경우와 그렇지 않은 경우가 있다는 것을 발견하고 혈액에 형이 존재함을 발표하면서 생겨났습니다. 한편 Rh형은 1940년에 란트슈타이너와 제자인 바이너가 사람의 적혈구에 붉은 털 원숭이(Rhesus)와 공통된 혈액형 항원이 있다는 것을 발견하면서 생겨났습니다. 붉은 털 원숭이의 머리 글자를 따서 D 항원에 의한 혈액형을 Rh라고 명명하였습니다. D 항원 양성은 Rh(+), D 항원 음성은 Rh(−)입니다.

왜 A형은 혈장 중에 항A 항체를 갖지 않고 항B 항체를 갖는 것일까요?

A형인 사람의 적혈구에는 A 항원이 있고, 혈장 중에는 항B 항체가 있습니다. 한편, B형인 사람의 적혈구에는 B 항원이 있고, 혈장 중에는 항A 항체가 있습니다. O형인 사람의 적혈구에는 A, B 항원 모두 없지만, 혈장 중에는 항A, 항B 항체가 모두 있습니다. 한편 AB형인 사람의 적혈구에는 양 항원이 있지만, 혈장 중에는 어느 쪽의 항체도 없습니다.

왜 그런 것일까요? A 또는 B 항원 모양 물질은 자연계에 널리 존재하고 있기 때문에 사람의 몸은 항원에 민감하여 항A 항체, 항B 항체를 만들려고 합니다. 그러나 스스로 갖고 있는 항원에 대해서는 항체를 만들지 않는다는 구조(면역 관용)에 따라 A 항원을 갖고 있으면 항A 항체를 만들지 않고 항B 항체만을, B형은 항A 항체만을, O형은 양 항체를 만들고, AB형은 어느 항체도 만들지 않습니다.[25]

혈액형 판정은 어떻게 하는 것일까요?

항A 항체, 항B 항체를 이용하여 그 사람의 적혈구에서 A, B 항원을 조사하는 것을 혈구형 검사라고 합니다. 또한 이미 알고 있는 A형 적혈구, B형 적혈구를 이용하여 항A 항체, 항B 항체를 조사하는 것을 혈청형 검사라고 합니다. 적혈구 막상으로 항원 항체 반응이 일어나면 육안적으로 관찰할 수 있는 응집 덩어리가 만들어집니다. ABO형은 반드시 혈구형 검사, 혈청형 검사를 모두 시행한 뒤 양자가 일치했을 때에 혈액형을 판정합니다. 한편 Rh형은 항D 항체를 이용하여 판정합니다.

혈액형 부적합 수혈이라는 것은?

ABO형 부적합으로는 메이저 미스매치(Major mismatch)와 마이너 미스매치(Minor mismatch)가 있습니다.

수혈한 적혈구가 환자의 항체로 파괴될 때 매우 위독한 용혈이 일어납니다. 이 부적합 현상이 메이저 미스매치입니다. 예를 들어 O형의 환자에게 A형, B형, 혹은 AB형의 혈액을 수혈하면 환자 혈중의 항A 항체, 항B 항체로 수혈한 혈액의 혈구는 바로 파괴되어 용혈됩니다. 쇼크, DIC(파종성 혈관 내 응고 증후군), 급성 신부전 등을 합병하여 최악의 경우에는 사망하게 됩니다. 환자 자신의 적혈구가 파괴되어 용혈을 일으키는 것을 메이저 미스매치라고 오해하는 사람이 있으므로 주의합니다.

한편, O형의 혈액을 A형, B형, 또는 AB형의 환자에게 수혈하면 수혈한 혈액 속 항A 항체와 항B 항체가 환자의 적혈구를 파괴합니다. 수주되는 항체는 환자의 혈액에 따라 희석되고 대량으로 수혈하지 않는 이상 위독한 용혈 반응은 일어나지 않습니다. 이 부적합이 마이너 미스매치입니다.

Rh형 부적합은 ABO식 혈액형 부적합과 비교하면 증상이 가볍고 수혈 후 1~수 시간 후에 나타납니다. ABO식 혈액형 부적합은 혈관 내 용혈이 주체인 것에 반해, Rh식 혈액형 부적합은 망내계에 들어가 용혈하는 혈관 외 용혈이 주체이기 때문입니다.

교차 적합 실험은 왜 하는 것일까요?

수혈할 혈액의 혈구와 환자의 혈장 간 적합 검사를 주시험이라 합니다. 주시험이 양성이면 메이저 미스매치를 뜻하기 때문에 그 혈액은 절대 수혈해서는 안 됩니다. 수혈할 혈액의 혈장과 환자 혈구 간 적합 검사는 부시험이라 부릅니다. 교차 적합 시험은 ABO 부적합 수혈을 방지하기 위한 중요한 요새라고 할 수 있습니다.

혈액형은 변할까요?

일반적으로 혈액형은 평생 변하지 않습니다. 그러나 타인의 조혈 모세포를 이식 받은 환자는 혈액형이 변하기도 합니다.

조혈 모세포 이식은 자신의 골수에서 정상적인 조혈을 할 수 없는 백혈병이나 재생 불량 빈혈의 환자 등에게 적혈구·백혈구·혈소판의 기본이 되는 세포(조혈 모세포)를 이식하여 조혈 기능을 재구축하게 만들어 줍니다. 골수 이식, 제대혈 모세포 이식, 말초혈 간세포 이식의 세 가지 방법이 있습니다.

타자의 조혈 모세포를 이식하는 것은 HLA 항원(백혈구 항원)이 일치하면 ABO식의 혈액형은 일치하지 않아도 가능합니다. 그래서 자신과 혈액형이 다른 기증자의 조혈 모세포에 의해 그 사람의 혈액형으로 변하는 경우가 있습니다.

SECTION 2

혈액형의 오류로 인한 수혈 사고,
혈액형 판정용 채혈은 가장 위험한 채혈!

채혈 실수로 환자를 사망에 이르게 한다는 생각은 한 번도 해보지 못했을 것입니다. 그러나 혈액형 판정용 채혈에서 환자를 착각해 수혈 사고가 일어나는 사례가 있습니다. 이 섹션에서는 채혈 행위에도 혈액형 부적합 수혈의 요인이 잠재해 있다는 것을 배워 봅니다.

Q&A
→ 해답은 248페이지

[Q1] 아래의 문장 중 환자의 혈액형을 오해하는 실수로 이어질 수 있는 상황에 ○를 써넣으시오.

① 혈액형 판정용 채혈 용기의 라벨에 쓰여 있는 환자명을 착각했다. ( )

② 혈액형 판정용의 채혈을 할 때 실수로 옆 침대의 환자에게서 채혈했다. ( )

③ 두 명의 구급 환자를 혈액형 판정용 채혈할 때 환자를 착각했다. ( )

④ 다시 입원하는 환자인 경우, 지난번에 입원했을 때 판정받은 혈액형을 진료 기록 카드에 옮겨 적다가 실수가 있었다. ( )

Comment

채혈 실수가 혈액형 부적합 수혈로 이어지는 것을 알고 있습니까?

주사나 수혈 등 환자의 혈관 내에 무엇인가를 넣는 행위와 비교했을 때 혈관에서 혈액을 빼내는 채혈 행위는 위험성이 낮다고 생각하는 경향이 있습니다. 채혈을 잘못하여 중대한 의료사고로 발전할 수 있다는 것은 생각해 보지도 않은 일일 것입니다.

그런데 혈액형 판정용 채혈을 할 때 환자를 착각했다면 어떻게 될까요? 우연히 같은 혈액형의 환자였다면 다행이지만, 그렇지 않은 경우는 다른 혈액형이 보고되어 혈액이 잘못 들어가게 됩니다. 그때 교차 적합 시험(크로스매치)용의 채혈이 동시에 이루어지고 있으면 중요한 요새인 교차 적합 시험까지 그냥 지나치게 되어 최악의 ABO 부적합 수혈이 일어날지도 모릅니다. 따라서 채혈 행위를 '고작해야 채혈일 뿐이지'라고 하찮게 생각해서는 안 됩니다. 특히 혈액형 판정용과 크로스매치용 채혈은 매우 위험한 채혈이라는 것을 인식해 두기 바랍니다.

입원 시에 혈액형 판정용의 채혈을 생화학 검사 등의 다른 일반 채혈과 동시에 진행하는 병원이 많다고 생각됩니다. 생화학 검사 등의 일반 채혈은 입원 중에 몇 번 더 실시되기 때문에 잘못된 결과를 발견할 기회가 있습니다. 그러나 혈액형은 오늘날까지 거의 한 번만 하는 검사였기 때문에 혈액형이 잘못된 상태더라도 환자의 혈액형으로 그대로 기록될 수 있습니다. 그래서 2005년에 후생노동성에서 내놓은 '수혈 요법의 실시에 관한 지침'(개정판)에서는, 혈액형의 판정은 다른 시기에 2회 실시하고 할 때마다 같은 판정 결과가 나왔을 때 확정해야 한다는 항목을 포함시켰습니다. 그러나 사정에 따라 1회의 채혈로 혈액형을 판정해야 하는 경우도 있기 때문에 혈액형 판정용 채혈은 큰 주의를 기울여야 합니다.

채혈 실수에서 혈액형이 잘못되는 상황은 언제 일어나는 것일까요?

채혈 실수로 혈액형이 잘못되는 경우는 두 가지 패턴으로 일어납니다. 하나는 채혈해야 하는 환자를 착각한 경우, 또 하나는 다른 환자의 용기에 채혈한 경우입니다. 공청회·직무 보고 사례를 기초로 각각의 잘못된 요인들을 정리해 보았습니다.

● 채혈 환자가 잘못됨

주사를 할 때 환자를 착각하는 상황이나 요인과 기본적으로 같습니다. 동성이나 비슷한 이름의 환자, 옆 침대의 환자 등과 착각하는 경우가 많습니다. 또한 동시에 여러 명의 환자를 차례대로 채혈하는 경우와 같이 환자를 혼동한 사례도 있습니다.

● 환자명이 다른 용기에 채혈

이 경우는 두 가지로 나뉩니다. 라벨의 환자명이 잘못된 경우, 다른 환자의 용기에 채혈한 경우입니다.

전자는 주로 손으로 쓰다가 환자명을 잘못 쓰거

나 비슷한 이름의 라벨을 붙여서 발생합니다. 특히 채혈 후에 환자명 라벨을 잘못 붙이는 경향이 많기 때문에 조심하도록 합니다.

한편 후자는 여러 명의 채혈 용기를 들고 걸어 다니면서 차례대로 채혈할 때 다른 환자의 용기에 혈액형 판정용의 용기가 섞여 버리는 경우입니다. 용기 홀더 등에 여러 명의 용기를 나열해 채혈하는 행동은 위험합니다. 반드시 환자 한 명 단위로 채혈 용기를 나누어 놓아야 합니다.

위험 채혈이라는 인식이 아주 중요합니다

이러한 채혈 실수를 막기 위해서는 우선 채혈자가 혈액형 판정용이나 크로스매치용의 채혈이 수혈 사고로 이어질 수 있다는 위험성을 인식해야 합니다. '위험'이라고 하면 사람은 조심하려고 노력합니다. 혈액형 판정이나 크로스매치용 용기에 '위험 표시'를 붙여 두는 것이 좋은 방법입니다.

또한 혈액형 판정용과 크로스매치용의 동시 채혈은 원칙적으로 이루어지지 않습니다. 만약 긴급 사태로 동시에 채혈을 해야 하는 상황이라면 중대성을 인식하고 환자와 용기의 환자명을 두 번 확인합니다. 의식이 있는 환자에게는 혈액형을 반드시 확인합니다. 만약 환자가 다른 혈액형을 말하면 다시 채혈을 해 혈액형을 확인해야 합니다.

채혈 실수 이외에도 혈액형을 잘못 파악하는 경우가 있습니다

채혈 실수 이외의 원인으로 혈액형을 잘못 아는 경우도 있습니다. 검사실에서의 실수와 병동에서의 실수로 나누어집니다.

● 검사실에서의 실수

검사 전에 환자의 혈액(검체)을 잘못 뽑거나 검사

후에 판정 결과를 전표에 기재할 때 혈액형을 잘못 적은 사례가 있습니다.

● 병동에서의 실수

혈액형 검사 결과를 다른 환자의 진료 기록 카드에 잘못 붙여서 혈액형이 바뀐 사례가 있습니다. 동성(동명) 환자의 진료 기록 카드에 혈액형을 붙일 때에는 ID도 확인하도록 합니다.

그리고 이전의 진료 기록 카드에서 혈액형 검사 결과를 옮겨 적을 때나 병력실에 전화로 혈액형을 문의할 때 전달 과정에서 실수가 일어나기도 합니다. 이미 검사된 혈액형 결과를 이용할 때에는 옮겨 적기나 구두 전달을 하지 말고 검사 결과를 복사하여 붙이는 편이 안전합니다.

환자의 성만 구두로 지시해 애매한 채혈 의뢰와 그 후

선배 간호사가 "야마다 씨에게 혈액형 검사용 채혈 좀 해"라고 구두로 지시했다. 그런데 채혈하고 보니 동성의 다른 환자였다.

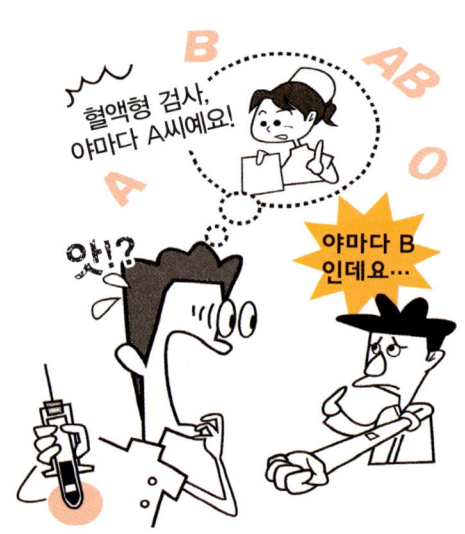

동시에 여러 명을 채혈해 채혈 용기 혼동

환자 세 명의 생화학 검사나 혈액형 검사의 용기를 함께 나열해 환자가 있는 곳에 가지고 갔다. 차례대로 채혈했는데 다른 환자명의 용기에 채혈하고 말았다.

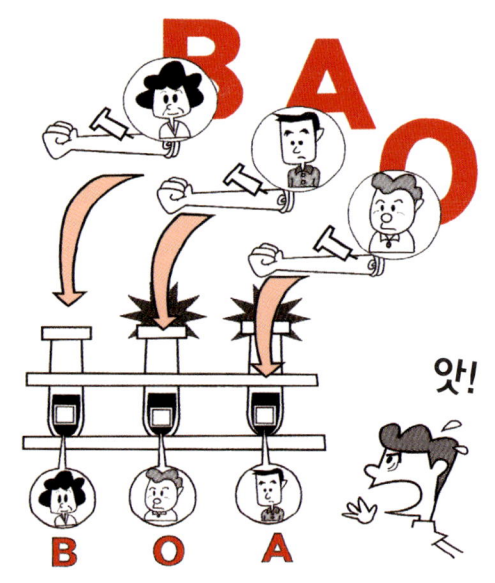

수혈

SECTION 3

혈액의 잘못된 취급으로 인한 수혈 사고, 취급이 잘못 일어나는 장소는 여러 곳

혈액형 부적합 수혈의 원인 중 가장 많은 경우는 혈액의 잘못된 취급입니다. 혈액을 잘못 취급하는 행위는 각 부서에서 혈액을 인출하는 과정에서부터 수혈이 실시(혈액의 접속)될 때까지 어느 과정에서든 일어날 수 있습니다. 이 섹션에서는 어느 과정의 어떤 상황에서 혈액의 잘못된 취급이 일어나는지를 알아봅니다.

Q&A   → 해답은 248페이지

[Q1] 아래의 문장 가운데 혈액이 잘못 취급되어 수혈 사고의 원인이 되기 쉬운 상황에 ○를 써넣으시오.

① 환자 세 명의 수혈이 아침 10시부터 예정되어 있다. 세 명분의 혈액 제제를 냉장고에서 꺼내와 급하게 수혈 준비를 하고 있다. ( )

② 환자 두 명의 혈액 제제를 수혈부에서 받아, 하나의 박스에 함께 넣어 냉장고에 보관하고 있다. ( )

③ 수혈 예정인 환자는 한 명뿐이며 그 환자용의 혈액 제제를 수혈부에서 받아 냉장고에 보관하고 있다. ( )

Comment

혈액의 잘못된 취급은 왜 일어나는 것일까요?

각 부서(병동, 수술부 등)로 혈액 인출 → 부서 내에 보관 → 수혈 준비 → 수혈 실시의 각 과정에서 혈액이 잘못 취급될 수 있는 요인이 있습니다. 공청회·직무 보고 사례로부터 예를 들어 봅니다.

● 각 부서로의 인출 시에 잘못 취급

동시에 수술 중인 다른 환자의 전표로 혈액을 받은 사례가 있었습니다. 그때는 전표를 조회해도 잘못된 부분을 발견할 수 없습니다. 또한 수령한 혈액에 환자명을 기재할 때 다른 환자명을 쓴 사례도 있습니다.

● 각 부서 내에서의 보관에 있어서 잘못 취급

동시에 수술 중인 다른 환자의 혈액과 혼동하거나 두 명분의 혈액이 혼동되어 전표가 바뀐 사례 등 여러 명의 혈액을 냉장고에 보관하는 경우입니다.

● 수혈 준비에서의 잘못 취급

여러 명분의 동결 혈장을 해동하여 각각 환자의

가방에 넣을 때 다른 환자용의 혈장이 섞여 있었던 사례가 있습니다.

● 수혈 실시(혈액을 수혈 라인에 접속) 과정에서의 잘못 취급

다른 직원에게서 구두로 건네받은 혈액을 확인하지 않아 사고가 발생한 경우가 있었습니다. 또한 '급하게' 혈액을 연결할 때에 잘못 취급한 사례도 다수 있습니다. 긴급 상황 시나 혈액을 새로 바꿀 때는 허둥대며 혈액을 연결하게 됩니다. 특히 첫 번째 혈액의 수혈이 생각보다 빨리 끝나 두 번째 병으로 바꿀 때가 요주의입니다. 서둘러 지참하고 접속하려고 하는데 이때 확인을 소홀하게 할 위험성이 있습니다.

한편, 동시에 여러 명의 혈소판을 가지고 가다가 잘못 취급한 사례도 있습니다. '겨우 두 명분이니까' 등으로 안일하게 생각하면 안 됩니다.

이상의 사례를 보면 각 부서에서 혈액이 인출되어 수혈을 실시할 때까지 혈액을 지속적으로 확인하는 것이 사고를 방지할 수 있는 원칙입니다.

여러 환자의 수혈 전표가 동시에 존재

당일, 같은 시간대에 수술 중인 환자가 세 명이 있었다. 수혈 전표를 잘못 취급하여 다른 환자의 전표로 혈액을 받았다.

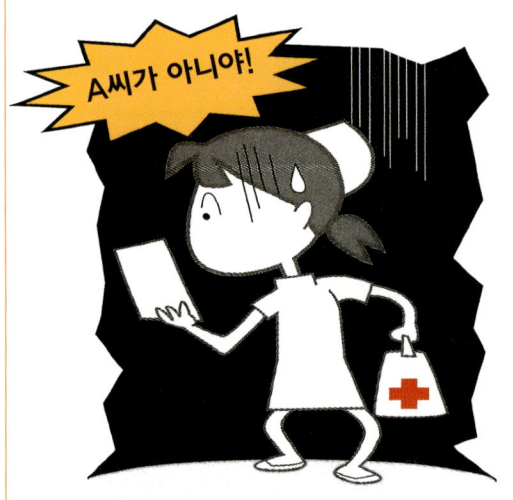

여러 명분의 혈액을 냉장고에 동시에 보관

세 명의 환자가 같은 날 수혈 예정이어서, 전날부터 냉장고에 적혈구 제제 세 명분이 5단위로 보관되어 있었다. 적혈구 제제를 꺼낼 때, 그만 다른 환자의 혈액과 바뀌고 말았다.

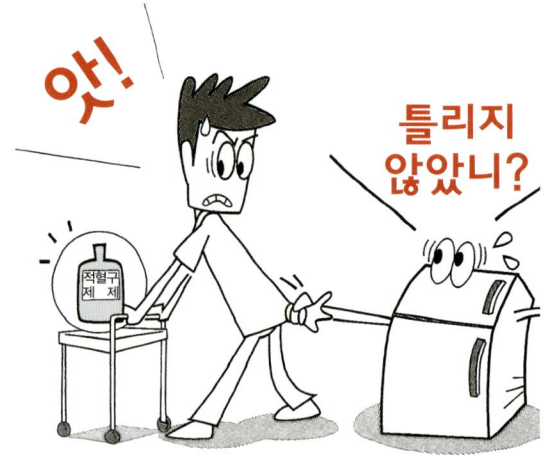

혈액의 보관, 운반, 준비, 실시는
한 명의 환자 단위로 구별합니다

혈액을 잘못 취급하는 경우는 다른 환자의 혈액이 존재하지 않으면 일어날 수 없습니다. 즉, 한 명 이상의 혈액이 동시에 보관, 운반, 준비되고 있는 상황, 특히 복수 환자의 수혈이 동시에 진행되는 상황을 위험 상태라고 감지할 수 있어야 합니다. 이 상황에서 주의력을 저하시키거나 분산시키는 요인이 더해질 때가 요주의입니다. 추가된 요인 때문에 '당황하여' 혈액을 잘못 취급할 수 있습니다.

또 하나, 혈액을 새롭게 바꿀 때도 주의합니다.

첫 번째 혈액을 연결할 때는 신중하게 두 번 확인을 하지만 두 번, 세 번 이어지다 보면 처음의 긴장감이 사라져 건성으로 확인하고 혈액을 갱신해 버립니다. 두 번째, 세 번째 수혈을 할 때도 부적합 수혈이 일어날 위험성은 같습니다. 어떠한 상황이든 정해진 순서를 밟아 혈액을 확인해야 합니다(안전한 순서는 일본 수혈·세포치료학회에 의한 '안전한 수혈 요법 가이드'를 참고하기 바랍니다 http://www.jstmct.or.jp/jstmct/MedicalInfo/RefList.aspx)(※국내: 2011년 수혈 가이드라인 질병관리본부).

실제 공청회·직무 보고 사례에서

구두로 지시된
애매한 수혈 업무의 연속

선배 간호사로부터 '○○ 씨용의 혈액'이라고 건네받은 혈액을 한 번 더 확인하지 않고 수혈 세트에 접속하려고 했는데 다른 환자용의 혈액이라는 것을 알았다.

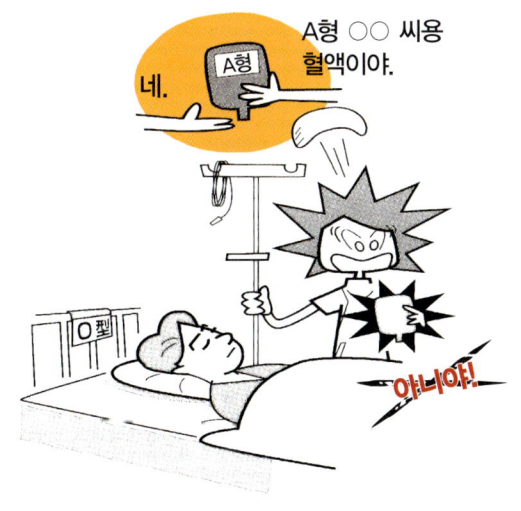

실시 직전에 환자명과 혈액을 확인하지
않고 다른 형을 수혈

외과 환자가 수술 후에 빈혈 때문에 수혈을 지시받았다. 수혈을 하려고 병동의 냉장고에서 혈액을 꺼냈을 때, 또 다른 수혈 예정 환자의 혈액과 착각하고 말았다. 수혈을 시작했으나 다행히도 스리웨이가 클램프된 상태여서 수혈이 되진 않았다. 다른 사람이 알려 줘서 확인할 수 있었다.

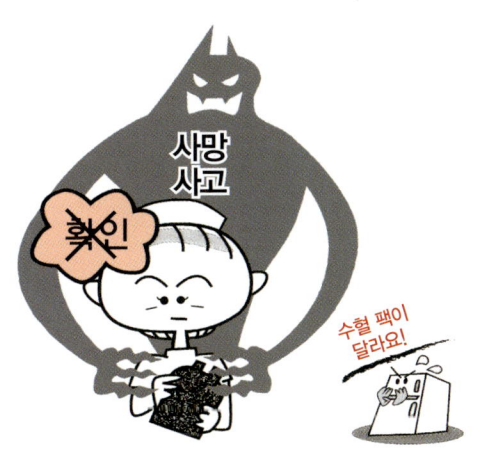

SECTION 4

환자를 착각하는 수혈 사고,
혈액을 연결하는 그때가 결정적인 포인트!

혈액은 바르게 준비했어도 수혈할 환자를 착각하면 부적합 수혈이 됩니다. 수혈 환자를 착각하는 경우도 점적 환자를 착각할 때와 기본적으로 같은 요인에서 발생합니다. 다른 요인은 혈액의 네 가지 유형입니다. 점적을 할 환자를 착각하는 것과는 비교도 안 되는 중대한 결과를 가져올 수 있습니다. 이 섹션에서는 환자를 착각하여 혈액형 부적합 수혈로 이어질 수 있는 사고에 대하여 설명합니다.

Q&A
→ 해답은 248페이지

[Q1] 수혈할 때 환자를 착각하는 실수를 방지하기 위한 방법으로 바른 것에 ○를 써넣으시오.

① 간호사 창구에서 수혈 제제의 환자명과 의사 지시전의 환자명이 맞는지 두 번 확인한다. ( )

② 환자 이름이 맞는지 확인하기 위해 혈액 제제의 환자명과 환자의 침대 사이드 이름표를 두 번 확인한다. ( )

③ 환자의 침대 사이드 이름표와 혈액 제제의 환자명, 의사 지시전의 환자명이 같은지를 두 번 확인한다. ( )

④ 환자의 침대 사이드에 적힌 이름표와 혈액형, 혈액 제제의 환자명과 혈액형, 의사 지시전의 환자명이 같은지 두 번 확인한다. ( )

Comment

수혈할 때 왜 환자를 착각할까요?

수혈할 때의 환자 착각도 주사를 실시할 때의 환자 착각과 기본적으로 같은 요인에서 발생합니다(➜ 주사 SECTION 12).

환자를 착각하는 가장 큰 요인은 환자가 서로 닮았거나 무엇인가 공통점을 갖고 있을 때입니다. 동성, 비슷한 이름, 비슷한 병태 등입니다. 다음으로 많은 요인은 같은 시각에 수혈 예정인 환자가 여러 명일 때입니다.

그 밖에 수혈 예정인 환자가 침대를 이동한 것을 알지 못했거나 환자의 성만을 구두로 알린 불확실한 업무 연대로 착각할 수 있습니다. 또한 환자에게 혈액을 갖고 가던 중에 다른 환자가 불러, 그 환자의 라인에 혈액을 접속한 경우도 착각의 요인이 됩니다. 드문 경우이긴 하지만, 라인 종류가 많은 환자 중에는 복수의 링겔대가 있어 혈액을 넣는 링겔대를 잘못 보고 수혈해 환자가 잘못된 적도 있었습니다.

수혈 상황 외의 요인으로 일어나는 환자 착각도 있습니다

환자를 착각하는 실수의 대부분은 혈액을 연결하는 시점에서 일어나고 있지만 의사의 지시에 기인한 경우도 있습니다. 수혈 전표의 환자명이 잘못되었을 때(엠보싱 카드를 잘못 누르는 등)입니다. 주치의가 입회해 있지 않으면 잘못을 발견할 수 없습니다.

혈액을 연결하는 때가 결정적인 포인트입니다

주사도, 혈액도 환자의 혈관 내에 주입하는 것은 같지만 주입하려고 하는 때가 정말 중요한 시점입니다. 일단 혈관 내에 들어가면 되돌릴 수가 없습니다. 순식간에 전신으로 돌아 대처할 수 있는 시간조차 충분하지 않습니다. 아무리 급해도 정해진 순서에 따라 침대 사이드의 환자부터 환자 확인을 합니다. 동시에 수혈하는 혈액 확인과 혈액형 확인도 결코 잊어서는 안 됩니다.

실제 공청회·직무 보고 사례에서

환자의 침대 이동 정보를 파악하지 않고 그대로 실시

이전 근무 시간에 동결 혈장을 연결한 적이 있던 환자에게 오늘도 동결 혈장을 연결했는데, 모르는 사이에 환자가 침대 이동을 해 다른 환자에게 수혈하였다.

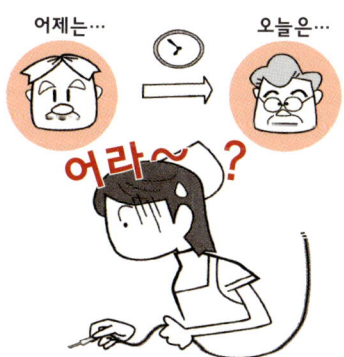

업무 중단에 따른 주의력의 단절

수혈 예정 환자에게 적혈구 제제를 갖고 가던 도중에 다른 환자가 불러 대응하게 되었다. 그런데 그만 이 환자의 수액 라인에 제제를 연결할 뻔했다.

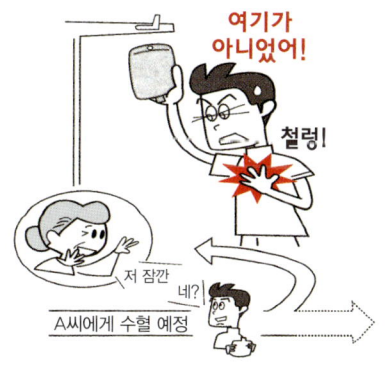

수혈

부적합 수혈이 일어나면⋯⋯.
조기 발견을 위한 신호를 알아 두자

만일 잘못된 혈액형 수혈이 시작되면 얼마나 빨리 알아차려 수혈을 멈추는가가 관건입니다. 큰 사고를 막으려면 수혈이 시작된 후 간호사가 어떻게 관찰하는가가 중요합니다. 이 섹션에서는 혈액형 부적합 수혈의 신호에 대하여 배워 봅니다.

Q&A
→ 해답은 248페이지

[Q1] ABO 혈액형 부적합 수혈의 조기 발견을 위하여 중요하다고 생각되는 것에 ○를 써넣으시오.

① 부적합 수혈은 초기부터 혈압이나 맥박 등의 바이털 사인에 변화가 나타나기 때문에 시작 직후에 모니터를 장착하여 간호사 창구에서 관찰하는 것이 좋다. ( )

② 두드러기가 부적합 수혈의 초기 증상이므로 가려워지면 간호사를 부르도록 환자에게 전해 둔다. ( )

③ 수혈은 중요한 치료이기 때문에 조건이 조금 틀리더라도 참고 속행하는 편이 좋지만 바이털 사인에 이상이 있으면 의사를 부른다. ( )

④ 부적합 수혈의 초기 증상은 주입 혈관에 따른 통증이나 저림 이외에 두통, 요통 등의 일반적인 증상이 나타나기도 한다. 환자에게 조금이라도 불편한 점은 없는지 물어 보면서 적어도 5분은 침대 사이드에서 주의 깊게 관찰한다. ( )

Comment

혈액형 부적합의 조기 발견, 초기 관찰은 특히 중요합니다!

적혈구 제제의 혈액형 부적합 수혈이 발생했을 때 얼마나 빨리 알아차리고 처치하는가가 환자 생사의 갈림길입니다. 수혈 시작 후 10~15분간은 1㎖/분 정도(성인의 경우)[26]의 속도로 서서히 주입하면서 관찰을 게을리하지 않아야 합니다. 그러기 위해서는 부적합 수혈에 대한 신체 반응 과정을 이해하고 조기 발견을 위한 지식을 몸에 익힙니다.

혈액형 부적합 수혈의 초기 증상은?

혈액형 부적합 수혈이 이루어지면 적혈구 막상의 항원 항체 복합체가 보체계를 계속 활성화시키고 적혈구를 파괴하여 용혈을 일으킵니다. 이 보체계 활성화 과정에서 다양한 생물학적 활성을 갖는 중간체가 방출됩니다. 그중에는 아나필라톡신이라 불리는 강한 염증과 아나필락시스와 같은 증상을 불러일으키는 C3a, C5a 등의 물질이 있습니다. 이러한 물질은 강한 혈관 수축 작용도 일으킵니다.

부적합 수혈이라고 하면 초기부터 혈압 강하나 쇼크가 발생한다고 생각하는 경향이 있는데 반드시 그렇지는 않습니다. 몇몇의 문헌[27],[28]에서 오히려 초기에는 혈압이 상승한다고 설명하고 있습니다. 수혈을 시작한 직후부터는 주입 혈관에 따른 열감과 통증, 흉통, 등부위통, 요통, 안면 홍조, 흉부 압박감, 오한·발열, 혈압 상승·저하, 적색뇨(용혈에 의한 헤모글로빈뇨)의 여부를 주의 깊게 관찰해야 합니다. 자각 증상을 호소할 수 없는 의식 장애 환자의 경우는 부적합 수혈의 발견이 늦어집니다. 그때에는 적색뇨가 중요한 신호가 되기 때문에 바이털 사인뿐만 아니라 요도를 통한 소변의 색조 변화에도 주의합니다. 특히 수혈을 시작한 후 5분이 중요하기 때문에 침대 사이드에서 관찰해야 합니다(만약을 위해 15분간은 주의 깊게 지켜보아야 합니다). 이러한 수혈 시작 초기의 주의 깊은 관찰은 혈액을 연결할 때마다 해야 합니다.

위와 같은 호소가 있으면 수혈을 바로 중지하고 의사에게 보고하여 수혈 혈액이 적절한지의 여부를 확인해야 합니다. 부적합 수혈을 계속하면 아나필락시스 반응이 나타나 쇼크가 일어나고 신부전, DIC를 합병하는 매우 위독한 중태로 나아갈 수 있습니다.

수혈에는 또 다른 부작용도 있습니다

수혈에 의한 부작용은 용혈성 부작용과 비용혈성 부작용으로 나뉩니다. 전자에서 가장 위독한 것이 ABO 혈액형 부적합에 따른 용혈입니다. 그 밖에 자기 항체에 의한 용혈이 있습니다.

수혈 부작용 중 압도적으로 많이 나타나는 것은 후자의 비용혈성 부작용입니다. 증상으로는 발열과 두드러기가 높은 비율을 차지하고, 아나필락시스 형태의 위독한 증상이 나타나는 경우도 있습니다. 과거에 수혈을 하면서 생산된 백혈구나 혈소판, 혈장 성분에 대한 항체 등도 원인이 될 수 있다고 알려져 있습니다. 증상이 나타나는 시점은 수혈 중과 수혈 후 두 시간 정도인데, 시작 직후에 출현하는 경우도 있고 부적합 수혈의 증상과 판별이 어려운 경우도 있습니다. 어떤 경우든 간에 빨리 의사에게 보고하고 판단과 처치를 요구해야 합니다.

SECTION 6
혈액 제제에 따라 다른 보존 방법과 유효 기간

혈액 제제의 보존 방법이 잘못되었거나 유효 기간을 놓쳐서 제제를 폐기하는 사례가 보고되어 있습니다. 이 섹션에서는 혈액 제제를 낭비하지 않기 위한 보존 방법과 유효 기간에 대하여 배워 봅니다.

Q&A
→ 해답은 248페이지

[Q1] 각 혈액 제제의 보존 온도를 고르세요.

① 적혈구 농축액은

(가. 2~6℃ 나. 20~24℃ 다. −20℃ 이하)로 보존

② 신선 동결 혈장은

(가. 2~6℃ 나. 20~24℃ 다. −20℃ 이하)로 보존

③ 농축 혈소판은

(가. 2~6℃ 나. 20~24℃ 다. −20℃ 이하)로 보존

[Q2] 각 혈액 제제의 유효 기간을 고르세요.

① 적혈구 농축액은 채취 후

(가. 4일 나. 21일 다. 60일)

② 농축 혈소판은 제조 후

(가. 24시간 나. 4일 다. 7일)

③ 세척 적혈구는 제조 후

(가. 24시간 나. 4일 다. 21일)

④ 신선 동결 혈장은 제조 후

(가. 1개월 나. 6개월 다. 1년)

Comment

혈액 제제는 각각 보존 온도와 유효 기간이 다릅니다

혈액 제제에는 전혈 제제 이외에 적혈구, 혈소판, 신선 동결 혈장(FFP) 등의 분획 혈액 제제가 있습니다. 대량 긴급 수혈을 제외하고는 환자에게 필요한 혈액 성분만을 수혈하는 성분 수혈이 주류가 되고 있습니다.

● 적혈구 제제

빈혈이 있는 환자에게 헤모글로빈을 보급하는 데

이용되고 있습니다. 적혈구 제제로는 '적혈구 농축액', '세척 적혈구', '해동 적혈구 농축액' 등이 있으며 가장 많이 사용되고 있는 것은 '적혈구 농축액'입니다. 팩 하나가 혈액 200㎖에 맞먹는 적혈구 농축액(약 140㎖)과 400㎖에 맞먹는 적혈구 농축액(약 280㎖)이 있습니다. 적혈구 농축액의 유효 기간은 채혈 후 21일간으로 다른 혈액 제제보다 길게 되어 있습니다. 그러나 세척 적혈구는 제조 후 24시간, 해동 적혈구 농축액은 제조 후 12시간입니다. 보존 온도는 2~6℃이며 지나치게 차게 하면 용혈될 위험이 있습니다.

● 혈소판 제제

혈소판 감소나 혈소판 기능 이상으로 인한 출혈을 치료하는 데에 이용되고 있습니다. '농축 혈소판'은 전혈 200㎖에서 채취한 것을 1단위(약 20㎖)로 하고 있습니다. 혈소판은 20~24℃에서 수평 진자를 이용해 보존합니다. 유효 기간은 채혈 후 4일간입니다.

● 신선 동결 혈장(FFP)

응고 인자 보급을 위하여 이용되고 있습니다. 영양 보급이나 혈장 단백, 알부민량의 유지 같은 간단한 목적으로 사용하는 것은 아닙니다. 유효 기간은 채혈 후 1년간, 보존 온도는 −20℃ 이하입니다. −20℃로 하는 이유는 응고 인자인 제Ⅴ인자, 제Ⅷ인자 등의 활성을 유지하기 위해서입니다. 사용할 때에는 30~37℃에서 빠르게 해동하고(고온으로 해동하면 응고 인자의 활성이 저하됨), 해동한 후에는 4~6℃로 보존하여 3시간 이내에 사용해야 합니다. 해동한 후에는 제Ⅴ인자, 제Ⅷ인자의 활성이 급속하게 저하되기 때문입니다.

이상과 같이 적혈구, 혈소판, 혈장 인자 각각에는 지적 보존 온도가 있고, 유효 기간도 다릅니다. 따라서 혈액 제제의 관리는 전문 부서에서 하고, 병동으로의 인출은 가능한 한 수혈 직전에 하는 편이 좋습니다. 병동으로 수령한 다음에는 보존 온도에 주의하고, 여러 종류의 혈액 제제를 수혈하는 환자에게는 유효 기간을 고려하여 시행하는 것도 중요합니다.

왜 혈액에 방사선을 조사하는 걸까요?

수혈 후 GVHD(수혈 후 이식 편대 수주병: 수혈한 혈액의 림프구가 증식하여 환자의 간, 피부, 소화관, 골수를 공격해 치명적인 경과를 밟는다)를 예방하기 위하여, 원인이 되는 수혈 혈액 속 림프구를 방사선으로 불활성화시킵니다. 자신의 혈과 동결 혈장 이외의 모든 혈액 제제에 행하고 있습니다.

심장 혈관 외과 수술이나 암의 외과 수술, 신생아의 교환 수혈, 대량 출혈이나 위독한 외상 이외에 면역력이 저하된 환자의 수혈은 방사선 조사를 적용하고 있습니다.

요컨대 전혈이나 적혈구 제제로 조사된 혈은 시간이 흐르면서 칼륨 수치가 같이 상승하기 때문에, 혈청 칼륨 수치에 주의를 기울여야 하는 환자(신기능 장애자, 신생아나 미숙아, 급속 대량 수혈자 등)에게는 조사가 끝나면 신속하게 수혈해야 합니다.

적혈구 제제를 가온할 때는 혈액 전용 가온기를 이용합니다

2~6℃로 보존되고 있던 적혈구 제제를 급속으로

링겔대에 건 채 혈액 팩을 갱신하려다 팩이 터졌다

혈액을 바꿀 때는 루트와 혈액 팩을 평평한 곳에 놓고 연결해야 한다. 그런데 링겔대에 혈액 팩을 건 채 연결해서 팩이 터지면서 혈액이 흘렀다. 바닥이 피투성이가 되어 버렸다.

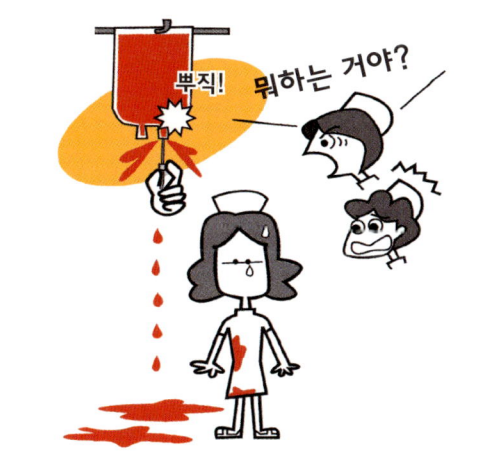

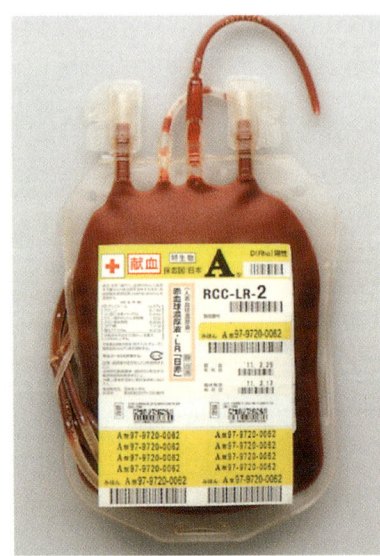
적혈구 농축액

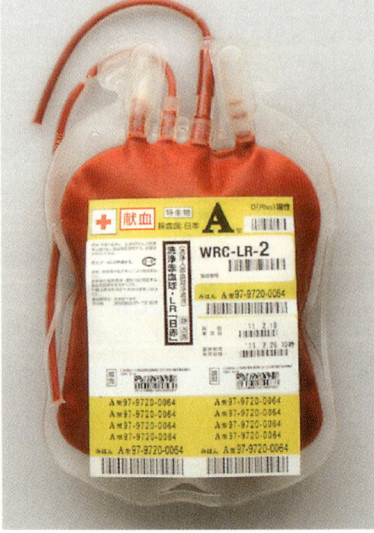
세척 적혈구

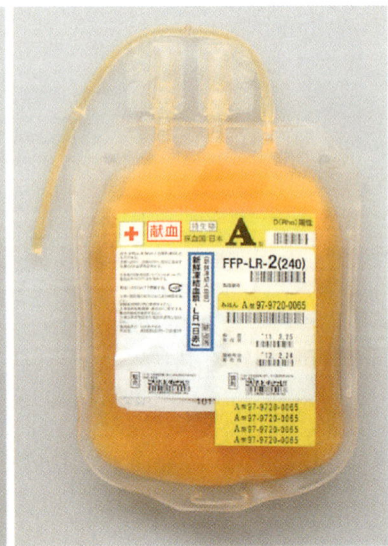
신선 동결 혈장

*사진 제공: 모두 일본 적십자사 중앙
혈액 센터

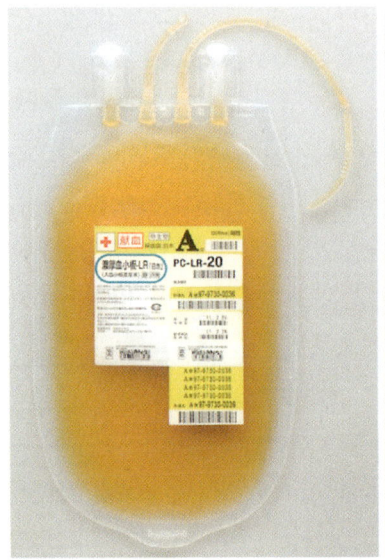
농축 혈소판

조사 적혈구 농축액

조사 혈액을 나타냄

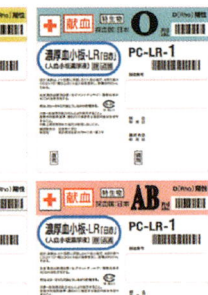
라벨 사례
(농축 혈소판. 혈액형별로 라벨이 다른 색)

대량 수혈할 때에는 저체온을 방지하기 위해 가온을 합니다. 가온을 할 때는 혈액 전용 가온기를 사용합니다. 중탕하는 것처럼 고온의 탕 안에 혈액 팩을 넣으면 안 됩니다.

혈액 제제를 접속할 때 팩이 찢어지지 않도록 주의합니다

혈액 제제를 수혈 세트에 연결할 때, 링겔대에 내려놓고 수행하여 팩이 찢어진 신입 간호사의 사례가 많이 올라와 있습니다. 특히 혈액 제제를 두 번째 병으로 갱신할 때부터 많이 일어납니다. 혈액 제제는 오버 테이블 위에 놓고 연결해야 합니다.

경관영양

SECTION 1

폐로 잘못 주입되거나 잘못 삼키는 사고를 예방하자

위 안에 위관이 유치되었는지 확인하지 않은 채 경구 영양제를 주입하여 폐로 잘못 주입되거나 주입 중에 위관에서 빠진 사례, 구토로 인해 영양제를 잘못 삼킨 사례가 보고되고 있습니다. 잘못 삼키는 사고는 때론 생명을 위협하는 폐렴을 일으킵니다. 이 섹션에서는 경관영양의 잘못된 주입과 오연(잘못 삼킴) 방지에 대하여 배워 봅니다.

Q&A

→ 해답은 248페이지

[Q1] 경관영양을 하기 위해 경비위관을 유치할 때에 바른 것에 ○를 써넣으시오.

① 위관은 비강에서부터 45cm를 넣으면 좋다. (　　)

② 위관이 기관 내로 잘못 들어가면 기침이 나기 때문에 바로 알아챌 수 있다. (　　)

③ 위 내에 위관이 들어가 있을 때 위부에 청진기를 대고 공기를 10cc 정도 넣으면 꾸르륵 소리가 난다. (　　)

④ 위 내에 위관이 들어가 있으면 주사기로 위액을 흡인할 수 있다. (　　)

[Q2] 위관으로 영양제를 주입할 때 오연을 일으키지 않게 하기 위한 방법으로 중요하다고 생각되는 것을 아래에서 고르시오. (　　)

① 주입 과정이 피로를 가져오기 때문에 환자를 바르게 누운 자세로 있게 한다.

② 주입 중에는 구토증이나 상복부의 팽창으로 인한 부풀어 오름, 기침과 천명, 폐에 잡음이 없는지를 정기적으로 확인한다.

③ 주입 중에는 구토 반사를 일으킬 수 있는 구강 내 자극을 피한다.

Comment

무엇을 위해 위관을 삽입하는 걸까요?

위관을 삽입하는 목적은 크게 두 가지로 나뉩니다. 하나는 의식 장애나 연하 장애 때문에 경구 섭취를 할 수 없는 환자에게 영양 보급이나 약제를 주입하기 위함입니다. 다른 하나는 위에 있는 내용물의 흡인이나 위 안 세정, 상부 소화관의 감압 때문입니다.

위관은 단관(레빈형)과 이중관(산포형) 구조가 있습니다. 영양 보급의 목적은 단관 구조형으로도 충분하지만 흡인·세정의 목적으로 사용할 때 단관 구조는 막히기 쉽기 때문에 이중관 구조형이 유리합니다.

위관의 재질에 따라 삽입하기
쉽거나 어려운 제품이 있습니다

위관의 재질로는 실리콘과 폴리염화비닐이 있습니다. 영양 보급의 목적에는 실리콘관이 사용됩니다. 실리콘관은 삽입할 때나 유치 중에 불쾌감이 적습니다. 그러나 힘이 없기 때문에 반전하기 쉽습니다. 구강 내에서 똬리를 틀거나 기관 내에 잘못 들어가는 경우, 위·식도 접합부에서 반전하여 식도 내를 역행해 오는 경우가 발생할 수 있습니다. 삽입을 진행할 때 협조를 요청할 수 없는 환자에게는 적용이 어려울 수 있습니다. 이 경우를 해결하기 위해, 얼음물로 차게 하거나 냉동고에 얼려 실리콘관이 힘을 갖게 하는 등의 연구가 진행되고 있습니다.

한편, 폴리염화비닐은 실리콘에 비해 딱딱한 재질로 이루어져 있습니다. 체온의 영향으로 부드러워지기는 하지만 의식이 있는 환자에게는 불편함을 줄 수 있습니다. 관의 접촉으로 비인두의 점막 장애를 일으킬 수 있어 장기간 사용은 어렵습니다. 의식 장애 환자에게 삽입할 때는 실리콘관보다 용이합니다.

위 내에 위관이 확실하게 들어갔는지
확인하기 위해서는?

위관이 바르게 삽입되어 있으면 45cm 정도가 분문부(위와 식도가 잇닿는 부분)에 닿아 있고, 5~10cm 더 들어가면 50~55cm 정도가 위 내에 도달하겠지만 반전할 가능성도 있습니다. 때로는 다른 기관으로 잘못 들어가기도 합니다. 기관 내로 들어가면 보통은 심한 기침을 하기 때문에 바로 알 수 있습니다. 하지만 고령자나 전신 상태가 저하되어 있는 환자 등은 기침 반사가 거의 없어 알기 어려울 수 있으므로 요주의입니다. '기침을 안 하니까'라고 안심하지 말고 소정의 확인 순서를 준수합니다.

위관이 확실하게 위 내에 들어가 있는지 확인할

수 있는 가장 믿음직한 방법은 위액의 흡인입니다. 위액은 무색인데 때로는 담즙이 섞여 황색을 띠기도 합니다. 위액을 흡인할 수 있는 상태라면 주사기로 10㎖ 정도의 공기를 주입했을 때 심와부에서 꾸르륵 소리(위트림 소리)를 청진할 수 있습니다.

그러나 위트림 소리를 듣는 것만으로 안심할 수는 없습니다. 다른 기관으로 들어가도 위트림 같은 소리를 들을 수 있다는 보고가 있기 때문입니다. 반드시 위액의 흡인을 가지고 확인해야 합니다.[29] 흡인이 어려운 경우에는 환자를 옆으로 눕혀 시도해 봅니다. 그래도 흡인할 수 없을 때는 의사에게 상담하여 X선으로 확인합니다.

위관은 위 내에 확실하게 유치되어 있어도 시간이 지나면 환자가 몸을 움직이거나 하여 몇 cm가 빠져나올 수 있습니다. 그러할 때에 안이하게 생각해서 바로 밀어 넣으면 안 됩니다. 다시 위액을 흡인할 수 있는가를 반드시 확인해야 합니다.

주입 전에는 항상 확인,
위관의 위 내 유치가 필수입니다

위관이 기관 내로 잘못 들어가 있는 것을 알아채지 못하고 영양제나 내복약을 주입하여 환자를 사망에 이르게 한 사고가 여러 건 보도되고 있습니다. 또한 위관이 구강 내에 똬리를 틀고 있거나 식도 내에 머물러 있는 것을 모르고 주입하여 오연시킨 사례도 보고되고 있습니다. 모두 생명을 위협할 정도의 중대한 폐렴을 불러일으킵니다. 주입할 때에는 매번 위관이 위 내에 확실하게 유치되어 있는지를 앞서 제시한 순서대로 반드시 확인합니다. 이 과정은 흡인된 위액을 통해 먼저 주입된 영양제가 아직 남아 있는지의 여부도 알 수 있고, 주입량을 조절하는 데 참고가 됩니다.

경구 영양제 주입 중이나 종료 후의 오연을 방지하기 위해서는?

주입 중이나 종료 후의 오연을 방지하기 위해서 어떠한 점에 신경을 쓰는 것이 좋을까요?

주입 중에 일어난 오연 사례의 요인으로 가장 많았던 경우는 주입 중에 위관이 식도 안까지 끌려 올라와 영양물이 역류할 때입니다. 환자 스스로 몸을 움직여서 빠지거나 일부러 잡아 빼는 경우도 많습니다.

또한 주입 중 구토로 인해 오연한 사례도 있습니다. 구토의 원인으로는 주입 속도가 너무 빠른 경우와 위와 연동이 잘 안 되는 십이지장으로의 유출이 늦는 상태에서 영양제를 계속 주입하여 위 내에 영양제가 정체되어 있는 경우 등이 올라와 있습니다. 주입 중에 환자에게 구토증이나 위 부분의 팽만감이 없는지를 묻고, 상복부가 부풀어 있지 않은지도 관찰하면서 주입 속도를 조절해야 합니다. 그 밖에도 주입 중 구강 내 흡인이 자극이 되어 구토한 사례가 보고되어 있습니다.

주입 종료 후에도 영양제가 튜브를 타고 역류하여 오연할 수 있습니다. 주입 중은 물론, 주입 후 적어도 30~45분은 30~45번 상체를 일으켜 둘 필요가 있습니다. 주입 중뿐 아니라 주입 종료 후 기침이나 천명, 폐의 잡음이 없는지 관찰하는 것도 중요합니다.

튜브 삽입 환자에게는 간호상의 주의가 필요합니다

위관뿐만 아니라 어떤 종류든 간에 튜브를 유치하면 튜브 트러블(빠짐, 접속 부위의 어긋남, 막힘)은 피할 수 없습니다. 빠짐의 원인도 다양합니다. 고정한 튜브가 느슨해짐에 따른 자연적인 빠짐, 환자의 움직임으로 인한 빠짐, 이송이나 체위 변환 등 간호사에 의한 몸의 움직임으로 빠짐 등입니다. 또한 튜브가 영양제로 막히는 경우도 있습니다. 모두 간호사의 세심한 주의와 관찰이 요구됩니다.

실제 공청회·직무 보고 사례에서

위관의 위 내 유치를 확인하지 않고 주입하여 오연

위관으로 영양제를 주입할 때 관이 위 내에 들어가 있는지를 확인하지 않고 주입을 시작했는데 영양제가 입으로 흘러넘쳤다. 살펴보니 튜브가 입 안에 똬리를 틀고 있었다. 자칫하면 오연할 뻔했다.

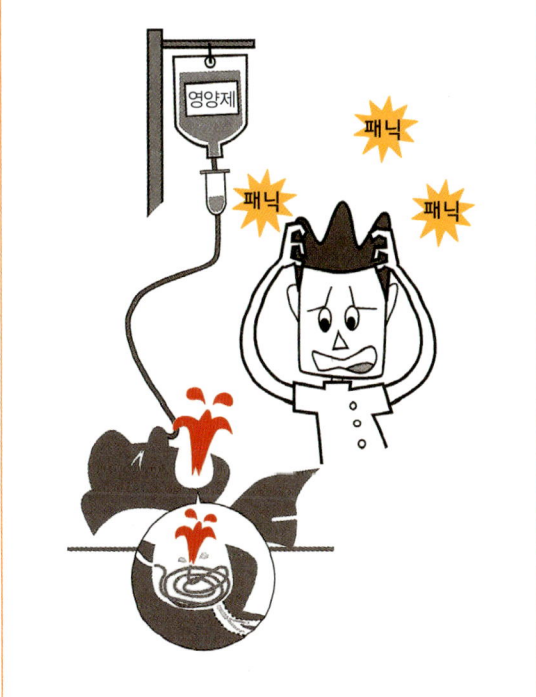

SECTION 2
위관 주입물을 정맥 내 잘못 주입하면 중대 사고, 투여 경로 사고에 요주의!

복수의 튜브를 삽입하고 있는 환자는 약물의 투여 경로가 잘못될 위험을 내포하고 있습니다. 그중에서도 최악의 경우는 위관과 정맥 라인의 착각입니다. 그래서 이 섹션에서는 위관 주입물이 정맥 라인으로 잘못 주입되는 실수의 위험성과 방지에 대하여 설명합니다.

Q&A
→ 해답은 248페이지

[Q1] 위관과 중심 정맥 라인이 삽입되어 있는 환자가 있습니다. 1일 2회 위관으로 내복약 항궤양제를 정제수에 희석하여 주입하고 있습니다. 내복약을 중심 정맥 라인에 잘못 넣지 않도록 주의해야 합니다. 그 이유로 바른 것에 ○를 써넣으시오.

① 의사가 지시한 투여 경로를 지켜야 하기 때문에 (　)
② 내복약 정맥 내 투여는 알레르기의 유무를 조사하는 피내 테스트의 결과가 음성이라고 판명되지 않으면 투여할 수 없기 때문에 (　)
③ 내복약의 입자가 폐의 모세관을 폐색시켜 폐색전을 불러일으키면 위독한 상태가 되기 때문에 (　)

Comment

정맥 라인으로의 잘못 주입이 중대 사고로 이어지는 이유는 뭘까요?

정맥 주사가 가능한 주사약은 엄격한 조건을 가지고 있습니다. 무균적으로 모세혈관을 막히게 할 수 있는 입자를 포함하지 않고 혈관에 자극도 없어야 하며 발열성 물질을 포함하지 않는 것 등입니다. 내복약은 소화관으로 흡수되어 문맥을 거쳐 간으로 이동된 후, 대사·해독 작용을 하고 대순환으로 들어가기 때문에 주사약과 같이 엄격한 조건을 가지진 않습니다. 만약 내복약이 정맥 내로 잘못 주입되면 내복약의 커다란 입자가 폐의 모세혈관을 막히게 하여 폐색전을 불러일으켜 사망 사고로 이어집니다.

접속할 수 없는 구경의 튜브로 잘못 주입하는 것을 방지합니다

위관의 접속부 형상으로는 '루어 테이퍼형'과 '카데터테이퍼형'이 있습니다(그림1). 전자는 주사용 주사기나 점적용 스리웨이와 접속이 가능합니다. 따라서 이것에 접속하는 경구영양 라인은 정맥 라인에 잘못 접속될 위험성이 있습니다. 그러므로 후자의 '카데터테이퍼형'을 위관과 접속할 경장영양 라인 (연장 튜브, 스리웨이)으로 사용하고 주입용 주사기도 카데터칩형을 이용하라는 안내장이 내려오기도 했습니다. 또한 접속부 구멍의 지름은 주사용 4mm에 비해 경장 주입용이 6±0.5m로 커, 형상도 정맥용과는 다른 것(그림2)으로 하여 정맥 라인과의 잘못 접속을 방지하라는 지시도 나왔었습니다. 모두 기구를 바꿔서 잘못 주입하는 것을 방지하려고 한 것입니다.

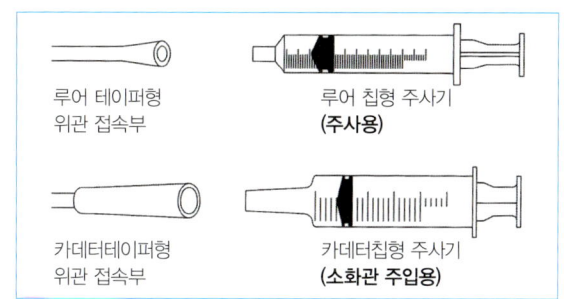

〈그림1〉 위관의 접속부와 주사기

그러나 어떠한 안전 대책도 안심해서는 안 됩니다

앞에서 설명한 바와 같이 기구를 바꿔서 잘못 주입하는 것을 방지하기 위한 대책은 필수 항목입니다. 그러나 그것으로 모든 실수를 방지할 수 있을까요?

위관으로 주입물을 주입할 때, 위관용 주사기가 아니라 주사용 주사기를 사용했다고 합시다. 정맥 라인으로 잘못 접속할 위험성이 생깁니다. 또한 주사용 이외의 용도로 쓸 때 스리웨이나 주사기의 색을 바꾸는 대책도 취하고 있지만, 그 색 때문에 오히려 다른 간호사의 잘못을 유발할 수도 있습니다. 루트에 테이프나 실을 붙여 식별하려는 시도도 하고

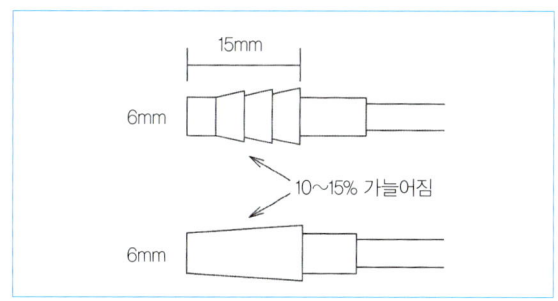

〈그림2〉 경장 라인 접속부 구멍의 지름과 형상

있긴 하지만 실을 붙이는 사람이 잘못할 가능성이 있습니다.

결국, 어떠한 안전 대책을 실시해도 사람이 관여하는 한 완전한 것은 없습니다. 그러한 한계를 인식하고 주입 시에는 튜브의 삽입부부터 전선을 더듬어 확인하는 과정이 조건 반사처럼 진행될 수 있도록 연습해 두는 것이 중요합니다(→ 주사 SECTION 16).

실제 공청회·직무 보고 사례에서

겨드랑이 밑에서 혼선된 복수의 라인, 투여 경로의 실수로

IVH와 위관 등 복수의 라인이 삽입되어 있는 환자가 상태가 위중해 옆으로 누워 있는 상황이었다. 그 환자에게 처음 주입을 시도하려고 했을 때 IVH와 위관의 라인이 겨드랑이를 통해 있었다. 삽입부에서 위관 라인을 더듬어 확인하려고 했는데 IVH라인으로 잘못 삽입하고 말았다.

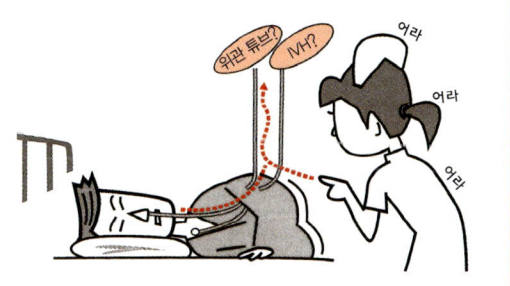

SECTION 1

튜브 장착 환자를 대응하는 원칙을 이해하자

급성기 의료 현장에서 튜브 종류의 관리에 관한 공청회·직무 보고 사례는 주사·내복 투약에 관한 사례가 많이 보고되고 있습니다. 이 섹션에서는 튜브를 장착한 환자를 간호 케어하는 원칙에 대해 배워 봅니다.

Q&A → 해답은 248페이지

[Q1] 아래의 항목 가운데 튜브를 장착한 환자를 간호하는 방법으로 바른 것에 ○를 써넣으시오.

① 튜브 장착의 목적과 튜브 관리상의 주의 사항에 대하여 의사와 충분하게 소통해 두어야 한다. ( )

② 튜브 장착 위치의 차이나 튜브의 막힘, 빠짐이 생기지 않도록 정기적으로 관찰해야 한다. ( )

③ 드레인에서의 배액이 변하여 농이나 혈액이 섞여 있어도 바이털 사인에 이상이 없으면 의사에게 서둘러 보고하지 않아도 좋다. ( )

④ 튜브를 다룰 때에는 접속부나 삽입부로의 감염을 방지하기 위해 정해진 순서를 지켜야 한다. ( )

Comment

튜브 장착의 필요성과 위험 및 고통

튜브의 종류가 무엇이든 간에 이물질인 튜브를 몸 안에 삽입하여 장착하는 행위는 환자에게 불쾌감이나 고통을 안겨 줍니다. 또한 체내와 체외를 교통하는 튜브의 존재는 환자를 다양한 위험에 노출시킵니다. 이러한 고통과 위험에도 불구하고 굳이 튜브를 삽입하는 이유는 불필요한 것을 배출하거나 필요한 것을 넣는다는 목적이 있기 때문입니다.

튜브 종류의 관리에서 간호사의 역할은?

장착된 튜브가 그 목적을 다하기 위해서는 다음의 세 가지 물리적인 조건이 확보되어야 합니다.

1) 튜브 선단이 체내의 적정한 위치에 유지되어 있을 것

2) 튜브의 전선이 개통되고 문제(막히거나 접히거나 빠짐이 없는)가 없을 것

3) 튜브 내에 배출물의 역류가 일어나지 않을 것

이러한 조건이 유지되도록 튜브를 물리적으로 관리하는 것이 간호사가 꼭 해야 할 역할입니다.

튜브를 통한 소견(드레인이라면 배출물의 성상이나 양 등)을 적절하게 파악한 뒤 이상이나 변화가 생겼을 때 의사에게 신속하게 보고하는 역할도 해야 합니다. 소견 파악과 보고를 적절히 하기 위해서는 튜브 삽입의 목적과 튜브 관리상의 주의 사항에 대하여 평소에 의사와 충분하게 소통해 두어야 합니다.

한편, 튜브에 따라 체내와 체외를 교통하는 것에 의한 감염 위험도 있습니다. 튜브 삽입부와 접속부에서의 감염이 발생하지 않도록 튜브나 병·팩 등을 교환할 때에는 감염 방지를 위해 정해진 방법을 준수해야 합니다.

간호사는 이러한 튜브 삽입의 목적이 제대로 이루어지도록 위험에 대해 적절한 관리를 해야 합니다.

튜브 장착 환자에 대한 간호 케어
체위 변환이나 이송할 때 튜브 문제에 주의!

튜브를 장착하고 있는 환자를 체위 변환하거나 이송·이동시킬 때 튜브에 주의를 기울이지 않아 빠지거나 어긋나 버린 사례가 많이 보고되어 있습니다. 튜브의 삽입부 고정이나 접속이 결코 단단한 것이 아닙니다. 또한 튜브는 어느 정도 여유분을 가지고 있어도 어딘가에 연결되어 있는 장치입니다.

즉, 튜브를 장착한다는 것은 환자의 몸 움직임에 제한이 생길 수밖에 없다는 것을 의미합니다.

환자 스스로의 움직임이든, 간호사에 의한 움직임이든, 움직임이 있으면 튜브에 문제가 일어날 수 있음을 전제로 하고 케어나 관찰을 해야 합니다. 체위 변동이나 이송, 이동을 도울 때에는 튜브에 쓸데없이 힘이 가해지고 있지 않은지, 변동이 끝난 후에는 힘이 가해진 뒤 접속부가 느슨해져 있진 않은지를 확인하는 순서를 몸에 익혀 둡니다.

실제 공청회·직무 보고 사례에서

튜브 장착 환자 이송 시에 겸자가 걸려서…

수술 후 드레인을 장착한 환자를 CT 촬영이 끝난 뒤 들것으로 옮기려 했다. 그런데 튜브를 클렘프하고 있던 큰 겸자가 CT 침대에 걸려서 드레인이 빠져 버렸다.

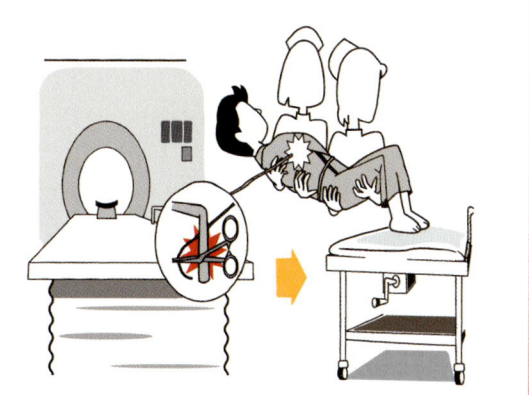

SECTION 2
중심 정맥 라인 접속 부위의 어긋남, 폐색, 절단에 주의

> 중심 정맥 라인을 포함하여, 수액 라인은 튜브 중에서도 가장 대중적으로 쓰이기 때문에 문제도 많이 발생합니다. 그중에서도 많은 것이 접속부의 어긋남과 드레인의 막힘입니다. 이 섹션에서는 드레인의 문제 발생 원인과 방지에 대하여 배워 봅니다.

Q&A   → 해답은 248페이지

[Q1] 다음의 항목 중에서 정맥 라인의 막힘으로 이어질 수 있는 상황에 ○를 써넣으시오.

① 장착되어 있는 수액 펌프의 시작 버튼을 누르지 않았다.

( )

② 환자의 정맥 라인이 몸 아래에 끼어 눌려져 있다. ( )

③ 스리웨이를 닫지 않고 수액 펌프에서 수액 튜브를 꺼냈다. ( )

④ 정맥 라인의 측관으로 아레비아틴을 주입했다. ( )

Comment

라인의 막힘은 어떠한 원인으로 일어날까요?

적하 조절 불량이 라인을 막게 하는 가장 큰 원인입니다. 공청회·직무 보고 사례에서 인용하자면, 느려진 점적에 대응하여 일시적으로 적하를 빠르게 했는데 어느새 적하가 종료되고 라인이 막혀 있었다는 경우입니다.

그 밖에 신입 간호사에게서 라인 막힘 원인으로 많이 보고된 경우는 수액 펌프의 스리웨이 마개의 방향이 잘못된 조작 실수입니다. 수액 펌프의 알람이 울려 대처한 후에, 시작 버튼을 누르는 것을 잊어버려 펌프가 작동하지 않아 막히게 된 사례 등이 있습니다.

한편 스리웨이로 측관 주사하고 있던 약제와 수액 중인 성분과의 배합 변화로 생긴 석출물이 라인을 막히게 한 적도 있습니다. 예를 들면 라보날(포도당액으로 침전)이나 아레비아틴(강알칼리성이기 때문에 다른 제와의 배합으로 pH가 저하되어 결정 석출) 등 입니다.

이러한 종류의 주의는 첨부 설명서의 사용상 주의 사항에서 '적용상의 주의'나 '취급상의 주의'의 란에 기재되어 있습니다(→ 주사 SECTION 15). 배합 변화를 일으키는 약제를 측관으로 주입할 때에는 주입하기 전에 배합 변화를 일으키지 않는 액으로 라인 안을 바꿔 놓고, 주입 후에도 같은 액으로 라인 안을 씻어 두어야 합니다.

라인 접속부의 어긋남이 발생하는 원인은 뭘까요?

중심 정맥 라인을 비롯한 수액 라인에서 가장 많이 발생하는 문제는 수액 세트와 스리웨이 접속 부분의 어긋남입니다. 전에도 한 번 언급했었지만(➜ 주사 SECTION 21), 다시 한 번 여기서 복습해 봅니다.

어긋남의 원인은 자연적으로 늘어나거나 스리웨이의 측관 주사가 계기가 되어 늘어진 것이 있습니다. 이외에도 수액 펌프 사용 중에 스리웨이의 개방을 잊거나 라인이 끼어 들어가는 등으로 인해 폐색이 발생하면서 튜브 내압이 높아져 어긋나기도 합니다.

중심 정맥 라인이 어긋난 것을 늦게 발견하면 대출혈이 일어날 위험성이 있습니다. 특히 야간에는 발견이 어렵기 때문에 정기적으로 접속부를 확인할 필요가 있습니다. 최근에는 접속부가 없는 폐쇄 회로의 사용이 늘고 있지만 일반적인 중심 정맥 라인은 적어도 세 개의 접속부를 가지고 있습니다. 수액 세트와 카데터, 스리웨이부, 그리고 병과의 접속부입니다. 실제로 사고는 스리웨이에서 압도적으로 많이 나타나지만 정기적으로 각 접속부를 확인하는 습관

을 들여야 합니다.

그 밖에 수액 펌프 사용 중 폐색 알람이 울릴 때는 폐색을 해제한 다음에 펌프 하류의 접속부가 라인의 내압 항진에 따라 느슨해지진 않았는지도 확인을 해야 합니다(➜ 주사 SECTION 21, 펌프 SECTION 5).

중심 정맥 카데터의 절단이나 접힘도 발생하고 있습니다

간호사의 실수로 중심 정맥 카데터를 가위로 절단한 사례도 다수 올라와 있습니다. 카데터의 삽입부 포장을 교환할 때, 카데터를 고정하고 있던 반창고가 떼어지지 않아 조급하게 가위를 사용했는데 그만 카데터를 절단해 버린 것입니다. 튜브 관련 포장을 교환할 때 가위나 면도칼을 사용하는 것은 위험합니다.

또한 중심 정맥 라인의 수액 세트를 교환할 때 드레인 튜브로 할 때의 순서와 착각하여 카데터를 코헤르 집게나 겸자로 클램프했다가 카데터가 꺾인 사례도 있습니다.

라인의 테이프를 떼어 낼 때 가위를 사용했다가 잘못 절단

신입 1년 차로 IVH의 수액 세트 교환을 몇 번 한 적이 없고 자신도 없었던 때의 일이다. 선배에게 함께 해보자고 이야기 했지만 선배가 바빠 먼저 진행하게 되었다. IVH의 접속부를 보호하고 있는 거즈가 테이프에 붙어 좀처럼 떼어지지 않자, 더 이상 참지 못하고 가위로 잘라 버렸다. 나름 신경을 쓴다고 했는데 튜브를 절단하면서 IVH를 제거해 버리고 말았다.

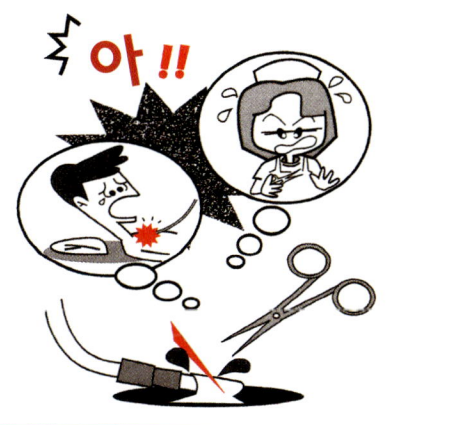

SECTION 3

간호 케어에 의한 기관 튜브·캐눌라류의 빠짐, 어긋남에 주의

기관 튜브(캐눌라)는 자발적 호흡이 안 되는 환자에게 생명 라인이라고 할 수 있는 중요한 라인입니다. 기관 튜브가 빠지거나 인공호흡기 호스와의 접속부가 어긋나면 생명과 연결됩니다. 이 섹션에서는 기관 튜브의 빠짐 또는 어긋남의 발생 원인과 방지에 대하여 배워 봅니다.

Q&A

→ 해답은 248페이지

[Q1] 인공호흡기를 장착한 환자가 있습니다. 지금 기관 튜브를 고정하고 있는 반창고를 떼어 내고 다시 고정해야 합니다. 다음의 설명 중 바른 것에 ○를 써넣으시오.

① 자발적 호흡이 안 되는 환자일 경우에는 두 명이 같이 해야 하지만 자발적 호흡이 되는 환자라면 혼자 해도 된다. ( )

② 원래는 두 명이 해야 하지만 다른 간호사가 바쁠 때는 혼자서 해도 좋다. ( )

③ 한 사람은 기관 튜브를 확실하게 쥐고 있어야 하므로 반드시 두 명이서 해야 한다. ( )

기관 튜브·캐뉼라의 빠짐은 어떠한 상황에서 일어나는 것일까요?

다른 튜브에 비해 기관 튜브·캐뉼라의 빠짐은 간호사의 실수가 직접적인 원인이 된 사례가 많습니다.

예를 들면 목줄이나 거즈를 교환할 때 캐뉼라를 충분히 받치지 않은 채 교환하려다 빠진 사례, 기관 튜브를 고정하고 있던 반창고를 떼어 구강 케어나 면도를 하려다 제거한 사례 등입니다. 모두 간호사가 처치를 하려고 고정 끈이나 반창고를 풀었을 때 일어난 경우입니다. 기관 튜브·캐뉼라 삽입 환자의 케어에 익숙하지 않은 신입 간호사가 튜브가 커프로 고정되어 있다는 것에 안심하고 튜브를 쥐고 있어야 하는 행위의 중요성을 인식하지 않은 것도 요인으로 볼 수 있습니다.

그 밖에 체위 변경으로 인한 빠짐, 기관 튜브를 인공호흡기의 호스에서 떼어 내고 가래를 흡인하던 중 환자의 움직임, 기침이나 구토로 빠진 사례도 다수 있었습니다.

기관 튜브·캐뉼라를 고정하지 않고 케어할 때는 반드시 한 명이 튜브를 잡아 고정해야 합니다. 절대 혼자 해서는 안 됩니다.

기관 튜브와 호흡기 접속부의 어긋남에 주의

기관 튜브·캐뉼라와 인공호흡기 호스 간 접속부가 어긋난 사례가 다수 일어나고 있습니다. 환자 스스로 움직이다가 어긋나거나 가래 흡인 후에 접속이 느슨해져 어긋난 사례가 올라와 있습니다. 그러나 단지 접속을 단단하게 한다고 해서 좋은 것이 아닙니다. 회로에 강한 힘이 가해졌을 때는 기관 튜브와 같이 빼는 것보다 접속부에서 떨어지는 편이 피해도 적고 대응도 용이합니다. 오히려 다소 움직임이 있더라도 접속부에 부하가 걸리지 않도록 회로를 느슨하게 하기 위해 받치는 팔의 위치 조절과 잦은 관찰이 중요합니다.

가위로 커프를 절단한 사례도 있습니다

간호사가 기관 튜브를 고정한 테이프를 가위로 자를 때 커프도 함께 절단한 사례가 있습니다. 중심 정맥 카데터의 포장을 교환할 때와 마찬가지로 위험성이 잠재해 있습니다.

실제 공청회·직무 보고 사례에서

구강 케어를 할 때

기관 튜브의 고정이 불량하여 튜브가 빠져 버렸다.
구강 케어를 할 때 기관 튜브의 고정 반창고를 떼어 내고 있었는데, 고정이 제대로 되어 있지 않아 자연적으로 기관 튜브가 눌려서 나와 버렸다.

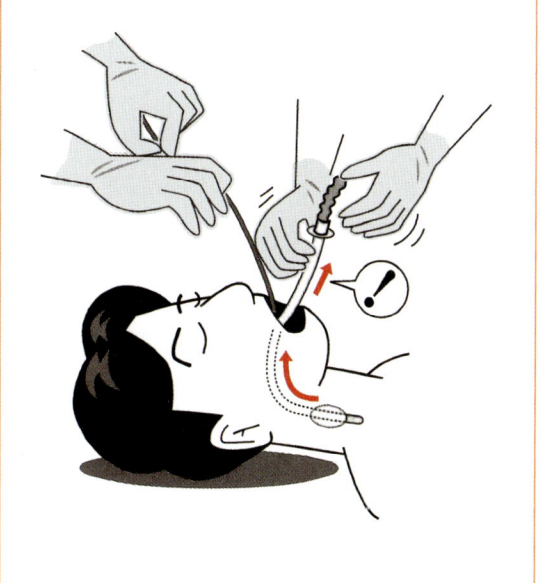

SECTION 4

흉강 내 음압, 흉강 드레나지의 취급에 실수가 없도록!

흉강 드레나지의 병을 교환할 때 드레인을 클램프하지 않고 떼어 내거나 병을 교환한 후에 드레인의 클램프 개방을 까먹는 실수가 신입 간호사에게서 많이 보고되고 있습니다. 이 섹션에서는 흉강 드레나지의 메커니즘을 이해하고 관리나 취급의 주의 사항을 배워 봅니다.

Q&A
→ 해답은 248페이지

[Q1] 체스트 드레인백의 삽화가 있습니다. 세 개의 스페이스의 역할에 대하여 왼쪽과 오른쪽을 바르게 연결하세요.

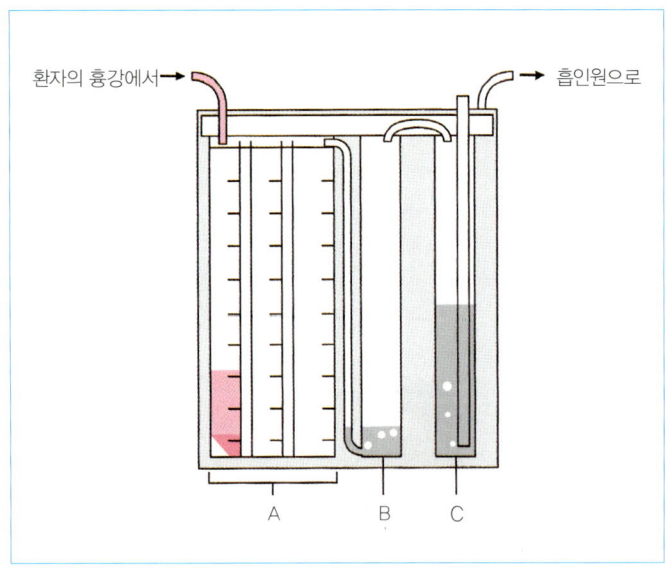

① A의 스페이스 •

② B의 스페이스 •

③ C의 스페이스 •

• a. 호흡성 이동, 에어릭의 확인과 흉강 내 대기 역류 방지

• b. 저압 지속 흡인과 흡인압 조절

• c. 배액의 축적

[Q2] 흉강 드레나지 관리에 관한 설명으로 바른 것을 고르세요.　　　　　(　　)

① 배액 병은 삽입 부위보다 낮은 위치에 있어야 한다.

② 에어릭이 있는 환자가 이동할 때는 드레인을 클램프해 둔다.

③ 배액 병을 교환할 때에는 드레인을 클램프한다.

④ 배액이 삼출액이나 혈액인 경우는 라인이 막히기 쉽기 때문에 밀킹(짜내기)을 자주 한다.

⑤ 호흡성 이동이 갑자기 없어지면 허탈한 폐가 완전하게 팽창한 것이므로 회복했다고 생각해도 좋다.

Comment

흉강 드레나지는 무엇 때문에 하는 걸까요?

흉강 드레나지는 흉강 내에 축적된 공기나 흉수, 혈액, 고름 등의 액체를 배출하고 허탈한 폐를 다시 팽창시키는 것을 말합니다. 자연적 기흉 이외에 최근에는 인공호흡기를 장착할 때나 중심 정맥 천자 시에 합병증으로 기흉이 증가하고 있습니다. 특히 인공호흡기를 장착 중인 환자에게 기흉이 일어나면 긴장성 기흉으로 발전하여 생명에 지장을 주기 때문에 신속하게 흉강 드레나지를 해야 합니다.

흉강 드레나지에서 병 세 개의 의미는?

흉강 드레나지에는 〈그림〉과 같이 세 개의 병이 사용되고 있습니다. 요즘 사용되고 있는 일회용 체스트 드레인백은 세 개로 된 병을 일체화한 시스템입니다. 그렇기 때문에 흉강 드레나지의 메커니즘을 이해하려면 이 병들의 역할을 알 필요가 있습니다.

먼저, 첫 번째 A병에 배액이 모입니다. 그 다음 B병에 배기를 합니다. B병은 관을 물에 담그고 있는 형, 즉 수봉(워터씰)의 형태를 취하고 있습니다. 왜 수봉(워터씰)형태를 취하는 것일까요?

그 의미를 이해하기 위하여 컵에 들어 있는 물과 컵에 꽂혀 있는 스트로를 생각해 봅니다. 스트로를 통해 숨을 내쉬면 공기는 부글부글 기포를 만들어 수중을 빠져나가려고 합니다. 한편, 스트로를 통해

숨을 마시면 공기는 없이 물이 먼저 딸려 올라옵니다. 즉 물이 있는 곳에서 공기의 유출은 막을 수 없지만 공기의 유입은 방지할 수 있는 것입니다.

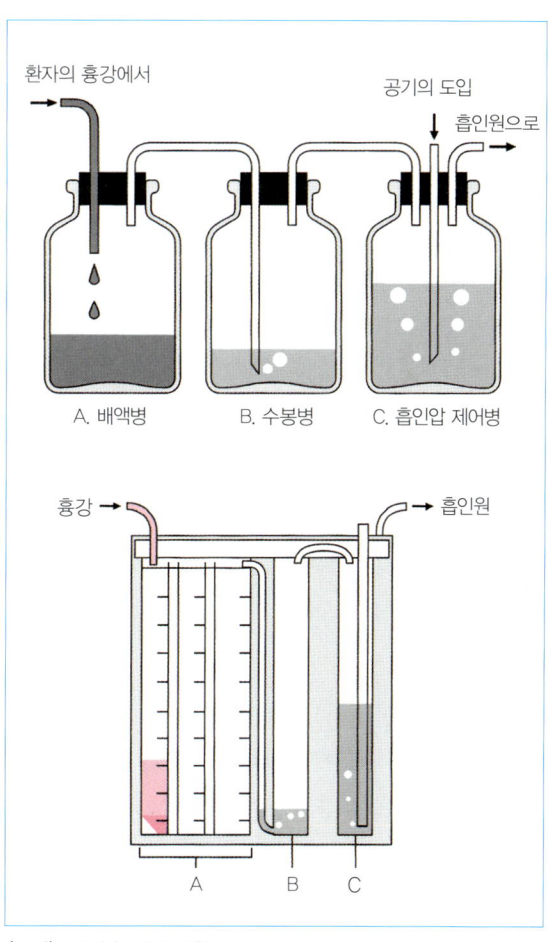

〈그림〉 3연속 병의 역할

즉 수봉 현상은 음압을 말하는 것으로 흉강 내에 대기의 유입을 막는, 말하자면 한 방향 용도의 역할을 하고 있는 것입니다.[30]

C병은 흡인기에 접속하여 흉강에 H_2O의 저압의 음압을 -10~-15cm 넣어 드레나지하기(저압 지속 드레나지) 위한 병입니다. 대기로 열려 있는 관이 있는 이유는 일정한 압(C병 관의 수봉-B병 관의 수봉) 이상의 흡인압이 흉강에 관계되어 폐가 손상되는 것을 막기 위함입니다. 다시 말하면, 일정 이상의 흡인압이 되면 이 관에서 대기가 흡인되고 과잉된 흡인압은 흉강으로 이어지지 않는 구조로 되어 있습니다(흡인한 공기가 기포로서 나타납니다). 즉, C병은 흡인압을 조절하면서 저압 지속 흡인을 하는 역할을 하고 있습니다.

수봉(워터씰)의 관찰이 중요합니다

수봉(워터씰)에 의한 기포의 유무로 에어릭(폐의 손상으로 공기 누출)의 유무를 알 수 있습니다. 또한 관 내 수면의 상하에 의해 호흡성 이동의 유무도 관찰할 수 있습니다. 호흡성 이동의 소실은 에어릭이나 배액이 정지되어 폐가 완전하게 팽창한 바람직한 결과로 생각할 수 있습니다. 또는 드레인이 폐색(드레인의 끝이 흉벽이나 폐에 닿아 튜브 내에 응혈되거나 튜브가 구부러짐)되어 드레나지가 되고 있지 않은 결과를 생각할 수도 있습니다. 특히 갑자기 호흡성 이동이 소실되는 경우는 후자일 가능성이 있기 때문에 폐색에 관한 확인이 필요합니다.

흉강 드레나지 취급의 실수를 방지합시다!

흉강 드레나지와 다른 드레나지 간의 결정적인 차이는 흉강 내가 음압이라는 것입니다. 따라서 배액병을 교환할 때 등의 경우에 드레인을 코헤르 집게로 클램프하지 않고 병에서 떼어 내면 대기가 흉강 내에 유입되어 폐의 허탈을 부릅니다. 마찬가지로, 교환 후에 클램프 떼는 것을 까먹으면 에어릭이 있는 환자는 배기가 되지 않아 폐에 허탈이 일어납니다. 모두 생명과 연관되어 있다는 사실을 잊지 말기 바랍니다.

저압 지속 흡인을 할 수 없는 상황, 예를 들면 이동을 할 때는 클램프하는 것이 아니라 수봉으로 해두어야 합니다. 또한, 당연한 말이지만 배액병은 배액의 역류를 방지하기 위하여 삽입 부위보다 낮은 위치에 있어야 합니다. 배액이 삼출액이나 혈액인 경우에는 드레인의 폐색이 일어나기 쉽기 때문에 밀킹(짜내기)을 자주 할 필요가 있습니다.

흉강 드레인, 배액을 버린 다음 클램프 개방하는 일을 잊음

흉부외과 수술 후 흉강 드레나지 중인 환자의 배액을 버릴 때, 드레인을 클램프한 채 개방을 잊어 호흡곤란을 일으켰다.

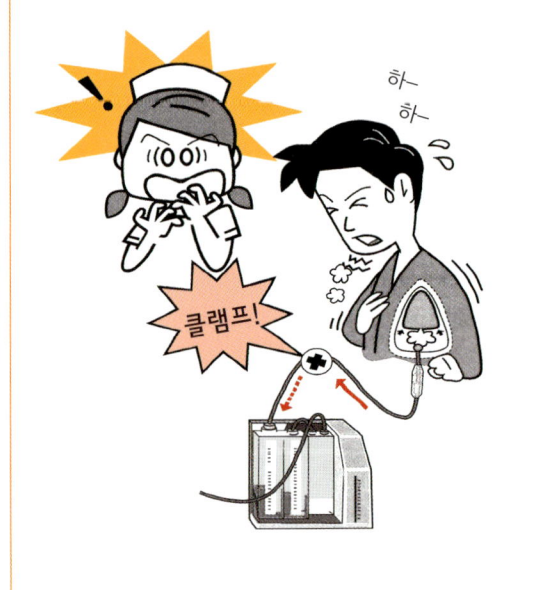

검사

SECTION 1

채혈 작업을 안전·적절하게 수행하자

정확한 혈액 검사를 하기 위해서는 임상 검사 기사의 기술력이나 분석 기구의 정도 관리가 중요하다는 것은 두말 할 필요가 없습니다. 하지만 이를 위해서는 간호사가 적절하게 채혈하는 것이 전제가 되어야 합니다. 이 섹션에서는 채혈을 안전하고 적절하게 하기 위한 주의 사항에 대하여 배워 봅니다.

Q&A

→ 해답은 248페이지

[Q1] 채혈 중 사고 방지를 위한 설명으로 바른 것에 ○를 써넣으시오.

① 정중 신경은 팔꿈치 부위의 요골 측(외측)을 주행하고 있기 때문에 채혈은 척골 측(내측)으로 하는 편이 좋다. ( )

② 주사와 달리 채혈 환자를 착각하여 사망 사고로 발전하는 일은 없다. ( )

③ 바늘에 찔리는 경우는 뚜껑을 닫을 때 가장 많이 발생하므로, 뚜껑을 닫지 않고 그 자리에서 폐기할 수 있도록 채혈 장소에 폐기 용기를 지참한다. ( )

④ 좌위 상태에서 채혈을 할 때는 환자가 실신하여 낙상하지 않도록 주의해야 한다. ( )

Comment

채혈에는 어떠한 실수나 문제가 있나요?

공청회·직무 보고 사례를 통해 채혈 업무에는 어떠한 실수나 문제가 발생하는지 봅시다. 〈표〉와 같이 환자의 피해로 이어지는 경우(표 중의 1~7)와 바늘에 찔려 간호사의 피해로 이어지는 경우(표 중의 8)로 나눌 수 있습니다.

채혈 실수도 중대 사고가 된다는 사실, 알고 있나요?

채혈 업무는 환자명과 용기의 환자명 확인이 가장 중요합니다. 채혈 용기의 환자명을 틀리면 채혈한 환자와 다른 환자의 검사 결과가 보고됩니다. 두세 번 검사하는 항목이면 데이터상에서 잘못을 알아챌 수 있을지도 모릅니다. 그러나 단 한 번의 검사 결과만으로 치료에 적용해야 할 때에는 중대 사고로 이어질 위험이 있습니다. 예를 들면 혈액형 판정 검사와 크로스 매치용인 채혈은 이형 수혈로 이어질 위험이 있습니다(➡ 수혈 SECTION 2). 항암제 투여 전에 실시하는 혈액 검사용 채혈의 경우도 있습니다. 실제 환자는 백혈구나 혈소판이 감소하고 있음에도 불구하고 다른 환자의 정상치가 보고될 수 있습니다. 잘못된 결과 그대로 항암제를 투여하면 강한 부

1) 채혈 용기의 착오
  • 용기의 부족
  • 용기 라벨의 환자명 착오
2) 채혈 환자 착각
3) 복수 환자의 채혈을 동시에 진행하여 용기를 잘못 취급한 경우
4) 부적절한 채혈 부위
  • 점적 중인 정맥의 중추 쪽
  • 투석용 션트가 있는 상지의 정맥
  • 액와 림프절 곽청 쪽(유방암 환자에서)의 상지 정맥
  • 순환 장애·염증·반흔·감염이 있는 사지의 정맥
5) 채혈 기술에 의한 문제
  • 신경 손상에 의한 저림, 통증, 운동 장애
  • 동맥 천자
  • 채혈 부위의 피하 혈종, 감염, 혈전 형성
6) 부적절한 채혈에 의한 검사 불능
  • 채혈액의 용혈, 응고, 양의 부족, 용기 종류 오류
7) 환자의 긴장이나 반응에 의한 돌발 사고
  • 긴장에 의한 기분 나쁨·실신으로 낙상
  • 알코올 솜의 알코올 알레르기에 의한 피부 반응
8) 주사기 바늘에 찔림

작용을 불러일으킵니다. 채혈은 약제를 정맥 내에 주입하는 주사에 비해 사고의 위험이 낮다고 생각하는 경향이 있습니다. 그러나 채혈 실수도 중대사고로 이어질 수 있다는 것을 잊지 말기 바랍니다.

채혈 부위에도 주의합니다

점적 중인 정맥보다 중추 쪽의 정맥에서 채혈해 점적 주의 포도당(글루코스)의 영향으로 혈당치가 800mg/dℓ이라고 보고된 사례가 있었습니다. 이것은 채혈 부위에 대한 실수 중 초보적인 경우에 해당

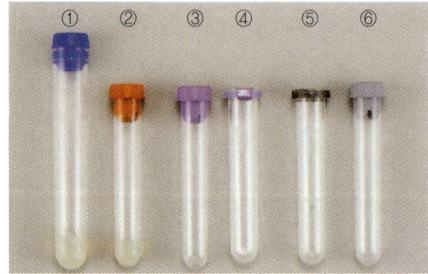

채혈 용기의 예(① 생화학 검사용, ② 면역 검사용, ③ 혈액 검사용, ④ 내분비 검사용(외주), ⑤ 응고 검사용, ⑥ 혈당 검사용). ①, ②의 혈청용 용기에는 분해제가 들어 있다.

하며, 그 밖에도 채혈을 피해야만 하는 사지나 부위가 있습니다.

예를 들면 투석 션트 쪽의 상지나 유방암 수술로 액와 림프절의 곽청술을 한 쪽의 상지 등입니다. 또한 반흔이나 염증, 감염 등 피부 상해가 있는 부위, 하지 정맥도 혈전의 위험이 있기 때문에 피하는 편이 좋다[31]고 되어 있습니다.

검사 항목에 따라 왜 채혈 용기가 다를까요?

채혈용 용기를 잘못 가져오면 검사를 할 수 없습니다. 채혈용 용기에는 혈청용 스피치, 구연산이 들어 있는 용기, 헤파린이 들어 있는 용기, EDTA가 들어 있는 용기, 해당 억제제가 들어 있는 용기 등이 있습니다. 구연산, 헤파린, EDTA는 모두 혈액의 응고를 억제하는 물질인데, 검사 항목에 따라 항응고제가 안 맞을 수도 있기 때문에 용기를 나누어 사용합니다.

용기 착오를 방지하기 위해 보통은 뚜껑인 고무전의 색을 달리하고 있습니다. 검사과가 검사 항목에 따라 용기를 준비해 주는 병원이 있지만, 간호사에게 맡긴 병원도 아직 많다고 보여집니다.

일상적으로 이루어지는 검사로는 '생화학', '면역', '혈액 검사', '내분비', '응고', '혈당' 등의 항목이 있습니다. '생화학'이나 '면역' 검사에 사용하는 것은 혈청입니다. 혈청은 혈액(혈전)을 응고시켜 혈구나 응고 인자 중 하나인 피브리노겐을 뺀 것입니다. 원심으로 돌리기 전에 실온에 방치하여 혈액을 응고시키기 때문에 이때 사용하는 용기는 항응고제가 없는 혈청용 용기입니다. 혈청 분리를 쉽게 하기 위하여 분리제를 넣은 것이 일반적으로 사용되고 있습니다.

또한 적혈구, 백혈구 수 등을 알기 위한 '혈액 검사'는 응고하면 혈구를 측정할 수 없기 때문에 항응고제로 EDTA가 들어 있는 용기를 사용합니다. '응고' 검사는 응고할 때 응고 인자가 소비되면 측정할

수 없기 때문에 항응고제 작용을 하는 구연산을 넣은 용기를 사용합니다. 한편, '혈당' 검사는 채혈 후 실온에 방치해 두면 시간이 흐르면서 수치가 변하기 때문에 해당 억제제가 들어 있는 용기를 사용합니다.[32] 그 밖에 '내분비' 검사의 외주에 사용하는 EDTA가 들어 있는 용기 등도 있습니다.

혈액 감염의 위험, 주사기 바늘 찔림에 주의

현재 바늘에 찔렸을 때 나타날 수 있는 문제로는 B형 간염 바이러스(HBV), C형 간염 바이러스(HCV)와 HIV가 주로 언급되고 있지만, 혈액에는 어떠한 병원체가 잠재해 있을지 알 수 없습니다.

바늘에 찔리는 사고가 발생할 수 있는 상황은 뚜껑을 다시 닫을 때가 24%, 사용 후 폐기하는 과정 동안이 23%, 사용 중인 상태에서 20%라는 조사 보고[33]가 있습니다. 이 보고에서, 중공 침은 뚜껑을 다시 닫을 때 사고가 가장 많이 일어나기 때문에 사고 대책의 예로 뚜껑을 다시 닫지 않고 전용 용기에 폐기하는 것을 들고 있습니다. 나비 모양 침은 사용 후 폐기하는 동안 사고가 가장 많았기 때문에 뚜껑을 다시 닫는 것을 금지하려고 하는데, 역으로 사고가 증가할 우려가 있어서 안전장치가 부착된 나비 모양 침 도입을 권장하고 있습니다. 뚜껑을 다시 닫지 않고 그 장소에서 바로 폐기 용기에 버리기 위해 폐기 용기는 손이 닿는 곳에 준비해 두어야 합니다. 특히 침대 사이드에서 채혈 시 주의합니다. 사용이 끝난 침을 다시 가지고 갈 예정이었는데 침대 사이드에 두고 잊어버린 후 다른 간호사가 바늘에 찔리는 사고 사례도 있었습니다. 채혈 장소에 갈 때는 반드시 폐기 용기를 지참합니다.

그리고 폐기 용기에 침을 버릴 때도 요주의입니다. 용기가 가득 차 있으면 침을 눌러 넣으려다가 용기 내의 침에 접촉되어 버리는 일이 있습니다. 용기

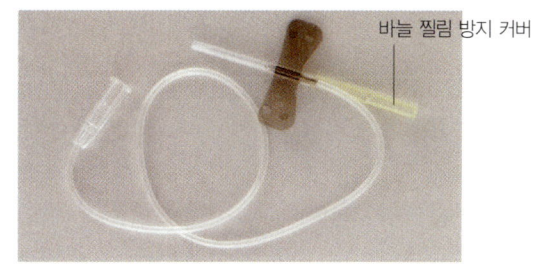

바늘 찔림 방지 커버

안전장치가 달린 나비 모양 침

가 가득 차기 전에 새로운 용기로 교환합니다.

바늘에 찔렸을 때의 대응은?

대부분의 병원에는 바늘에 찔렸을 때의 대응 매뉴얼이 준비되어 있습니다. 기본적으로는 그 매뉴얼을 따르는데, 즉시 취해야 할 대응의 요점은 다음과 같습니다.

1) 즉시 혈액을 쥐어짜면서 흐르는 물에 상처를 씻어 낸다.
2) 환자가 HBV, HCV, HIV 감염자인지 여부를 확인한다. 확인이 되지 않는 경우에는 환자에게 사정을 설명하고 환자 및 자신의 채혈을 실시한다.
3) 부서의 관리자에게 보고하고 정해진 매뉴얼 서식에 따라 관할의 원내 감염 대책 위원회 등에 보고한다.

안타깝게도 환자가 HIV 양성자라면, 항HIV 약을 일정 기간 동안 예방 내복하는 것이 좋습니다. HBV 양성은 바늘에 찔린 사람의 항체 유무에 따라 다릅니다. 항체가 양성일 때는 백신 접종만으로도 괜찮지만, 항원·항체가 모두 음성일 때는 항HB 글로불린 투여와 백신 접종을 48시간 이내에 하는 것이 일반적인 대응 매뉴얼입니다. HCV 양성은 현재 시점에선 대응 방법이 없습니다.[34]

바늘에 찔림에 의한 감염률은 HIV는 0.3%, HCV는 1.8%, HBV는 HBe 항원의 유무에 따른 차이가 있어 1~62%입니다.[35] B형 간염에 비해 HIV, HCV의 감염률은 낮은 편입니다.

SECTION 2

생체 검사 준비와 검사 중·후의 관찰을 적확하게 수행하자

내시경 검사, 방사선 검사, 초음파 검사나 MRI 검사 등의 생체 검사는 진단할 때 빼놓을 수 없는 중요한 항목입니다. 검사 종류에 따라 금식의 필요성과 사전 투약 등의 사전 처치도 다릅니다. 이 섹션에서는 검사 준비와 검사 중·후의 관찰에 필요한 지식을 배워 봅니다.

Q&A
→ 해답은 248페이지

[Q1] 검사의 사전 처치나 검사 중의 관찰에 대하여 바른 것에 ○를 써넣으시오.

① 복부 CT는 금식이 필요하지만 흉부 CT는 금식이 필요 없다. ( )

② 관장을 할 때는 환자가 변의를 느끼면 곤란하기 때문에 화장실에서 하는 편이 좋다. ( )

③ 내시경 검사를 할 때 진정제를 맞은 환자의 호흡 상태를 주의 깊게 관찰해야 한다. ( )

④ 내시경 검사나 소화관의 투시를 위해 항콜린제 주사를 놓을 때는 심장 질환, 전립선 비대, 녹내장 등의 질환이 없는지 문진해야 한다. ( )

⑤ 신장 기능이 저하된 환자에게 조영제를 사용하면 신장 기능의 악화를 초래할 수 있다. ( )

Comment

왜 금식이 필요한 검사가 있을까요?

검사할 때 금식을 해야 하는 주요한 이유는 두 가지입니다.

첫 번째는 섭식이 검사에 지장을 주는 것을 피하기 위해서입니다. 병변이 식물 잔사에 의해 숨겨지거나, 담낭처럼 섭취로 인해 검사 부위가 수축해 버리면 애써 검사를 했는데도 바른 결과를 얻지 못하고 오진할 위험이 있습니다.

두 번째는 검사 중·후에 구토를 할 수 있기 때문입니다. 음식물을 섭취하면 토물(식물 잔사)을 오연할 위험이 있습니다. 예를 들면 조영제를 사용하는 검사는 부작용으로 구토를 일으킬 가능성이 있어 금식이 기본 원칙입니다. 또한 검사 중의 자극으로 구토를 유발할 가능성이 있는 검사에도 금식을 하게 되어 있습니다. 이러한 두 가지 사항을 고려하여 금식의 여부가 정해집니다.

사전 처치, 관장의 위험성을 알아 둡니다

대장 내시경 검사의 사전 처치로, 니후렉크® 등의 경구 장관 세정제와 병용하여 글리세린 관장이 사용될 수 있습니다. 이 글리세린 관장을 진행하는 과정에서 직장 천공 사고가 보고되고 있습니다.[36] 대부분 직립한 뒤 앞으로 굽힌 자세에서 관장을 하는 경우에 일어났습니다.

좁은 화장실 안에서 선 채로 몸을 앞으로 굽히고 약물을 엉덩이에 찔러 앞으로 밀어내는 듯한 체위로 관장을 하면, 튜브의 끝이 직각에 가까운 상태로 회음곡에 접촉되기 때문에 직장이 손상될 위험성이 커집니다. 관장은 왼쪽으로 누운 자세가 원칙입니다.[37),38] 만약 삽입 중에 환자가 저항감을 느끼면 무리하게 진행하지 않습니다. 환자가 기분이 불쾌하거나 강한 통증 등을 호소하는 경우에는 관장에 의한

직장 점막 손상이나 천공의 가능성이 있으므로 곧바로 의사를 불러야 합니다.

사전 투약 부작용에도 주의

검사에 의한 환자의 고통을 덜어 내고 검사를 원활하게 진행하기 위하여 다양한 약제가 사전 투약되고 있습니다. 상부 소화관의 내시경 검사에는 인두 반사에 의한 구토를 누르기 위하여 젤리상의 표면 마취제(리도카인® 비스카스)를 사용합니다. 인두에 10분 정도 머금게 한 다음 뱉어 내게 합니다. 리도카인 비스카스에 대한 알레르기 반응을 일으키는 환자가 있으므로 국소 마취제 등의 알레르기 경력을 사전에 문진해야 하고 투여하는 중에도 주의합니다(➜ 주사 SECTION 8).

또한 검사 직전이나 검사 중 의사로부터 진정제(세루신® 등)의 정맥 주사가 지시되는 경우도 있습니다. 진정제의 효과는 개인에 따라 상당한 차이가 있기 때문에 환자의 상태를 보면서 조금씩 주입합니다. 고령자나 기초 질환이 있는 환자에게 투여할 때는 호흡 상태를 관찰하기 위하여 펄스옥시메타를 장착하는 편이 좋습니다.

소화관의 연동을 누르기 위하여 항코린제(부스코판®, 코리오판® 등)도 투여합니다. 고령자 중에는 심장 질환, 전립선 비대, 녹내장 등을 합병하고 있는 환자도 많아, 항코린제를 투여하면 심장박동 수가 증가하거나 요폐, 녹내장의 악화를 초래할 위험이 있으므로 주의합니다.

항코린제의 투여에 의한 부작용이 걱정되는 환자에게는 글루카곤을 투여합니다. 글루카곤은 췌장에서 분비되는 혈당 상승 작용 호르몬이며 소화관의 연동을 억제하는 작용이 있습니다. 글루카곤이 투여된 환자는 이차적으로 인슐린 분비가 촉진되고

50~90분 후에는 저혈당이 나타나는 경우[39]가 있기 때문에 저혈당 증상(➡ 내복 SECTION 5)을 간과하지 않도록 합니다.

조영제 부작용에도 주의

조영제 부작용은 검사 중, 검사 직후에 생기는 것과 검사 후 수 시간에서 수일 후에 생기는 것이 있습니다.

검사 중이나 검사 직후에 생기는 중요한 부작용으로는 알레르기 반응이 있습니다. 최악의 경우 아나필락시스 쇼크로 사망에 이를 수도 있습니다. 이것은 조영제에 포함되어 있는 요소가 알레르기 반응을 일으키기 쉽기 때문입니다.

알레르기 반응은 알레르기 체질의 환자, 그중에서도 기관지 천식 환자에게 나타날 비율이 높다고 합니다. 요즘 조영제를 투여할 때는 정보에 대한 동의가 필요하기 때문에 환자 대부분은 알레르기 반응의 위험성을 알고 있을 것입니다. 그러나 만약을 위해 투여 전에도 알레르기 반응이나 알레르기 질환의 경력에 대해 문진합니다.

조영제를 정맥 내에 주입 중일 때는 정밀하게 관찰해야 합니다. 특히 주입 시작 직후가 중요합니다. 무언가의 자각 증상이 나타나거나 바이털 사인의 변화가 있으면 주입을 중지하고 신속하게 의사에게 보고해야 합니다.

한편, 검사 후 수 시간에서 수일 후에 나타나는 부작용에는 신장 기능의 악화가 있습니다. 원래 신장 기능이 저하되어 있던 환자나 탈수 상태인 환자에게서 나타나기 쉽다고 알려져 있습니다. 부작용이 나타날 가능성이 있는 환자는 검사 후 요량의 변화 등에도 주의합니다. 또한 조영제는 혈관 외로 누출되어 종창, 수포 등의 부작용을 일으킨 적도 있습니다.

검사

SECTION 3

검사를 하기 위한 이송 또는 검사 중에 발생하는 문제나 낙상을 방지하자

내시경 검사나 방사선 검사 등을 위하여 환자를 병동에서 내보낼 때는 검사 대상을 착각하거나 이송·검사 중에 발생할 수 있는 문제, 검사대에서의 낙상을 방지하기 위한 주의가 필요합니다. 이 섹션에서는 검사를 위해 환자를 이동할 때 알아 두어야 할 주의 사항을 배워 봅니다.

Q&A

→ 해답은 248, 249페이지

[Q1] 이송·검사 중의 문제나 사고 방지에 대하여 바른 것에 ○를 써넣으시오.

① 검사실에서 환자를 부를 때에는 반드시 성과 이름을 확인해야 한다. ( )

② 산소 흡입 환자에게 장착된 이동형 산소탱크(Portable oxygen tank)에는 잔량이 300ℓ 있으면 좋다. ( )

③ 기포로 흉강 드레나지 중인 환자를 CT실로 데리고 갈 때는 드레나지를 클램프한다. ( )

④ 진정제를 투여하고 시행하는 검사는 환자가 잠들 때까지 눈을 떼지 않는다. ( )

⑤ X선 투시 등은 검사 종료 후 검사대가 하강하기 전에 스스로 내려오려다가 낙상하는 환자가 있다. 검사대가 완전히 하강한 다음에 환자에게 내려오라는 신호를 하는 것이 좋다. ( )

Comment

애매한 호명이 환자 착오의 원인이 될 수 있습니다

검사실에서 호명을 하면 이름이 애매하게 들려 환자 착오가 일어날 수 있습니다. 성과 이름을 다 부르지 않고 이름만 부르거나 다음 사람을 빼고 부르는 경우입니다. 검사실 측에 정확한 호명을 요구해야 하고, 전화를 받을 때에는 반드시 성과 이름을 모두 확인합니다. 병동 이외에서의 의료 행위는 모르는 사람들에게 이루어지기 때문에 일단 잘못되면 검사 중간에 알아차리기가 어렵습니다.

또한 내시경 검사 등에서 환자가 받은 진료 기록 카드가 다른 환자의 것이어서 환자 착오가 일어난 사례도 있었습니다. 진료 카드의 환자명 확인도 중요합니다.

검사 부서에서의 환자 착오는 동시에 여러 명의 환자가 검사실에 들어와 있을 때나 검사가 병렬로 실시될 때 일어나기 쉽습니다. 환자에게도 자기 이름을 말하게 하여 반드시 병동명과 성, 이름을 확인해야 합니다.

병동에서 나와 검사실로 이동할 때 발생하는 문제를 방지하기 위해 주의할 것은?

검사실로 갈 때에는 이송·검사 중의 안전을 확보하기 위한 여러 가지 확인이 필요합니다.

우선, 산소 흡입 중인 환자는 이송 시간이나 검사 전·후의 대기 시간 및 검사 시간까지 포함하여 이동형 산소탱크의 잔량이 충분한지를 확인해 둘 필요가 있습니다(➡ 산소 SECTION 1, UNIT 2의 SECTION 4). 또한 검사실에 따라서는 산소의 배관 설비가 없는 곳도 있으므로 흡입량이 많은 환자인 경우에는 검사실의 산소 설비 유무를 파악해 두는 것이 좋습니다.

점적 중인 환자는 점적병의 잔량이 충분한지 확인이 필요합니다. 자연 낙하의 점적은 검사 중 체위 변동으로 인해 적하 속도가 변화할 가능성이 있습니다. 말초 정맥에서의 점적은 몸의 움직임에 의한 피하 누출(➡ 주사 SECTION 22)에도 주의해야 합니다.

그 밖에 다시 돌아가는 도중에 링겔대가 복도나 문 위쪽 벽에 부딪혀 중심 정맥 라인이 빠지는 경우, 점적병이 파손된 사례도 보고되어 있으므로 복도나 출입구의 높낮이를 확인해 둡니다.[40]

드레인이나 카데터등의 튜브를 장착한 환자는 삽입부의 고정 상태와 접속부에 느슨함이 없는지 확인해야 합니다. 이송·검사 중에는 의사의 지시서를 통해 튜브를 클램프했는지, 개방한 상태인지 확인합니다. 특히 흉강 드레나지는 수봉(워터씰)으로 했는지의 확인이 중요합니다(➡ 튜브 종류의 관리 SECTION 4). 또한 이송 중이나 검사 중에 튜브 내의 액이 역류하지 않도록 주의해야 합니다. 이외에도 의료 기구를 장착한 환자에게는 배터리가 다 됐거나 기구가 빠질 위험성이 없는지 확인하는 것이 좋습니다.

들것으로 이송할 때는 치매나 의식 장애, 소아, 불수 운동, 경련 환자의 낙상에도 주의합니다. 전신 상태가 나쁜 환자의 바이털 사인 변화에 대해서는 더 많은 주의를 기울여야 합니다.

검사대 위의 환자에게 주의를 기울입니다

환자가 검사대에서 낙상한 상황을 보면, 예기치 못한 움직임에 의한 사고 사례가 많이 올라와 있습니다. 호흡곤란이나 통증 등의 고통으로 인한 몸의 움직임, 갑작스런 구토나 기침과 같은 무의식적인 움직임에 따라 성인 환자도 낙상하는 경우가 있습니다.

그리고 검사 시작 전이나 종료 직후에 '누군가가 봐줄 것이다' 또는 '진정제 때문에 자고 있으니 움직이지 않을 것이다'라는 생각을 하면서 침대 위의 환자에게서 잠시 눈을 돌렸을 때도 낙상 사고가 많이 발생했습니다. 침대 위에서는 안전벨트로 환자를 고정하거나 난간을 설치하는 등의 낙상 방지책을 마련해 두어야 합니다.

그 밖에, 검사 관계상 서 있어야 할 때(X선 투시 등)는 현기증 등으로 낙상하는 경우도 있습니다. 고령자나 체력이 저하된 환자에게는 특히 주의를 요합니다.

● 검사대에서 내려올 때 낙상에 주의

몸을 움직일 수 있는 환자가 검사 종료 후 검사대(X선 투시대 등)가 완전히 내려오기도 전에 스스로 내려오려고 하다가 낙상한 경우도 있습니다. 처음 검사를 받는 환자는 검사대가 완전히 내려왔거나 내려오는 시점을 모르기 때문에 옆에서 신호를 명확하게 해주어야 합니다. 이외에도 휠체어나 들것이 올 때까지 움직이지 않도록 설명했음에도 불구하고 스스로 내려오려다가 낙상한 사례도 있습니다.

또한 침대에서 내려온 다음에도 금식이 필요한 검사 때문에 휘청거리거나, 진정제의 영향으로 또는 긴장이 풀려 비틀거리다 낙상한 사고도 있습니다. 조금이라도 불안정함이 예상되는 환자에게서는 절대 한눈팔지 않도록 합니다.

SECTION 1

의료 가스와 이동형 산소탱크(Portable oxygen tank)에 대하여

의료의 진보로 다양한 의료 가스가 사용되고 있습니다. 간호사 공청회·직무 보고 사례 중에는 이러한 의료 가스의 취급을 잘못한 사례가 보고되어 있습니다. 이 섹션에서는 간호 업무상 알고 있어야 하는 의료 가스와 이동형 산소탱크에 관한 지식을 배워 봅니다.

Q&A
→ 해답은 249페이지

[Q1] 이동형 산소탱크, 산소 흡입에 관해 바른 것에 ○, 틀린 것에 ×를 써넣으시오(일본과 국내 도색 색상이 다르므로 답안 작성 시 〈그림1〉 참조).

① 이동형 산소탱크의 색은 초록색, 질소 탱크는 회색, 탄산가스(이산화 탄소)탱크는 무색이다.　　　( )

② 산소 흡입 중인 암 투병(말기) 환자에게서 담배 한 대만 피우고 싶다는 간청을 받았다. 암 환자의 소원이기 때문에 피우게 해도 좋다.　　　( )

③ 다 사용하여 속이 빈 이동형 산소탱크와 아직 사용할 수 있는 이동형 산소탱크는 구별하기 쉽도록 표시해 놓아야 한다.　　　( )

④ 이동형 산소탱크 내부는 고압인 상태로 압축된 산소가 충전되어 있기 때문에 사용할 때는 압력 조절기(감압변)가 달린 유량계를 접속하여야 한다.　　　( )

⑤ 이동형 산소탱크의 밸브는 한 번에 여는 편이 좋다.　　　( )

⑥ 이동형 산소탱크를 이용해 산소를 흡입 중인 환자를 이동할 때 탱크가 가득 차 있으면 도중에 산소가 방전되는 일은 없다.　　　( )

Comment

주요한 의료 가스와 그 용도는?

다양한 의료 가스가 치료, 검사, 마취, 수술, 멸균, 동력원 등을 위하여 사용되고 있습니다.

그중 간호 업무에서 가장 많이 쓰이는 네 종류의 가스가 중요합니다. 바로 산소, 아산화질소(소기), 이산화 탄소(탄산가스), 질소입니다. 이 네 종류의 가스는 약사법에 의해 의약품으로 규정되어 있습니다. 산소는 저탄소혈증의 치료나 마취에 가장 많이 사용되는 가스입니다. 아산화질소는 마취나 냉동 수술에 가장 많이 사용되며 탄산가스는 복강경 수술을 할 때의 기복이나 레이저 수술에, 질소는 탄소와 혼합하여 의료용 공기를 제조할 때 주로 사용되고 있습니다.

의료 가스 탱크의 도색, 의료 가스 배관의 색

고압가스 탱크는 충전 가스의 종류에 따라 탱크의 도색이 '고압가스 보안법'의 '용기 보안법 규칙'으로 정해져 있습니다(그림1). 네 종의 의료 가스 중 이동형 산소탱크는 검은색, 탄산가스 탱크는 초록색입니다. 아산화질소나 질소는 그 밖의 종류의 고압가스로 분류되어 쥐색(회색)으로 정해져 있습니다. 단, 법률상의 규정은 탱크 표면적의 1/2이상을 정해진 도색으로 칠해야 한다고 명시되어 있습니다.

그래서 회색으로 정해진 아산화질소나 질소를 법률 규정 범위 내에서 식별하기 쉽게 하기 위하여, 질소 탱크는 전면을 회색으로, 아산화질소는 상부 1/3은 파란색, 하부 2/3는 회색으로 칠하여 구분이 가능하게 의료 현장에 공급하고 있습니다(그림2).

그런데 병원의 산소 배관 색이 초록색이고, 탄산가스의 탱크도 초록색이기 때문에 이 둘을 착각한 신입 간호사의 공청회·직무 보고 사례가 보고되어 있습니다.

또한, 가스 고유의 탱크 색이 어떤지 알고 있어도 검은색, 초록색, 회색은 어두운 장소에서 보면 식별이 명확하게 되는 편이 아닙니다. 반드시 탱크에 표시되어 있는 가스명을 확인합니다(※국내: 고압가스 안전관리법 참조).

국내 고압가스 안전관리법 시행규칙 제41조

고압가스의 종류	색상	
	도색	문자
산소 가스	백색	녹색
액화 탄산 가스	회색	백색
헬륨	갈색	백색
에틸렌	자색	백색
질소	흑색	백색
아산화질소	청색	백색
싸이크로프로판	주황색	백색
기타 종류의 고압가스	회색	–

일본 고압가스 보안법의 용기 보안 규칙

고압가스의 종류	도색의 구분
산소 가스	검은색
수소 가스	빨간색
액화 탄산 가스	초록색
액화 암모니아	하얀색
액화 염소	노란색
아세티렌 가스	갈색
기타 종류의 고압가스	회색

* 헬륨, 질소 가스 등은 '기타 가스'로 분류

일본 고압가스

〈그림1〉 법률로 정해진 고압가스 탱크의 색

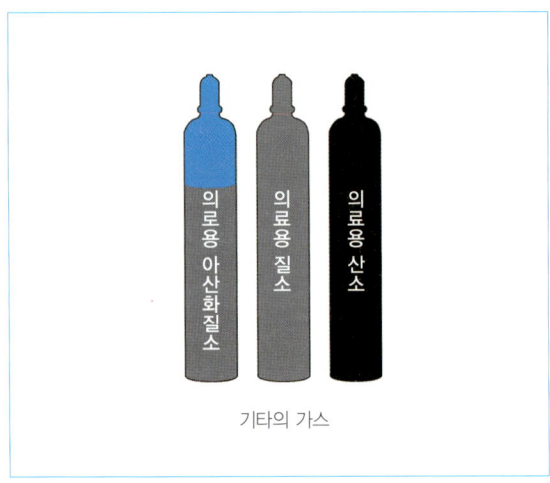

<그림2> 의료용 가스

이동형 산소탱크라는 것은?

의료용 이동형 산소탱크에는 500ℓ, 1500ℓ, 7000ℓ의 세 종류가 있습니다. 탱크에는 '의료용 산소'라고 표시되어 있으며, 병원 내에서 사용하는 이동형 산소탱크는 14.7MPa(150kgf/cm²)의 고압으로 충전되어 있습니다. 사용 시에는 압력 조절기(감압변)를 이용해 4kgf/cm²로 감압·조절[41]됩니다. 한편, 재택 산소 요법을 적용 중인 환자가 외출을 할 때 휴대하는 이동형 산소탱크는 장시간 사용할 수 있도록 19.6MPa(200kgf/cm²)보다 고압이며, 가벼운 소형 탱크도 보급되어 있습니다.

'MPa(메가 패스칼)', 'kgf/cm²(중량 킬로그램 매 평방 센티미터)'는 모두 압력의 단위로, 이전에는 이동형 산소탱크의 압력 표시로 후자의 'kgf/cm²'가 사용되었었는데 최근에는 국제적으로 'MPa' 단위로 통일되어 있습니다.

단위 간의 환산은 14.7MPa=150kgf/cm²에 해당합니다(UNIT 2의 195p).

이동형 산소탱크 보관상의 주의

산소 그 자체는 가연성이 없지만 인화·폭발을 조장하는 성질(지연성)이 있습니다. 탱크를 보관할 때 2m 이내에 화기 및 인화성·발화성 물질을 두지 말 것, 전기 배선이나 어스선 가까이 두지 않을 것, 낙상 등에 의한 충격 및 밸브의 손상을 방지하기 위하여 고정 처치를 할 것, 사용이 끝난 탱크와 충전된 탱크를 보관할 때는 구분하여 둘 것 등이 첨부 설명서의 '취급상의 주의'에 기재되어 있습니다.

이동형 산소탱크 사용 시 주의, 밸브를 한 번에 개방하면 발화의 위험이 있다!

이동형 산소탱크를 사용할 때는 압력 조절기(감압변)가 달린 유량계를 스패너를 이용해(최근에는 손으로만 하는 것도 있음) 탱크에 확실하게 접속합니다. 접속하기 전에는 압력 조절기 패킹의 결손이나 노화를 확인하고, 접속한 후에 탱크의 밸브를 서서히 개방합니다. 이때 절대로 밸브를 한 번에 개방해서는 안 됩니다. 밸브를 한 번에 개방하여 일어난 발화로 화재나 화상 사고가 보고되고 있습니다. 발화가 일어나는 원인은 탱크에서 갑자기 나온 산소가 유량계에 있는 공기를 급격하게 압축하여 고열을 내기 때문입니다. 이 열로 인해 관내에 있는 쓰레기 등이 타거나 플라스틱의 패킹 등이 발화한다[42]고 보면 됩니다.

이동형 산소탱크 사용 시 잔량 확인하기, 이동하는 중 산소 방전의 위험에 주의하자!

이동형 산소탱크는 산소 요법을 받고 있는 환자가 검사 등으로 병실을 나설 때 사용됩니다. 이동하는 중 또는 검사 대기 중에 산소 방전이 일어나지 않도록 사용 전에 탱크의 잔압에서 잔량을 추정합니다. 1분당 흡입 유량으로 환산을 하면 사용 가능한 시간을 알 수 있습니다. 다소의 계측 오차도 고려하여 이동 도중에 산소가 떨어지지 않도록 확인해 둡니다(➡ UNIT 2의 195p).

산소

SECTION 2

환기 부전의 만성 호흡 부전 환자에게 산소 과유량 흡입은 위험

저산소혈증의 환자에게 산소는 필수적으로 존재해야 합니다. 그러나 환자의 호흡 부전 병태에 따라 산소의 투여량이 달라집니다. 이 섹션에서는 산소 과량 투여에 의해 일어나는 'CO$_2$ 나르코시스'라는 병태를 설명하고자 합니다.

Q&A

→ 해답은 249페이지

[Q1] 폐색성 폐질환의 만성 호흡 부전 환자에게, 의사로부터 코 캐뉼라 0.5ℓ/분의 산소 흡입을 하라는 지시가 내려졌습니다. 이것에 관하여 다음 중 잘못된 문장에 ○를 써넣으시오.

① 0.5ℓ/분은 조절하기 어렵기 때문에 1ℓ/분이라도 별 지장은 없다. ( )

② 1ℓ/분 이하의 산소 유량을 가진 환자의 호흡 부전은 큰일이 아니다. ( )

③ 만약 유량 지시를 잘못 확인하여 3.5ℓ/분으로 했다고 해도 소량이 투입된 경우에는 생명에 큰 지장이 없다. ( )

Comment

산소 투여의 대상은?

실내 공기를 기준으로 하여, PaO$_2$(동맥혈 산소 분압)이 60Torr(mmHg) 이하가 되는 호흡 장애 또는 이 기준에 맞춰 나타나는 이상 상태를 호흡 부전이라 하며, 해당 환자는 산소 요법의 대상이 됩니다.

60Torr(mmHg) 이하라고 하는 이유는, 동맥혈 산소 분압(PaO$_2$)과 동맥혈 산소 포화도(SaO$_2$)의 관계(그림)에서 60Torr 이하일 때 PaO$_2$는 약간 저하되었을 뿐인데 동맥혈 산소 포화도(SaO$_2$)는 현저하게 저하되었기 때문입니다. 즉, 60Torr 이하가 되면 동맥혈에 의해 조직에 공급되는 산소량이 급격하게 감소합니다. 신체는 이러한 조직의 저산소 상태를 보상하려는 메커니즘이 작용해, 노력 호흡과 심장 박출량이 증가합니다. 이 작용이 계속되면 부하가 걸린 호흡근이나 심근에 피로가 쌓여 병태가 계속 악화됩니다. 이때 신속하게 산소를 투여하면 저산소로부터 조직을 지킬 뿐만 아니라 호흡근과 심근에 부하가 걸리는 것을 방지할 수 있습니다.

산소 투여량은 어떻게 정해지는 것일까요?

산소 투여량을 정할 때는 환자가 어떤 호흡 부전인지가 요점이 됩니다.

호흡 부전은 두 가지 타입으로 분류됩니다.

$PaCO_2$(동맥혈 이산화 탄소 분압)이 45Torr 미만인 I형 호흡 부전과 45Torr 이상의 II형 호흡 부전이 있습니다. $PaCO_2$가 상승하지 않는 I형 호흡 부전 환자의 산소 투여량에 대해서는 그렇게 과민할 필요가 없습니다. $PaCO_2$가 60Torr 이상, 즉 SaO_2(펄스옥시메타로 측정한 경피적 동맥혈 산소 포화도 SpO_2로 대용하는 것이 많다)가 90% 이상으로 유지되도록 필요 충분량의 산소를 투여하면 됩니다. 생명이 위독한 현장이나 외과 수술 등에서는 PaO_2를 80Torr 이상(SpO_2는 95% 이상)으로 유지하는 것이 일반적입니다.

그러나 $PaCO_2$(동맥혈의 이산화 탄소 분압)가 상승하는 II형 호흡 부전 환자의 산소 투여에는 매우 섬세한 주의가 필요합니다.

PaO_2나 SaO_2뿐만 아니라 $PaCO_2$를 확인하면서 산소 투여량을 설정해야 합니다. 이러한 환자에게 투여하는 산소량은 소량입니다. 만약 부주의하게 산소 투여량을 늘리면 'CO_2 나르코시스'라는 병태를 일으킵니다.

CO_2 나르코시스란?

II형 호흡 부전의 $PaCO_2$ 상승은 주로 만성 폐색성 폐질환(COPD)이나 폐결핵 후유증을 기초 질환으로 하는 만성적 환기 부전이 원인입니다. 만성 호흡 부전 환자가 어떤 요인으로 인해 환기 부전이 악화되고, $PaCO_2$가 상승하여 의식 장애를 불러일으키면서 위험한 상태가 되는 것을 'CO_2 나르코시스'라고 합니다.

요인으로는 심부전이나 감염 등에 의한 급성 악화 외에 부주의한 진통·진정제 투약이나 산소 과량 투여가 있습니다. 특히 후자의 두 가지는 투여 후 호흡 억제가 비교적 빨리 일어날 수 있으므로 간호 업무상 주의를 필요로 합니다.

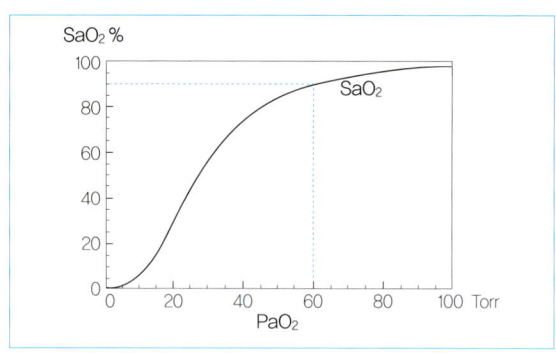

다카쿠 후미마로, 오가타 에츠로, 구로가와 기요시, 야사키 요시오 감수 '신임상 내과학 제9판'(의학서원 2009)의 p.102와 요시다 아키, 다카노 요시히사 편 '실천 호흡기 케어'(JJN 스페셜 Vol.71, 의학서원 2002)의 p.34로부터

〈그림〉 동맥혈 산소 분압(Pao2)과 동맥혈 산소 포화도(Sao2)의 관계

산소의 과량 투여로 왜 CO_2 나르코시스가 일어나는 걸까요?

일반적으로 $PaCO_2$가 상승하면 호흡 중추가 자극되어 환기량이 증가합니다. 그러나 환기 부전인 환자는 모두 만성인 상태로, $PaCO_2$가 상승하여 기구가 움직이는 것이 아니라 오히려 PaO_2(동맥혈의 산소 분압)에 의해 호흡 중추가 자극되면서 환기가 유지되고 있습니다. 이 상태에서 산소를 과량으로 투여하여 급속하게 PaO_2를 상승시키면, 역으로 호흡 중추에 자극이 저하되어 $PaCO_2$는 상승하고 호흡성 아시도시스에 의한 의식 장애와 호흡 억제가 일어납니다. 이것이 산소의 과량 투여에 의한 CO_2 나르코시스 발생의 메커니즘입니다.

실제로 만성 호흡 부전 환자에게 투여할 산소 유량 '0.5ℓ/분'을 '3.5ℓ/분'으로 잘못 설정하여 CO_2 나르코시스를 유발한 사례가 보고되어 있습니다. 특히 $PaCO_2$가 상승하고 있는 만성 호흡 부전 환자에게는 지시된 산소 투여량을 정확하게 흡입시켜야 합니다. 미량 흡입의 경우는 미량용 산소 유량계를 사용합니다. 물론 환자의 호흡이나 의식 상태에 변화가 없는지 관찰하는 것도 중요합니다.

기타

MRI(자기공명영상) 의료기구에 의한 감전 사고를 방지하자

의료 현장에서는 다양한 MRI 의료기구를 사용하고 있습니다. 이 섹션에서는 의료 현장에서 일어날 수 있는 감전 사고를 방지하기 위하여 어스에 관한 지식을 배워 봅니다.

Q&A
→ 해답은 249페이지

[Q1] 의료기구에 의한 감전 방지를 위한 전원 콘센트와 플래그에 ○를 치세요.

① 플래그

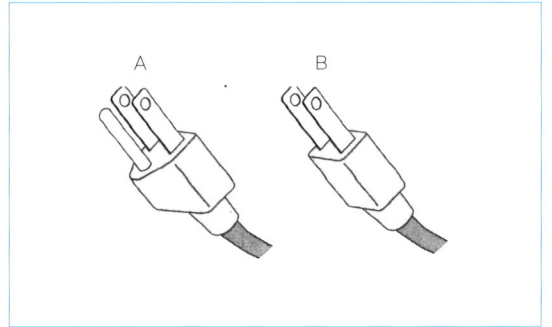

② 콘센트

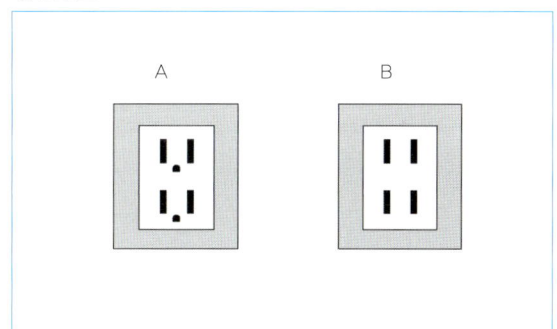

Comment

누출 전류와 감전이란?

병원에서는 많은 MRI 의료기구를 사용하고 있습니다. 기구들에 대해서는 감전 사고 방지 대책을 실시하고 있긴 하지만 기구 내 절연물의 표면 등을 통해 전류는 흐르고 있습니다. 이 전류를 누출 전류라고 하며 세 종류가 있습니다. 하나는 전원 코드의 어스선을 통해 누출된 전류입니다.

또 하나는 기구 본체의 표면에서 조작하는 사람을 통해 누출되는 전류, 그리고 나머지 하나가

전극 등의 장착부에서 환자를 통해 누출되는 전류입니다.

후자 두 개의 누출 전류가 감전 사고의 원인이 됩니다. 누출 전류에 닿으면 전기는 원래의 코스보다 전기가 통하기 쉬운 인체를 통해 지면으로 흘러갑니다. 이것을 감전이라고 합니다. 몸에 흐르는 전류가 약할 때는 찌릿하게 오는 충격만으로 끝나지만, 강한 전기가 흐른 경우에는 전격 화상이나 심실세동을 일으켜 생명이 위험해집니다.

매크로 쇼크와 마이크로 쇼크

감전에는 두 가지 종류가 있습니다. 피부를 통해 감전되는 경우를 '매크로 쇼크'라고 부르며, 일상적으로도 경험이 가능한 감전입니다. 신체에 장착한 심장 카테터등으로 심장이 직접 감전되는 경우는 '마이크로 쇼크'라고 부릅니다. 이것은 치료나 검사가 원인이 되어 발생하는 감전입니다.

매크로 쇼크나 마이크로 쇼크 모두 심장에 전격 반응이 일어나는 것이 가장 중대한 문제입니다. 찌릿하고 자각할 수 있는 수준의 전류는 1mA(밀리 암페어)정도이며, 심실세동을 불러일으켜 매크로 쇼크가 오는 전류는 100mA이상입니다. 가정에서 사용하는 전구에는 1A(100mA)의 전류가 흐르고 있으므로 전구의 1/10의 전류로도 심실세동이 일어날 수 있습니다. 참고로 낙뢰의 전류는 무려 1000A~20만 A가 넘습니다.

한편 마이크로 쇼크는 불과 0.1mA 이상의 전류로도 심실세동이 일어날 수 있습니다.

어스라는 것은?

감전 사고를 방지하기 위해서는 어스를 달아야 합니다. 어스(Earth)라는 것은 전기를 놓아주는 통로를 말합니다.

전기 기구에 어스를 설치해 두면 만일 누전이 되어도 Earth(지구), 즉 대지로 흐르는 길을 만들어 인체에 전기가 흐르는 사고를 방지할 수 있습니다. 가정 내의 전기 기구 중에서도 세탁기, 냉장고, 전자레인지 등 물기나 습기가 많은 곳에서 사용하는 전기 기구에는 어스가 설치되어 있는 것을 본 적이 있을 것입니다.

어스를 확실하게 설치하기 위해 의료 기구의 전원 플러그는 3P 플러그로 되어 있습니다. 3P라는 것은 세 개의 핀이라는 의미로, 전원에 연결하는 두 개의 핀과 어스로 작용하는 또 하나의 핀으로 되어 있습니다. 세 개의 핀 중 어스용의 약간 둥근 핀은 전원용의 각진 핀보다 조금 길게 되어 있습니다. 3P 콘센트에서 플러그를 뺄낼 때 어스용 핀이 마지막에 남도록 개발되어 있습니다.

3P 플러그에 대응한 세 개의 구멍을 가진 콘센트를 3P 콘센트라고 합니다. 연장 코드를 이용하는 경우에는 2P용으로 변환하여 어스도 설치하지 않고 사용하는 경우도 있지만 반드시 3P용의 콘센트를 이용해야 합니다.

물에 의한 감전, 유아의 감전에 주의

물에 노출되어 있으면 전류가 흐르기 쉽기 때문에 물에 젖은 손으로 의료 기구를 만지지 않도록 하고, 의료 기구와 그 주변에 물이 있는지 등에도 주의해야 합니다. 전원 코드의 파손에도 주의합니다.

또한 유아가 전원 코드를 입에 넣거나 씹어 감전당하는 경우도 있을 수 있습니다.

100V 정도에도 고압 전선에 필적하는 전류가 흐르고 있으니 유아 환자가 전원 코드 같은 것에 접촉하지 않도록 정리해 두는 것이 중요합니다.

기타

SECTION 2

MRI 검사할 때 금속류는 반입 금지!

미국에서 MRI실에 가지고 들어간 이동형 산소탱크가 환자의 머리를 직격하여 환자가 사망한 사고가 일어 났습니다. MRI 검사의 보급에 따라, 검사기의 강력한 자석에 자성체가 끌어당겨지는 사고가 늘고 있습니다. 이 섹션에서는 MRI 검사에 관한 주의 사항을 배워 봅니다.

Q&A
→ 해답은 249페이지

[Q1] MRI 검사를 받을 때 환자가 가지고 들어가서는, 또는 몸에 붙이고 들어가서는 안 되는 것에 ○를 써넣으시오.

① 이동형 산소탱크　　　　　　　　　　(　)

② 금속제의 농반　　　　　　　　　　　(　)

③ 코헤르 집게로 클램프한 드레인　　　(　)

④ 피어스　　　　　　　　　　　　　　(　)

⑤ 보청기　　　　　　　　　　　　　　(　)

⑥ 시계　　　　　　　　　　　　　　　(　)

⑦ 자석이 든 반창고　　　　　　　　　(　)

⑧ 현금 카드　　　　　　　　　　　　　(　)

⑨ 전화 카드　　　　　　　　　　　　　(　)

⑩ 니트로담 TTS(관동맥 확장제)　　　(　)

⑪ 원적외선 속옷　　　　　　　　　　　(　)

⑫ 법랑으로 만든 트레이　　　　　　　(　)

MRI 검사란?

MRI(Magnetic resonance imaging: 자기 공명 영상) 검사는 초전도 자석이라는 강력한 자석을 이용한 영상 검사입니다. 이 자석에 의해 강한 자장이 만들어지고, 이중 특정 주파수의 전자파를 조사하면 체내의 특정한 원소만을 공명하여 신호가 발생합니다. 이 신호를 모아 영상으로 만든 것이 MRI입니다. 대조하기 좋은 화질의 영상을 볼 수 있고, 체위 변환을 하지 않은 채로 신체 모든 각도의 영상을 볼 수 있습니다. CT처럼 X선을 사용하지 않기 때문에 방사선에 대한 노출도 없습니다.

MRI실의 자장 관리 구역에 대한 주의

자석 발판이 설치되어 자장이 발생하는 방에는 자성체(자석에 끌리는 것)를 가지고 들어가면 안 됩니다. '자장 관리 구역'이라는 경고 신호가 방 입구에 게시되어 있을 것입니다. 이 구역에 자성체를 지참하면 자석 발판에 끌어당겨져 위험한 사고가 일어나기 쉽습니다. 관리하는 방의 입구 근처에서는 끌려가지 않더라도, 장치의 자석 발판 근처는 자장이 강하기 때문에 가까이 가면 갑자기 당겨질 수 있습니다. 2001년에는 미국에서 이동형 산소탱크를 MRI실에 갖고 들어갔다가, 탱크가 MR 장치의 중심으로 날아 가 장치 내의 환자 머리를 직격하여 뇌진탕으로 사망시킨 사고가 있었습니다.

체내에 자성체를 갖고 있는 환자는
MRI 검사를 할 수 없습니다

MRI는 강한 자장과 전자파로 하는 검사이기 때문에 검사를 받을 수 없는 환자가 있습니다. 심장 페이스 메이커나 스터드형 제세동기, 인공 내이, 수두증 치료용의 압가변식 뇌실 션트 밸브를 장착하고

있는 환자는 동작 이상이 생기기 때문에 절대 검사를 받아선 안 됩니다.

수술을 통해 체내에 자성체인 금속을 넣은 환자도 위험합니다. 자성체가 받침대로 끌어당겨져 체내를 손상시킬 우려가 있습니다. 심장 인공변, 동맥 축적 수술의 클립, 외과 수술에서 사용한 코일이나 와이어, 스텐트, 임플란트, 인공 관절 등이 해당됩니다. 이러한 장치들이 비자성체라고 확인이 되지 않으면 검사를 할 수 없습니다. 그러나 최근에는 비자성체 재질로 된 기구가 보급되어 검사상의 문제가 되지 않는 경우도 많아지고 있습니다.

그 밖에 사고나 전쟁으로 금속 파편이 체내에 남아 있는 환자나 금속을 화장품에 사용한 문신 또는 영구 아이브로를 하고 있는 환자도 강한 자력에 의한 발열로 화상 등의 문제가 생길 수 있습니다.

환자의 지참 물품이나 의류에도 주의

병원 수십 곳의 'MRI 검사 시 주의'를 참고로 하여 MRI 검사를 할 때 환자가 지참하거나 장착해서는 안 되는 물품의 예를 표로 정리해 보았습니다.

이중에 최근 주의해야 할 약제로 이야기된 것이 첩부제인 니트로담® TTS®(관상 동맥 확장제)와 니코티넬® TTS®(금연 보조제)입니다. 첩부제들을 몸에 붙인 채로 MRI 검사를 실시할 경우, 환자가 화상을 입을 가능성이 있다는 것입니다. 미국에서는 첩부제에 사용된 알루미늄이 가열되어 화상 사고가 발생했다는 사례가 보고되어 있습니다.[43]

또한 미국에서는 MRI 검사 중 사모플렉트 담요(알루미늄을 안에 덧댄 담요)를 하고 있던 환자가 화상을 입었다는 보고도 있었습니다. 일본에서도 보온 속옷, 원적외선 속옷 등을 입고 있던 환자가 피부 자극감(찌릿한 감이나 화끈해짐)을 호소했다는 보

〈표〉 MRI 검사에 환자가 지참하거나 장착하지 않도록 주의해야 할 물건

금속류	안경, 머리핀, 악세서리-(목걸이, 피어스, 귀고리, 반지, 팔찌 등), 라이터, 열쇠, 볼펜, 일회용 손난로(철분)
	뺄 수 있는 의치, 금속의 고정 핀이 달린 가발
금속이 달린 의류 등	금속이 달려 있는 브래지어나 슬립, 금속제 단추가 달린 의류, 금속이 달린 치마나 바지의 벨트
금속이 들어가 있는 의류나 금속이 깔려 있는 담요 등	금속성의 물질이 들어가 있는 보온 속옷, 원적외선 속옷, 사모플렉트 담요(알루미늄이 대어진 담요)
금속이 사용된 첩부제	니트로담 TTS(관상동맥 확장제), 니코티넬 TTS(니코틴 패치: 금연 보조제)
금속 재료를 사용한 화장품	화장품의 일부(마스카라, 아이라이너, 아이브로, 아이섀도 등)
자기를 띠고 있는 물품	현금 카드, 전화 카드, 신용 카드, 직불 카드, 은행 예금 통장, 지하철 승차권, 자석이 들어 있는 반창고
전자 기기	시계, 계산기, 보청기, 포켓 벨, 핸드폰

고가 있습니다. 금속성의 물질이 섞여 만들어진 보온 속옷, 원적외선 속옷 등은 화상이나 피부 자극감의 위험이 있습니다.[44),45)]

의료 종사자의 가운 주머니에 들어 있는 금속 물품에 주의

의사·간호사가 반입하는 금속제의 의료 기구나 물품도 요주의입니다. 코헤르 집게나 겸자, 수액 펌프, 농반, 트레이 등입니다. 법랑제도 금속과 유리로 만들어져 있기 때문에 반입 금지입니다. 또한 가운 주머니 속의 금속류(가위, 코헤르 집게, 볼펜 등), 간호사의 모자 고정 머리핀도 주의합니다. 특히 검사

중에 환자의 구토나 급변 등으로 의료 기구나 물품을 가지고 들어갈 때나 동원된 다른 간호사, 스태프의 가운 주머니에 금속류 물질이 들어있는지가 중요합니다.

검사 시에는 환자의 피부와 피부가 접촉하지 않도록 주의

피부와 피부가 접촉하면 고주파 전류의 고리가 형성되어 온도가 상승하고 접촉된 부분에 화상을 입을 가능성이 있습니다. 두 다리가 접촉하기 쉽기 때문에 환자에게도 주의를 환기시키고 필요에 따라서는 타월 등의 완충 물건으로 접촉을 방지합니다.[46)]

간호 업무에 필요한 계산 연습

진료의 보조 업무를 수행하다 보면 종종 계산을 해야 하는 상황이 발생합니다. 예를 들면 주사를 준비할 때는 지시된 약제량 'mg'을 약액량 'mℓ'로 환산해야 하고, 점적을 할 때는 지시된 투여 속도에서 적하 수나 시간당의 유량을 계산해야 합니다. 또는 이동형 산소탱크를 이용하여 환자를 이송할 때 탱크의 잔압에서 산소 잔량을 추정해야 합니다. 얼마의 시간 동안 흡입할 수 있는가를 확인하여 이동 중에 산소가 떨어지지 않도록 해야 하는 것입니다.

이러한 계산 과정에서의 실수도 중대 사고로 발전할 가능성이 있습니다. UNIT 2에서는 계산식을 통째로 암기하는 것이 아니라, 계산하는 과정을 이해한 다음 올바른 계산을 위한 연습을 합니다.

SECTION 1
워밍업

STEP 1 중량의 단위를 이해하자

→ 해답은 250페이지

■ 아래의 ( )에 적절한 숫자를 써넣으시오.

1) 1g = ( )mg

2) 1mg = ( )g (분수로 답하세요)

3) 1mg = ( )μg

4) 1μg = ( )mg (분수로 답하세요)

여기서부터는 간단한 계산이 필요합니다.

5) 1g = ( )μg ⇐ 1g은 ──①── mg, 1mg은 ──②── μg이므로,

   1g = ──③── × ──④── μg.

6) 1μg = ( )g (분수로 답하세요)

7) 400mg은 1g의 ( ) (분수로 답하세요)

8) 25mg은 1g의 ( ) (분수로 답하세요)

9) 250μg은 1mg의 ( ) (분수로 답하세요)

10) 20μg은 1mg의 ( ) (분수로 답하세요)

11) 1g은 50mg의 ( )배

12) 1g은 500mg의 ( )배

■ 아래의 (   )에 적절한 숫자를 써넣으시오.

1) 1ℓ (리터) = (   )dℓ (데시 리터)

2) 1dℓ = (   ) ℓ (분수로 답하세요)

3) 1ℓ = (   )mℓ (밀리리터)

4) 1mℓ = (   ) ℓ (분수로 답하세요)

> **단위는 의미를 기억해 두면 좋습니다!**
> μ(마이크로) = 1/1000000(100만분의 1)
> m(밀리) = 1/1000(1000분의 1)
> c(센티) = 1/100(100분의 1)
> d(데시) = 1/10(10분의 1)

여기서부터는 간단한 계산이 필요합니다.

5) 200mℓ는 1ℓ의 (   ) (분수로 답하세요)

6) 25mℓ는 1ℓ의 (   ) (분수로 답하세요)

7) 250μℓ는 1mℓ의 (   ) (분수로 답하세요)

8) 50μℓ는 1mℓ의 (   ) (분수로 답하세요)

세밀하게 속도 관리를 해야 하는 중증 환자에게는 약액의 투여 속도 지시로 '○μg/kg/분' 〔환자의 체중 1kg당 1분간 약제 투여량(μg)〕형이 많이 내려집니다. 하지만 때로는 'γ(감마)'라고 하는 익숙하지 않은 단위의 지시도 있습니다. 'γ'는 'μg/kg/분'을 뜻합니다.[1], [2] 즉, 1γ = 1μg/kg/분을 의미합니다.

1) 체중 60kg의 환자에게 5γ의 투여 속도로 주입할 때, 1분당 투여량은 (   )μg.

계산식을 숙지합니다.

속도 ————— (μg/kg/분) × 체중 ————— (kg) = ————— (μg/분)
         ①   ②   ③

따라서, 1분당 투여량은 ————— μg.
                                ④

2) 체중 8kg의 유아에게 10γ로 약제를 주입할 때, 1분당 투여량은 (   )μg.

3) 체중 60kg의 환자에게 5γ로 약제를 주입할 때, 시간당의 투여량은 (   )mg.

계산식을 숙지합니다.

속도 ————— (μg/kg/분) × ————— (kg) × ————— (분/시간) = ————— (μg/시간)
         ①   ②   ③   ④

1mg = 1000μg이므로, ————— (μg/시간) = ————— (mg/시간).
                           ⑤   ⑥

4) 1분당 300μg을 체중 50kg의 환자에게 투여할 때, 투여 속도는 (   )γ.

5) 1분당 2mg을 체중 50kg의 사람에게 투여하려고 할 때, 투여 속도는 (   )γ.

계산식을 숙지합니다.

우선 2mg을 ————— μg으로 고쳐서
　　　　　　　　　①

————— (μg/분)/ ————— (kg) = 40(μg/kg/분) = 40(γ).
　②　　　　　　　　③

6) 1시간당 12mg을 체중 50kg의 사람에게 투여하려고 할 때, 투여 속도는 (   )γ.

SECTION 2
지시 약제의 양을 액량 '㎖'로 환산하여 준비한다

STEP 1   액상 주사약의 지시량을 액량으로 환산하여 준비한다   → 해답은 250, 251페이지

1) 'A 주 0.3mg 점적 내로 혼합 주입'이라는 지시를 받았습니다. A 주는 액상 주사약으로 상표에
   【0.5mg/2㎖】라고 표시되어 있습니다. 몇 ㎖를 산출하면 좋을까요?

계산식을 숙지합니다.

   1앰플이 ───①─── mg이므로, 0.3mg은 ───②─── / ───③─── 앰플에 해당합니다.

   1앰플은 2㎖이므로, 2㎖ × ───④─── / ───⑤─── = ───⑥─── ㎖로 산출하면 됩니다.

2) 'B 주 600mg 점적 내로 혼합 주입'이라는 지시를 받았습니다. B 주는 액상 주사약으로 상표에
   【250mg/5㎖】라고 표시되어 있습니다. 몇 앰플과 몇 ㎖를 주입하면 좋을까요?

계산식을 숙지합니다.

   1앰플이 ───①─── mg이므로 600mg은 ───②─── / ───③─── 앰플, 즉 ───④─── 앰플과 ───⑤─── / ───⑥─── 앰플
   에 해당합니다. 1앰플은 5㎖이므로, ───⑦─── / ───⑧─── 앰플은 5㎖ × ───⑨─── / ───⑩─── = ───⑪─── ㎖입니다.
   즉, ───⑫─── 앰플과 ───⑬─── ㎖를 산출하면 됩니다.

3) 'C 주 30mg을 생리 식염수 20㎖에 희석하여 측관 주사'라는 지시를 받았습니다. C 주는 액상 주사약으로 상표에 【50mg/2㎖】라고 표시되어 있습니다. 몇 ㎖를 산출하면 좋을까요?

4) 'D 주 1500단위 점적 내로 혼합 주입'이라는 지시를 받았습니다. D 주는 액상 주사약으로 상표에 【2500단위/5㎖】라고 표시되어 있습니다. 몇 ㎖를 산출하면 좋을까요?

5) 'E 주 750IU 점적 내로 혼합 주입'이라는 지시를 받았습니다. E 주는 액상 주사약으로 상표에 【1000 IU/10㎖】라고 표시되어 있습니다. 몇 ㎖를 산출하면 좋을까요?

6) 'F 주 15mEq를 점적 내로 혼합 주입'이라는 지시를 받았습니다. F 주는 액상 주사약으로 상표에 【50mEq/20㎖】라고 표시되어 있습니다. 몇 ㎖를 산출하면 좋을까요?

1) '항생제 250mg 점적 내로 혼합 주입'이라는 지시를 받았습니다. 항생제는 분말로 되어 있어, 1병에 1g입니다. 당신은 어떤 방식으로 약제를 산출해 냅니까? 생각해 봅시다.

    또한 다음 문장 중에서 적절한 것에 ○를 써넣으시오.

    A) 분말을 눈대중으로 맞춰 1/4을 꺼낸 뒤, 생리 식염수에 녹여 주입한다. (   )

    B) 병에 1㎖의 생리 식염수를 넣어 용해한 다음, 0.25㎖를 꺼내 주입한다. (   )

    C) 병에 4㎖의 생리 식염수를 넣어 용해한 다음, 1㎖를 꺼내 주입한다. (   )

계산식을 숙지합니다.

    분말 형태의 주사약을 병에서 꺼낼 때는 먼저 용해액을 넣어 액상으로 만들어야 합니다. 1병이 1g(100mg)이므로, 250mg은 $\dfrac{}{①}\Big/\dfrac{}{②}$ = 1/4병에 해당합니다. 얼마 안 되는 양을 꺼내는 것은 부정확할 가능성이 높으므로, 전량 $\dfrac{}{③}$㎖로 하여 1㎖를 꺼내는 것이 좋습니다. 따라서 정답은 $\dfrac{}{④}$가 됩니다.

    용해액의 대부분에는 생리 식염수나 주사용 물이 사용됩니다. 약제에 따라서는 용해액이 한정되어 있지 않기도 합니다.

2) '항암제 40mg을 5% 포도당 500㎖에 희석하여 점적'하라는 지시를 받았습니다. 항암제는 분말약으로, 1병은 50mg입니다. 당신은 어떤 방식으로 약제를 산출해 냅니까?

1) '항생제 8mg을 점적 내로 혼합 주입'하라는 지시를 받았습니다. 항생제는 액체로 되어 있고, 1앰플이 80mg/2㎖입니다. 당신은 어떤 방식으로 약제를 산출해 냅니까? 생각해 봅시다.

　　　또한 다음 문장 중 적절한 것에 ○를 써넣으시오.

A) 앰플의 약액 2㎖를 주사기에 흡입한 뒤 생리 식염수 10㎖를 넣어, 그중 1㎖를 점적 내에 주입한다.
　　（　　　）

B) 앰플의 약제 2㎖를 주사기에 흡입한 뒤 생리 식염수 8㎖를 넣어 전량을 10㎖로 한 후, 그중 1㎖를 점적 내에 주입한다. （　　　）

C) 앰플의 약액 0.2㎖를 흡입하여 점적 내에 주입한다. （　　　）

계산식을 숙지합니다.

　　　액상의 주사약을 소량만 꺼낼 때는 부정확하게 꺼내어지므로, 희석을 하여 꺼내기 쉬운 양으로 맞춰야 합니다.

　　　8mg은 1앰플 80mg의 ──①── / ──②── = 1/10에 해당합니다. 따라서 1㎖를 꺼내야 한다면 전량을 ──③──㎖로 맞추는 것이 좋습니다. 1앰플은 ──④──㎖이므로, 전량을 10㎖로 한다면 ──⑤──㎖ − ──⑥──㎖ = ──⑦──㎖의 생리 식염수를 더하면 됩니다. 즉 ──⑧──의 '앰플의 약액 2㎖를 주사기로 흡입한 뒤, 생리 식염수 8㎖를 넣어 전량을 10㎖로 맞춘 약액의 1㎖를 점적 내에 주입한다'가 적절합니다. 액상 약제인 경우는 원래의 액량을 빼서 희석액을 더해야 한다는 점이 중요합니다.

2) 소아 환자에게 'G 주사약 0.04mg을 점적 내로 혼합 주입'하라는 지시를 받았습니다. G 주사약은 액상 주사약으로 1앰플 0.2mg/㎖입니다. 당신은 어떤 방식으로 약제를 산출해 냅니까?

3) 소아 환자에게 'H 주사약 0.12mg을 점적 내로 혼합 주입'하라는 지시를 받았습니다. H 주사약은 액상 주사약으로 1앰플 0.6mg/1㎖입니다. 당신은 어떤 방식으로 산출해 냅니까?

계산식을 숙지합니다.

0.12mg은 1앰플 0.6mg의 ——/—— = ——/5에 해당합니다. 전량을 5㎖로 하여 ——㎖
　　　　　　　①　②　　③　　　　　　　　　　　　　④
를 꺼내는 것이 좋습니다. 1앰플은 1㎖이므로, 전량을 5㎖로 하려면 ——㎖ − ——㎖ =
　　　　　　　　　　　　　　　　　　　　　　　　　　⑤　　　⑥
——㎖의 희석액을 더합니다. 전량을 5㎖로 하여 그중 ——㎖를 점적 내에 주입하면 됩니다.
⑦　　　　　　　　　　　　　　　　　⑧

4) 소아 환자에게 'G 주사약 0.3mg을 점적 내로 혼합 주입'하라는 지시를 받았습니다. G 주사약은 액상 주사약으로 1앰플 0.8mg/1㎖입니다. 당신은 어떤 방식으로 약제를 산출해 냅니까?

SECTION 3
주입 속도(유량, 점적 수) 계산

STEP 1　수액 세트별로 점적 수를 계산한다 → 해답은 251, 252페이지

1) '시간당 유량 50㎖로 점적을 주입'하라는 지시를 받았습니다. 미량용 수액 세트(60적 = 1㎖)를 몇

　적/분으로 떨어뜨리면 좋을까요?

계산식을 숙지합니다.

　　계산 방법은 두 가지가 있습니다.

　　A) 1분당 주입량을 계산하여 적수로 환산하는 방법

　　시간당 50㎖를 1분당 주입량으로 환산하면 ──── / ──── (㎖/분)이 됩니다. 미량용 수액 세트는 1㎖
　　　　　　　　　　　　　　　　　　　　　　　① 　　 ②

가 60적이므로 이것을 적수로 고치면 60(적/㎖) × ──── / ──── (㎖/분) = ──── (적/분)이 됩니다.
　　　　　　　　　　　　　　　　　　　　　　　③ 　　 ④ 　　　　　　 ⑤

　　B) 시간당 유량을 적수로 환산하여 1분당 적수를 계산하는 방법

　　시간당 50㎖를 적수로 환산하면 1㎖가 60적이므로 ──── × ──── (적/시간)이 됩니다. 이것을 1분
　　　　　　　　　　　　　　　　　　　　　　　　　　① 　　 ②

당 적수로 고치면 ──── × ──── (적/시간) ÷ 60(분/시간) = ──── (적/분)이 됩니다.
　　　　　　　　③ 　　 ④ 　　　　　　　　　　　　　 ⑤

　　어떤 방식을 이용하든 간에, 미량용 점적 세트는 사실상 시간당 ㎖량과 1분당 적수가 같은 수치입니다.

2) '시간당 유량 75㎖로 점적 주입'하라는 지시를 받았습니다. 일반용 수액 세트(20적 = 1㎖)를 몇 적/분
   으로 떨어뜨리면 좋을까요?

3) '시간당 유량 35㎖로 점적 주입'하라는 지시를 받았습니다. 미량용 수액 세트(60적 = 1㎖)를 몇 적/분
   으로 떨어뜨리면 좋을까요?

4) '48㎖/시간으로 점적 주입'하라는 지시를 받았습니다. 일반용 수액 세트(20적 = 1㎖)를 몇 적/분으
   로 떨어뜨리면 좋을까요?

1) 미량용 수액 세트(60적 = 1mℓ) 30적/분으로 적하하고 있는 수액을 일반용 수액 세트(20적 = 1mℓ)로 바꾸려면 몇 적/분이 좋을까요?

계산식을 숙지합니다.

　　미량용 수액 세트로 1분당 30적을 mℓ로 환산하면, 1mℓ가 60적이므로 ____①____/____②____ (mℓ/분)입니다. 이것을 일반용 수액 세트의 적수로 환산하면, 1mℓ가 20적이므로 20(적/mℓ) × ____③____/____④____(mℓ/분) = ____⑤____(적/분)입니다.

2) 일반용 수액 세트(20적 = 1mℓ)에서 12적/분으로 적하하고 있는 점적을 미량용 수액 세트(60적 = 1mℓ)로 바꾸려면, 몇 적/분이 좋을까요?

계산식을 숙지합니다.

　　일반용 수액 세트의 1분당 12적을 mℓ로 환산하면, 1mℓ가 20적이므로 ____①____/____②____ (mℓ/분)이 됩니다. 이것을 미량용 수액 세트의 점적으로 환산하면, 1mℓ가 60적이므로 60(적/mℓ) × ____③____/____④____(mℓ/분) = ____⑤____(적/분)이 됩니다.

3) 미량용 수액 세트(60적 = 1mℓ)를 24적/분으로 적하하고 있는 수액을 일반용 수액 세트(20적 = 1mℓ)로 바꾸려면 몇 적/분이 좋을까요?

4) 일반용 수액 세트(20적 = 1mℓ)를 8적/분으로 적하하고 있는 점적을 미량용 수액 세트(60적 = 1mℓ)로 바꾸려면 몇 적/분이 좋을까요?

1) 일반용 수액 세트(20적 = 1㎖)를 60적/분으로 적하하고 있는 환자에게 수액 펌프를 장착하게 되었습니다. 시간당 유량을 얼마로 설정하면 좋을까요?

계산식을 숙지합니다.

일반용 수액 세트로 1분당 60적을 유량 '㎖'로 환산하면 ────①──── / ────②──── = ────③──── (㎖/분)이 됩니다.

1시간당 유량으로 환산하면, ────④──── (㎖/분) × 60(분/시간) = ────⑤──── (㎖/시간)입니다.

2) 미량용 수액 세트(60적 = 1㎖)를 36적/분으로 적하하고 있던 소아에게 수액 펌프를 장착하게 되었습니다. 시간당 유량을 얼마로 설정하면 좋을까요?

3) 일반용 수액세트(20적 = 1㎖)를 18적/분으로 적하하고 있던 환자에게 수액 펌프를 장착하게 되었습니다. 시간당 유량을 얼마로 설정하면 좋을까요?

4) 미량용 수액 세트(60적 = 1㎖)를 48적/분으로 적하하고 있던 소아에게 수액 펌프를 장착하게 되었습니다. 시간당 유량을 얼마로 설정하면 좋을까요?

1) 소리타®–T3을 500㎖, 4시간으로 점적하라는 지시를 받았습니다.

　　A) 수액 펌프로 주입하려고 할 때, 시간당 유량은 얼마입니까?

　　B) 일반용 수액 세트(20적 = 1㎖)로 점적하려면 적하 수/분은 얼마로 해야 합니까?

계산식을 숙지합니다.

　　　　——①—— ㎖ ÷ ——②—— 시간 = ——③—— ㎖/시간이 되고, 그것이 A)의 답이 됩니다.

　　다음으로, 시간당 ——④—— ㎖를 1분당 주입량으로 환산하면 ——⑤—— / ——⑥—— (㎖/분)이 됩니다. 일

반용 수액 세트는 1㎖가 20적이며, 이것을 적수로 바꾸면 20(적/㎖) × ——⑦—— / ——⑧—— (㎖/분) =

——⑨—— (적/분)이 되므로 ——⑩—— 적/분으로 하면 됩니다.

2) 락틱®G를 500㎖, AM 10시~PM 6시까지 점적하라는 지시를 받았습니다.

　　A) 수액 펌프로 주입하려고 할 때, 시간당 유량은 얼마입니까?

　　B) 일반용 수액 세트(20적 = 1㎖)로 점적하려면 적하 수/분은 얼마로 해야 합니까?

　　C) 미량용 수액 세트(60적 = 1㎖)로 점적하려면 적하 수/분은 얼마로 해야 합니까?

3) 소리타®–T3을 500㎖ 2병, 락틱®G를 500㎖ 1병, 합계 3병을 24시간에 점적하라는 지시를 받았

습니다.

　　A) 수액 펌프로 주입하려고 할 때, 시간당 유량은 얼마입니까?

　　B) 일반용 수액 세트(20적 = 1㎖)로 점적하려면 적하 수/분은 얼마로 해야 합니까?

1) 'I 주사약'은 1앰플 5㎖ 중 약제 성분 45mg을 함유하고 있습니다. 이제 1앰플을 5% 포도당액 500㎖로 희석하여 50㎍/분의 투여 속도로 수액 펌프를 사용해 주입하려고 합니다. 시간당 유량을 얼마로 하면 좋을까요?

계산식을 숙지합니다.

우선, 약제 성분의 1분당 투여량 50㎍을 1시간당 투여량으로 바꾸면 ──①── (㎍/분)×60(분/시간) = ──②── (㎍/시간) = ──③── (mg/시간)이 됩니다.

45mg이 500㎖에 희석되어(1앰플이 5㎖이므로 실제 전량은 505㎖가 되지만, 펌프의 오차 범위에 따라 500㎖라고 생각해도 지장은 없습니다) 있으므로 시간당 ──④── mg의 투여량은 500(㎖)× ──⑤── mg/ ──⑥── mg = ──⑦── ㎖가 되고, 약 ──⑧── ㎖의 유량에 해당합니다.

2) 'J 주사약'은 1앰플 5㎖에 약제 성분 100mg을 함유하고 있습니다. 이제 1앰플을 5% 포도당액 500㎖로 희석하여 40㎍/분의 투여 속도로 수액 펌프를 사용해 주입하려고 합니다. 시간당 유량을 얼마로 하면 좋을까요?

3) 'K 주사약'은 1앰플 2㎖로 약제 성분 20mg을 함유하고 있습니다. 이제 3앰플을 생리 식염수 14㎖로 희석한 뒤 전량을 20㎖로 하여, 체중 20kg의 환자에게 10μg/kg/분의 투여 속도가 되도록 주사기 펌프로 주입하려고 합니다. 시간당 유량은 얼마로 하면 좋을까요?

계산식을 숙지합니다.

1)과 마찬가지로, 우선 약제 성분의 시간당 투여량을 계산합니다.

체중 1kg의 1분당 투여량이 10μg이므로 체중 20kg의 시간당 투여량은 _____①(μg/kg/분) ×

_____②(kg) × _____③(분/시간) = _____④(μg/시간) = _____⑤(mg/시간)입니다.

이제, _____⑥mg(20mg이 3앰플)이 희석되어 전량 20㎖가 되었으므로 _____⑦mg의 액량은

20(㎖) × _____⑧/_____⑨ = _____⑩(㎖)에 해당합니다. 이것이 시간당 유량입니다.

주사기 펌프는 희석하는 액량이 적기 때문에 정확한 전량으로 계산하지 않으면 안 됩니다. 이 경우에는 1앰플이 2㎖이고 3앰플이 투여되므로, 2㎖ × 3 = 6㎖입니다. 생리 식염수 14㎖로 희석되어 전량이 20㎖가 됩니다.

4) 'L 주사약'은 1앰플 2㎖로 약제 성분 40mg을 함유하고 있습니다. 이제 3앰플을 생리 식염수 14㎖로 희석하여 전량을 20㎖로 한 뒤, 체중 20kg의 환자에게 5μg/kg/분의 투여 속도가 되도록 주사기 펌프로 주입하려고 합니다. 시간당 유량은 얼마로 하면 좋을까요?

5) 'M 주사약'은 1앰플 5㎖로 약제 성분 150mg을 함유하고 있습니다. 이제 1앰플을 생리 식염수 45㎖로 희석하여 전량을 50㎖로 한 뒤, 체중 50kg의 환자에게 투여 속도 5γ가 되도록 주사기 펌프로 주입하려고 합니다. 시간당 유량은 얼마로 하면 좋을까요?

계산식을 숙지합니다.

5γ = $\dfrac{}{①}$ μg/kg/분이므로, 체중 50kg의 시간당 투여량은 $\dfrac{}{②}$ (μg/kg/분) × $\dfrac{}{③}$ (kg) × 60(분/시간) = $\dfrac{}{④}$ (μg/시간) = $\dfrac{}{⑤}$ (mg/시간)이 됩니다.

150mg이 전량 50㎖에 희석되어 있으므로, $\dfrac{}{⑥}$ mg의 액량은 50(㎖) × $\dfrac{}{⑦}$ / $\dfrac{}{⑧}$ = $\dfrac{}{⑨}$ (㎖)에 해당합니다. 이것이 시간당 유량입니다.

6) 'N 주사약'은 1앰플 5㎖로 약제 성분 300mg을 함유하고 있습니다. 이제 1앰플을 생리 식염수 45㎖로 희석하여 전량을 50㎖로 맞춘 뒤, 체중 60kg의 환자에게 투여 속도 5γ가 되도록 주사기 펌프로 주입하려고 합니다. 시간당 유량은 얼마로 하면 좋을까요?

SECTION 4
이동형 산소탱크의 잔량, 사용 가능 시간을 계산한다

STEP 1   이동형 산소탱크의 잔압으로 잔량을 계산한다 → 해답은 253, 254페이지

산소 흡입 중인 환자를 이송할 때 등의 상황에서 이동형 산소탱크가 이용되고 있습니다. 사용하지 않은 이동형 산소탱크 내에는 통상 14.7 MPa(150kgf/cm²)의 고압으로 산소가 충전되어 있습니다(단, 재택 산소 요법 환자의 외출용으로 개발된 200kgf/cm²의 경량 이동형 산소탱크도 있습니다).

'MPa(메가 파스칼)', 'kgf/cm²(중량 킬로그램 매 평방 센티미터)'는 모두 압력의 단위로, 예전에는 이동형 산소탱크의 압력 표시로 후자의 'kgf/cm²'가 사용되었었는데 최근 국제적으로 'MPa'로 통일되었습니다. 단위 간의 계산은 【14.7MPa = 150kgf/cm²】에 해당합니다. 이동형 산소탱크를 사용할 때는 반드시 탱크의 잔압을 압력계로 확인하고, 잔압으로 탱크의 산소 잔량을 계산해야 합니다.

그렇다면, 이동형 산소탱크 잔압이 다음과 같을 때 산소 잔량은 얼마일까요? 〔미사용 이동형 산소탱크의 내압 '14.7MPa(150kgf/cm²)'로 계산합니다〕

1) 500ℓ 이동형 산소탱크의 잔압이 60kgf/cm²

계산식을 숙지합니다.

미사용 이동형 산소탱크 500ℓ의 내압은 150kgf/cm²이므로, 60kgf/cm²의 산소 잔량은 500(ℓ)×

_____/_____ = _____(ℓ)입니다.
    ①   ②   ③

2) 500ℓ 이동형 산소탱크의 잔압이 120kgf/cm²

3) 1500ℓ 이동형 산소탱크의 잔압이 50kgf/cm²

4) 1500ℓ 이동형 산소탱크의 잔압이 4.9MPa

5) 500ℓ 이동형 산소탱크의 잔압이 8MPa

STEP 2 잔압과 산소 흡입량에서 탱크 사용 가능 시간을 계산한다 → 해답은 254페이지

1) 코 캐뉼라로 산소를 '4ℓ/분' 흡입 중인 호흡 부전 환자를 이동형 산소탱크(500ℓ)를 이용하여 검사실로 이송하려고 합니다. 현재 탱크의 잔압은 75kgf/cm²를 나타내고 있습니다.

A) 이 탱크로 흡입이 가능한 시간은 이론상 얼마일까요?

B) 계측 오차 등을 고려하여 안전 계수를 0.8이라 하면 흡입가능 시간은 얼마일까요?

계산식을 숙지합니다.

A) 탱크의 잔압에 따른 산소 잔량은 500(ℓ)× ⎯①⎯/⎯②⎯ = ⎯③⎯ (ℓ)입니다. 산소 유량은 4ℓ/분 이므로, 흡입 가능 시간은 ⎯④⎯/4 = ⎯⑤⎯ (분)이 되고, 이론상으로 약 ⎯⑥⎯ 분이 됩니다.

B) 위의 A) 수치는 어디까지나 이론상의 수치입니다. 실제로는 잔압의 측정 오차와 산소 유량의 설정 오차가 있으므로, 안전상 이론 수치에 계수로 0.8을 곱한 시간을 흡입 가능 시간이라 생각하는 편이 좋습니다. 따라서 흡입 가능 시간은 ⎯①⎯ (분)×0.8 = ⎯②⎯ (분)입니다.

2) 코 캐뉼라로 산소를 '2ℓ/분' 흡입 중인 환자를 이동형 산소탱크(500ℓ)를 이용하여 엑스레이실로 이송하게 되었습니다. 현재 탱크의 산소 잔압은 60kgf/cm²를 나타내고 있습니다.

A) 이 탱크의 흡입 가능 시간은 이론상 얼마입니까?

B) 안전 계수를 0.8로 하면 흡입 가능 시간은 얼마입니까?

3) 마스크로 산소를 '5ℓ/분' 흡입 중인 호흡 부전 환자를 이동형 산소탱크(500ℓ)를 이용하여 검사실로 이송하려고 합니다. 현재 탱크의 산소 잔압은 75kgf/cm²를 나타내고 있습니다. 병실과 검사실 간 왕복 시간은 5분, 검사 대기 시간은 10분, 검사에 필요한 시간은 30분이라고 가정했을 때, 현재 사용 중인 탱크를 유치한 채 검사실에 이송하여 검사를 하는 것이 안전하다고 볼 수 있을까요?

위험 감각 훈련

　간호사는 환자가 요양 생활을 할 때 낙상 등의 사고를 당하는 것을 방지하기 위하여 우선 각 환자의 병태나 장애에 잠재해 있는 위험을 이해해야 합니다. 그 다음, 환자의 행동이나 환경을 관찰하고 위험을 예측하여 가능한 한 미리 대처할 수 있는 감각을 가져야 합니다.

　UNIT 3에는 10개의 장면이 삽화로 소개되어 있습니다. 삽화에는 실제 간호 현장에서 보고된 낙상, 오연·이식, 목욕에 관한 다양한 공청회·직무 보고 사례 5~6가지가 그려져 있습니다. 각 장면들에는 환자의 요양 생활과 간호 케어에서 나타날 수 있는 위험이 내포되어 있습니다. 각각 어떠한 위험이 잠재해 있는지를 생각해 봅시다.

　삽화와 더불어, '이 부분이 위험'이라고 지적하는 것뿐만 아니라 '왜 위험한가'라는 이유나 근거도 설명합니다. 또한 그 위험이 어떠한 사고로 발전할 수 있을지도 설명합니다. 여기서 중요한 것은 위험을 예측하는 논리적인 사고를 하는 것입니다.

　해설에서는 특히 주의해 주길 바라는 위험을 예로 들고 있지만, '이것이 전부'는 아닙니다. 설명으로 지적한 것 이외에도 여러 가지 위험에 주의해야 합니다.

　절대적인 정답이나 잘못은 없습니다. 합리적인 이유나 근거를 가지고 위험이라고 판단할 수 있는 상황이라면 주의할수록 좋습니다.

　훈련 연습은 친구나 동료와 그룹으로 해보는 것도 좋고, 경험이 풍부한 선배나 교직원과 함께 생각해 보는 것도 효과적입니다. 경험에서 얻은 귀중한 지식을 배울 수 있는 좋은 기회가 될 것입니다.

SCENE 1 환자가 스스로 움직이다가 일어나는 낙상 위험

삽화 오른쪽의 환자 A씨는 오른쪽 편마비가 있습니다. 지금 환자 A씨는 침대에서 내려와 휴대용 소변 용기에 배뇨를 하려고 합니다. 왼쪽의 환자 B씨는 왼쪽 팔꿈치부로 점적을 받고 있습니다. 이 장면에 내재되어 있는 낙상의 위험을 생각해 봅시다.

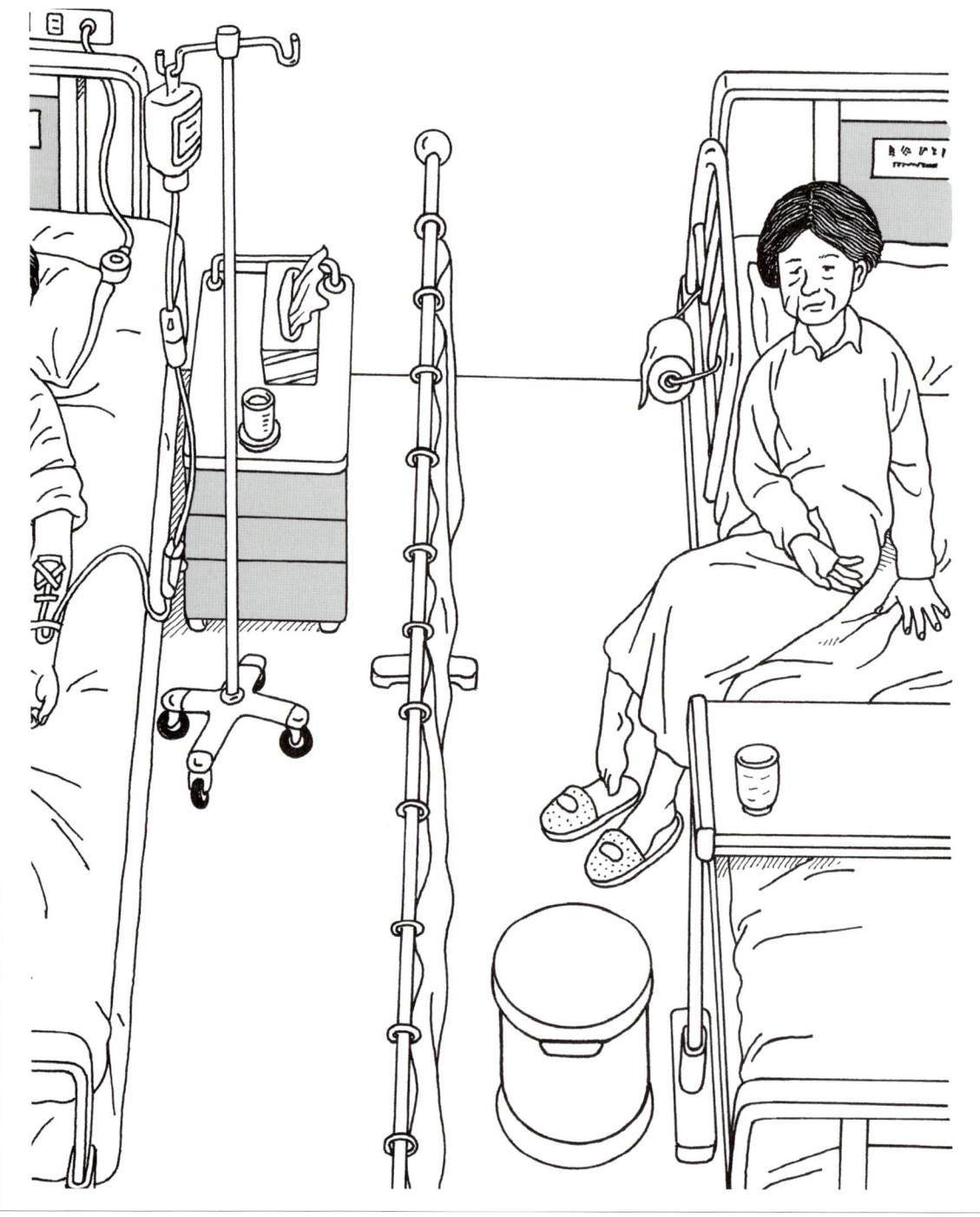

생각난 위험을 이야기해 봅시다 ➡

■ 생각이 났습니까?

이 삽화는 환자가 자력으로 행동하려고 할 때 침대 사이드에 어떤 위험이 잠재해 있는가를 생각해 보기 위해 만들어졌습니다. 알아 두어야 할 위험 요소들을 정리해 보았습니다.

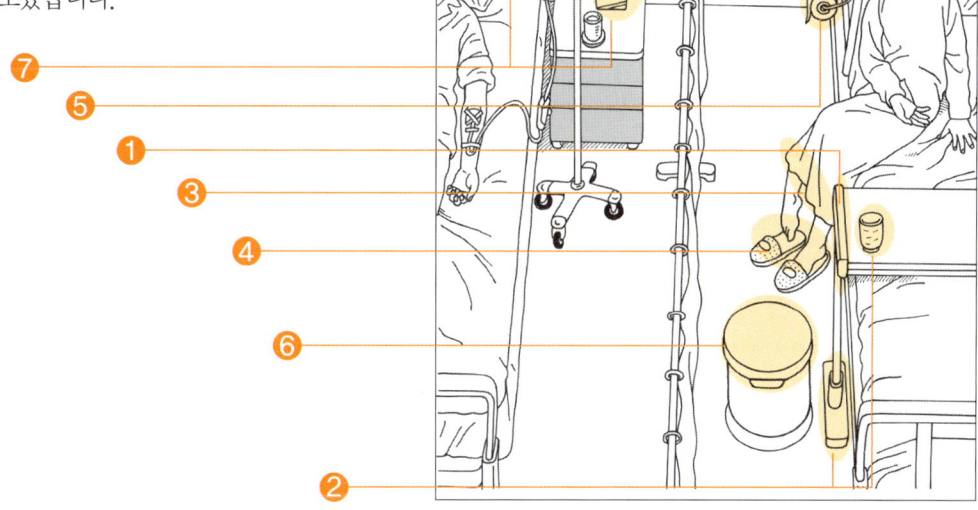

위험	이유와 근거 등
① A씨가 휴대용 소변 용기가 있는 곳까지 안정적으로 이동하기 위해 잡을 수 있는 걸이가 없다.	침대에서 휴대용 소변 용기가 있는 곳까지 갈 때, 건강한 쪽의 팔로 잡을 수 있는 걸이가 설치되어 있지 않기 때문에 낙상의 위험이 있다.
② A씨의 오버 테이블과 그 위의 물컵	건강한 쪽인 왼쪽 손으로 오버 테이블을 잡으려고 할 때, 오버 테이블이 움직여 환자가 낙상할 위험이 있다. 또한 테이블 위에 물컵이 쏟아져 화상을 입을 위험이 있다.
③ A씨 환자복의 옷자락이 길다.	옷자락이 긴 환자복은 발놀림에 나빠 낙상의 위험이 있다.
④ A씨의 신발이 슬리퍼이다.	마비된 쪽의 다리는 신발을 신거나 걷기 어려워 낙상의 위험성이 있다.
⑤ A씨의 침대 사이드에 걸려 있는 휴지가 휴대용 소변 용기와 멀리 떨어져 있다.	배설 후에 휴지를 사용하려고 할 때 앞으로 굽힐 수밖에 없어 낙상의 위험이 있다.
⑥ A씨의 휴내용 소변 용기에는 손으로 잡을 데가 없다.	소변 용기 앞으로 몸의 방향을 돌리려고 할 때, 소변 용기에 손잡이가 없어 균형을 잃고 낙상할 위험이 있다. 또한 배뇨 중에 소변 용기의 뚜껑에 몸을 기대면 뒤로 낙상할 위험이 있다.
⑦ B씨의 왼쪽에 간호사 콜벨과 티슈가 놓여 있다.	아무것도 쥐고 있지 않은 오른손으로 간호사 콜벨을 누르려고 하거나 티슈를 잡으려고 왼쪽으로 몸을 움직이다가 침대에서 낙상할 위험이 있다.

■ 삽화에서 배움

병원에서 일어나는 낙상 사고의 약 3/4은 환자가 자력으로 행동하면 중에 발생하고 있습니다.

이러한 사례의 대부분은 간호사가 보고 있지 않은 곳에서 일어납니다. 이를 방지하기 위해서는 환자가 어떠한 때에 어떻게 행동할 것인가를 예측해야 합니다.

환자의 자력 행동에 의해 사고로 이어질 수 있는 위험을 침대 사이드에서 제거함과 동시에 환자의 움직임에 도움이 되는 침대 주변의 환경을 조성해 둘 필요가 있습니다. 환자의 행동은 병태나 장애, 또는 환자의 버릇 등에 따라 각각 다릅니다. 행동을 예측하기 위해서는 병태나 장애를 이해하고 환자의 일상을 관찰하는 것이 중요합니다.

치매 환자의 위험 행동

삽화에는 두 명의 치매 환자 C씨, D씨가 그려져 있습니다. 오른쪽의 C씨는 오전 중에 피부 질환의 처치를 받았습니다. 또한 C씨의 가족이 조금 전에 면회를 와서 봉투에 담긴 과자를 사주고 갔습니다. 이 장면에 잠재되어 있는 위험을 생각해 봅시다.

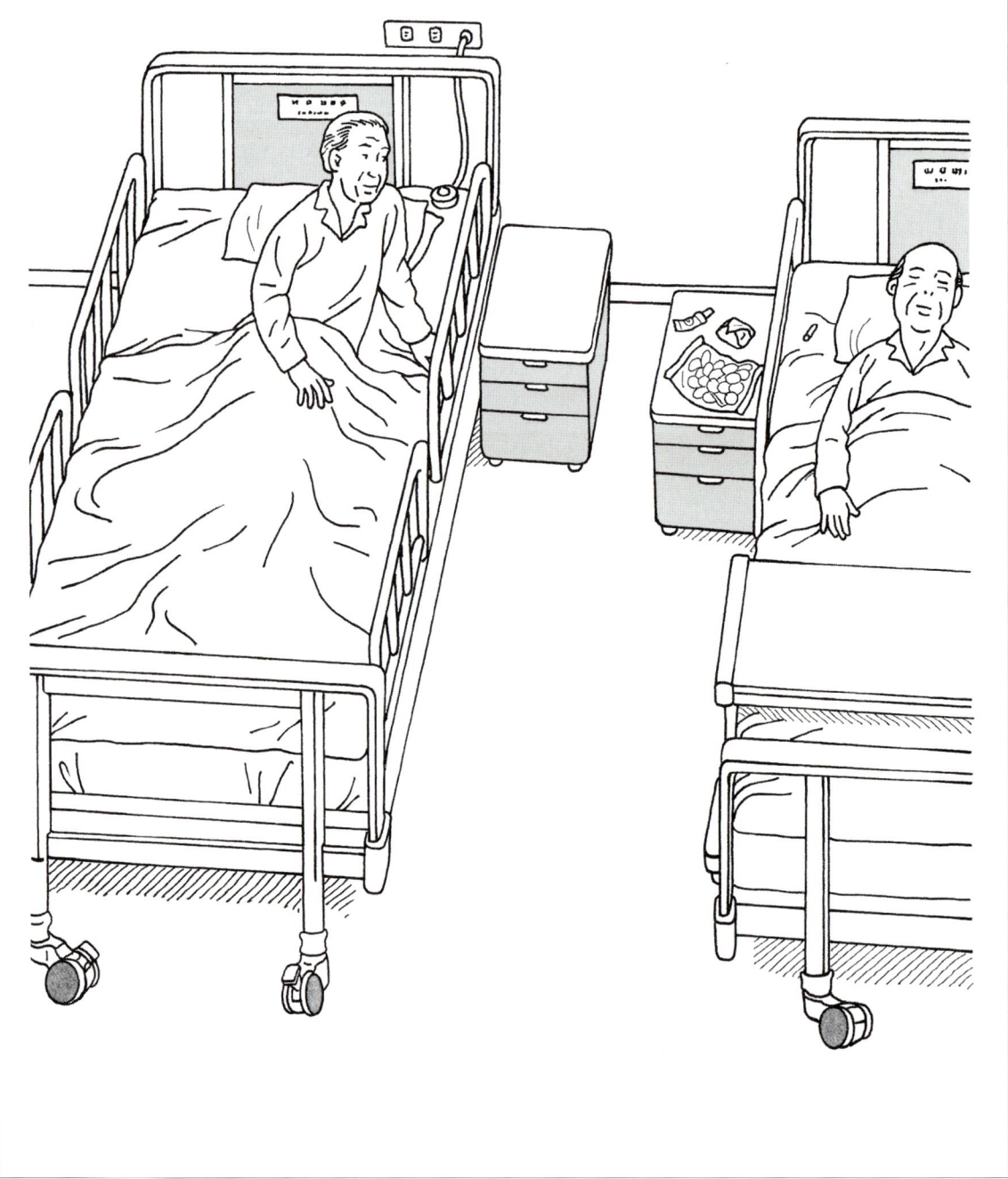

생각난 위험을 이야기해 봅시다 ➡

■ 생각이 났습니까?

치매증 환자는 스스로의 행동이나 환경상의 위험을 적절하게 판단하는 것이 어렵습니다. 그래서 요양 생활 중에 여러 가지 위험에 노출되어 있어 사고도 일어나기 쉽습니다. 이 삽화는 치매 환자의 행동 특성 중에서 침대 사이드와 관련해 어떠한 위험이 잠재해 있는지를 생각해 보기 위하여 만들었습니다. 알아 두어야 할 위험을 정리해 보았습니다.

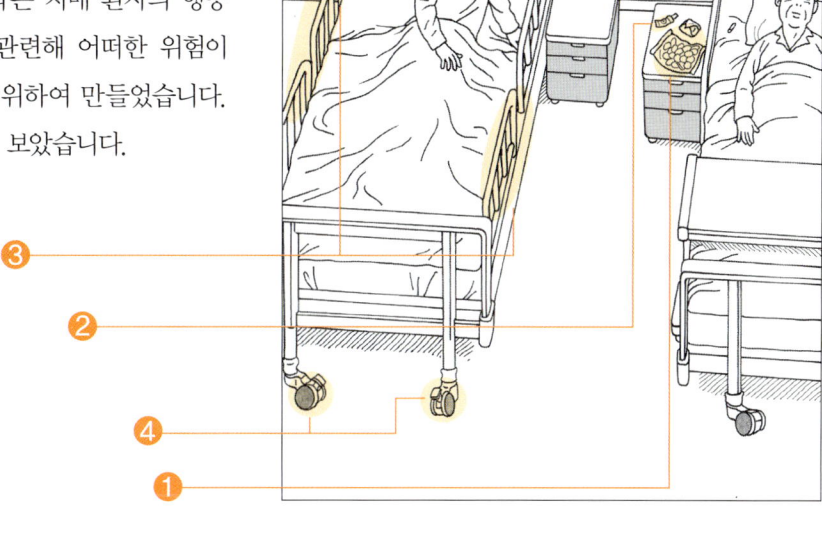

위험	이유와 근거 등
① C씨의 침대 옆 협탁에 가족이 사준 과자 봉지가 그대로 놓여 있다. 게다가 과자는 둥근 형이다.	치매증 환자는 적절한 섭취량에 대한 판단이 서지 않고 가끔 음식물을 통째로 삼켜서 질식할 뻔한 사고가 나기도 하므로, 봉투째로 과자를 주는 것은 위험하다. 또한 둥근 형의 물체는 목에 걸릴 위험이 있다. 봉투에 건조제가 들어 있으면 건조제를 입에 넣을 위험성도 있다.
② C씨의 협탁에는 오전에 간호사가 처치 후 빠뜨리고 놓고 간 연고가 있다.	위와 같은 이유로 연고를 입에 넣을 위험성이 있다.
③ D씨의 침대 양쪽에 침대 난간이 두 개씩 세워져 있다.	활동성이 있는 D씨는 난간을 뛰어넘어 내려오려다가 난간보다 높은 위치에서 낙상할 위험이 있다. 또한 난간과 난간 사이를 빠져나가려다 난간에 몸이 낄 위험도 있다.
④ D씨의 침대 바퀴에 고정 장치가 걸려 있지 않다.	침대 위에 일어서면 침대가 움직여 낙상할 위험이 있다.

■ 삽화에서 배움

치매증 환자가 가장 주의해야 하는 사고는 침대에서의 낙상입니다. 그러나 침대에서 내려오려는 행동이 위험하다고 해서 안이하게 침대를 난간으로 전부 에워싸면 안 됩니다. 활농성이 있는 치매증 환자는 난간을 뛰어넘어 내려오거나 난간에서 무리하게 내려오려 하기 때문에 오히려 중대 사고로 발전할 위험이 있습니다.

즉, 침대 난간 하나라도 적용 방법이나 적절한 설치 상태를 생각해야 합니다.

또 하나의 위험 행동으로 이식(음식물 이외의 것을 먹음)이 있습니다. 입에 넣으면 위험한 것은 없는지 주의하고 위험물이 환자의 눈에 띄지 않도록 신경 쓸 필요가 있습니다.

SCENE 3 섭식·연하 장애 환자의 식사를 돕는 중에 생기는 위험

앞쪽에 있는 환자는 왼쪽 편마비로 인해 연하 장애가 있는 G씨로, 그에게는 잘게 썬 음식이 제공되고 있습니다. 안쪽에 있는 환자 H씨는 치매증이 있고, 음식을 한 번에 통째로 삼켜 질식할 뻔했던 적이 있습니다. 지금 같은 병실의 환자가 H씨의 식사를 돕고 있던 간호사를 불러, 간호사는 환자 H씨를 떠나 그곳으로 가려고 합니다. 이 장면에 잠재해 있는 섭식에 관한 위험을 생각해 봅시다.

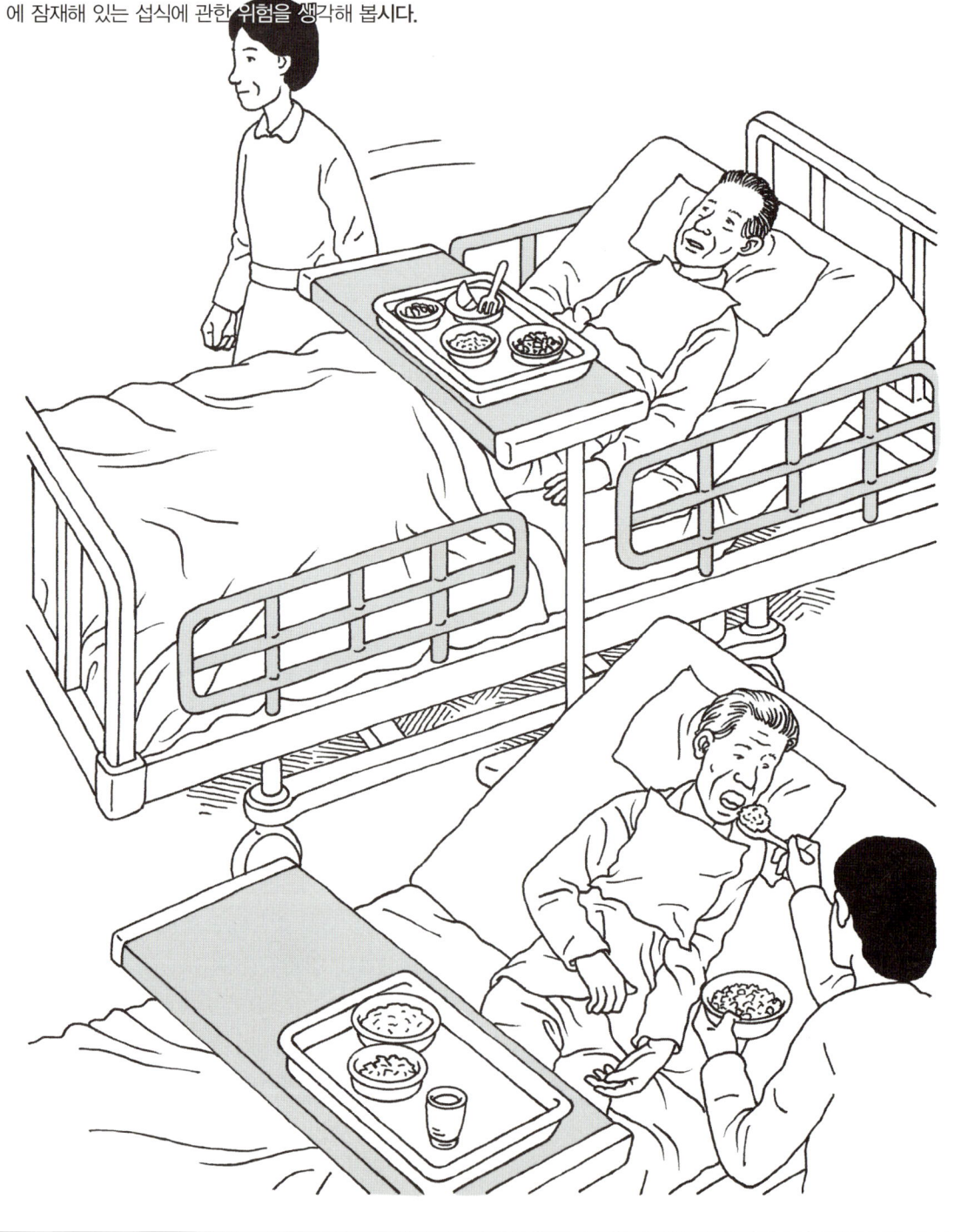

생각난 위험을 이야기해 봅시다 ➡

■ 생각이 났습니까?

　요양상의 도움에 관한 공청회·직무 보고 사례 가운데 낙상 다음으로 많은 사고는 환자가 음식을 먹다가 목에 걸려 질식할 뻔했거나 오연했다는 사례입니다. 이 삽화에는 간호사가 식사를 돕는 중에 일어날 수 있는 질식·오연의 위험을 담았습니다. 알아두어야 할 위험을 정리하였습니다.

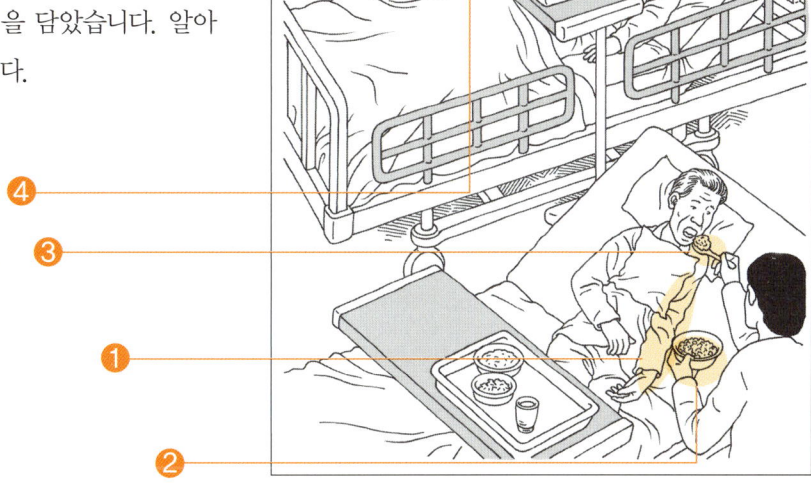

위험	이유와 근거 등
① G씨는 마비된 쪽을 밑으로 한 체위를 하고 있다.	마비된 쪽이 몸의 밑에 깔리게 되면 마비된 쪽의 인두에 음식물이 정체하여 오연할 위험이 있다.
② G씨에게 잘게 썬 음식을 제공하고 있다.	오연 장애가 있는 환자에게는 덩어리로 합치기 쉽게 매끄럽고 변형이 쉬운 음식물이 좋다. 잘게 썬 음식은 뿔뿔이 흩어져 합치기 힘들고 오연할 위험이 있다.
③ 간호사가 G씨의 입에 넣는 밥이 숟가락에 듬뿍 담겨져 있어 양이 너무 많다.	연하 장애가 있는 환자에게는 입에 넣는 1회량이 너무 많으면 연하에 시간이 걸리고 오연할 위험이 있다.
④ 자른 과일이 남아 있는 쟁반을 H씨의 눈앞에 놓은 채 간호사가 H씨를 떠나려 하고 있다.	음식을 한 번에 통째로 삼켜 질식할 뻔했던 적이 있던 H씨의 눈앞에 잘라 놓은 과일을 그대로 방치하면 통째로 삼켜 질식할 위험이 있다.

■ 삽화에서 배움

　뇌혈관 장애나 치매 환자뿐 아니라 고령 환자의 대부분은 적지 않은 수가 섭식·연하 장애를 가지고 있습니다. 고령 환자에게는 입으로 먹는 것이 QOL(Quality of life: 삶의 질 향상)을 유지하는 데 매우 중요합니다. 하지만 오연하게 되면 생명을 위협하는 폐렴이 발생할 수 있습니다. 식사를 도울 때 간호사는 환자의 섭식·연하 기능을 정확하게 이해하고, 오연하기 쉬운 식사 형태에 대하여 교과서에서 다시 한 번 복습해 둡니다.

삽화에는 간호사가 오른쪽 편마비의 환자 씨를 침대에서 휠체어로 옮겨 앉히려는 장면이 그려져 있습니다. 이 장면에 잠재해 있는 낙상의 위험을 생각해 봅시다.

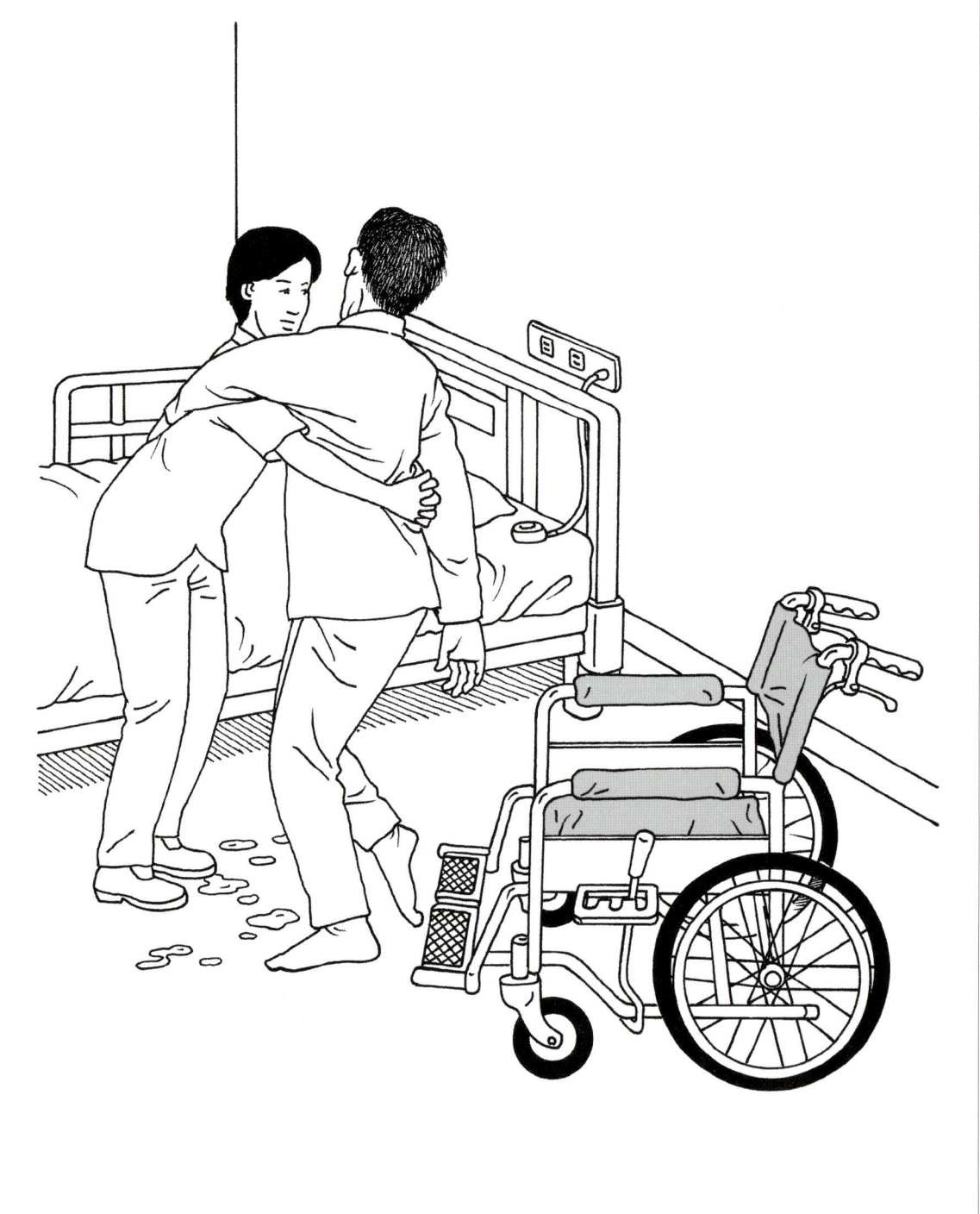

생각난 위험을 이야기해 봅시다 ➡

■ 생각이 났습니까?

간호사의 케어 중 낙상에서 가장 중요한 상황은 휠체어로 옮기는 도중의 낙상입니다. 환자를 옮기는 것은 신체 메커니즘을 이해한 기술과 경험을 요하는 가장 어려운 간호 기술 중의 하나입니다. 이 삽화는 환자를 휠체어로 옮길 때 잠재한 위험을 생각해 보기 위해 만들어졌습니다. 알아 두어야 할 위험을 정리하였습니다.

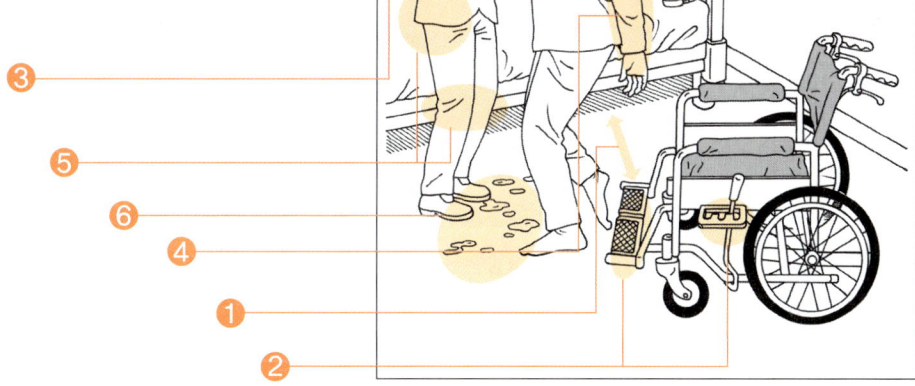

위험	이유와 근거 등
① 휠체어가 침대에서 먼 위치에 놓여 있다.	휠체어의 이동 거리가 멀어 낙상할 위험이 있다.
② 휠체어의 브레이크가 잠궈져 있지 않고, 다리 받침대가 올려져 있다.	휠체어가 움직이면 낙상할 위험이 있다. 또한 휠체어의 다리 받침대에 환자가 다리를 올리면 휠체어와 같이 앞으로 넘어질 위험이 있다.
③ I씨의 키가 간호사보다 상당히 크다.	몸이 큰 마비 환자를 혼자서 도우려고 하면 하중을 지탱할 수 없어 함께 낙상할 위험이 있다.
④ I씨의 마비된 팔이 아래로 처진 채 옮겨지고 있다.	환자를 휠체어로 옮길 때 마비 쪽의 팔이 몸 아래에 끼거나 휠체어와 몸 사이에 끼어 골절이나 탈골이 일어날 위험이 있다.
⑤ I씨를 가까이에서 돕고 있지 않아, 간호사의 허리가 굽고 무릎이 펴져 있다.	간호사의 허리에 환자의 체중이 실려 너무 부담스럽다. 또한 환자를 지탱하지 못해 낙상시킬 위험이 있다.
⑥ 바닥이 젖어 있다.	간호사나 환자가 바닥에 떨어진 물에 미끄러져 낙상할 위험이 있다.

■ 삽화에서 배움

경험이 많고 적음에 상관없이, 간호사가 환자를 휠체어로 옮기다가 일어난 낙상 사고는 상당히 많이 보고되어 있습니다. 환자를 돕기 전에 환자의 체격이나 신체 기능, ADL을 파악할 수 없었던 사례나 발밑을 제대로 확인하지 않아 물에 미끄러져 낙상한 사례가 있습니다. 또한 환자의 중심과 체중 조절을 잘못한 채 옮기는 기술 문제나 휠체어의 브레이크가 걸려 있지 않아 휠체어가 움직인 사례, 발 받침대가 올려져 있지 않은 사례, 환자가 힘을 주거나 저항하여 낙상한 사례 등 요인은 다양합니다. 이와 같은 원인들로 인해 휠체어에 환자를 옮기는 기술은 완벽하게 이행하기가 어렵습니다. 지적인 이해만으로는 한계가 있으므로 신체 공학에 대하여 잘 아는 이학요법사에게도 협조를 받아, 환자를 휠체어에 옮기는 기술을 훈련하고 연습할 기회를 적극적으로 갖는 것이 중요합니다.

소아 침대에서의 낙상 위험

삽화에는 소아 병실의 영유아 침대 두 대와 환자 두 명이 그려져 있습니다. 간호사가 왼쪽의 환아 J의 기저귀를 갈아 채우려고 와 있습니다. 오른쪽의 환아 K는 침대 난간을 붙잡고 일어서 있습니다. 이 장면에 잠재해 있는 위험에 대해 생각해 봅시다.

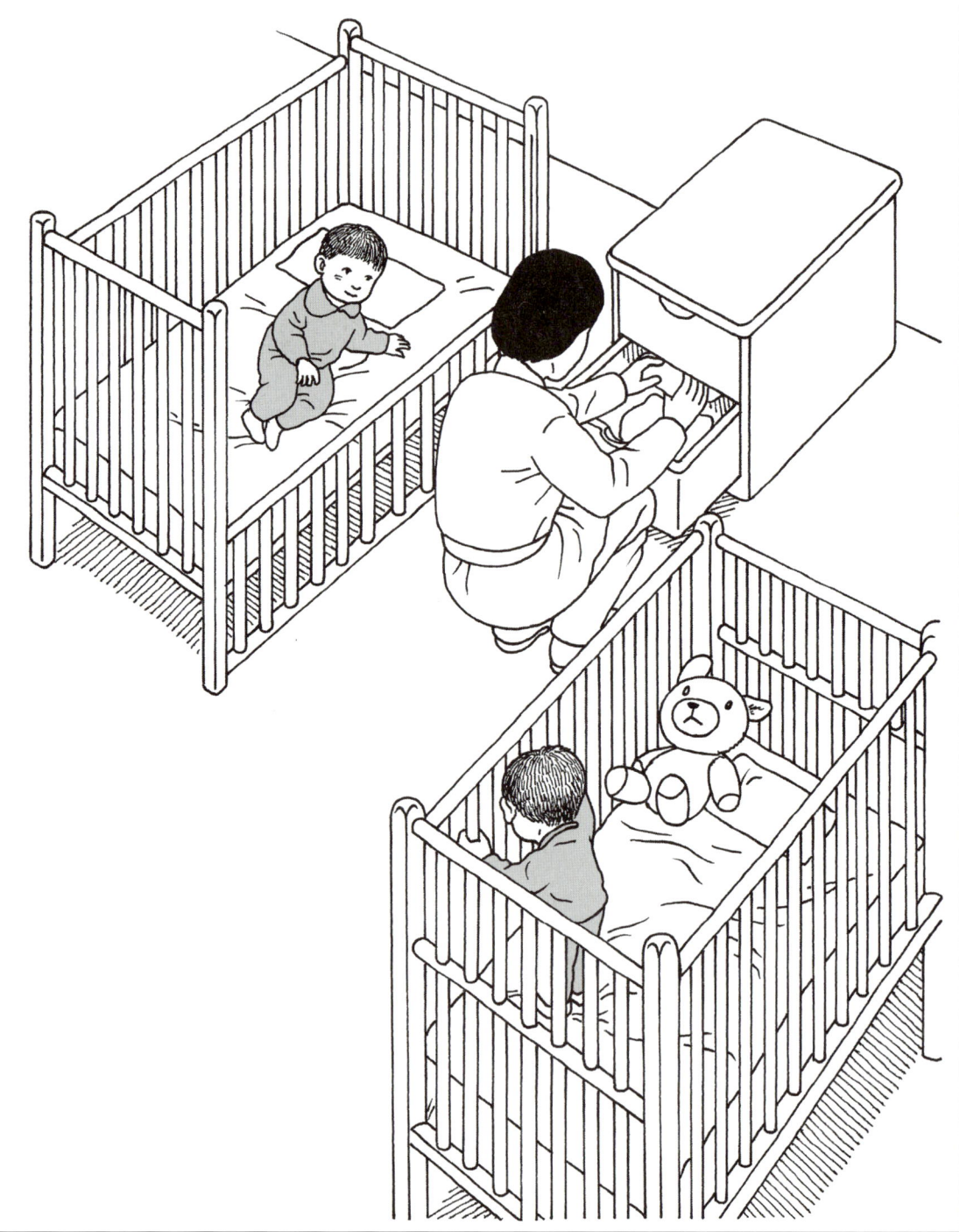

생각난 위험을 이야기해 봅시다 ➡

■ 생각이 났습니까?

이 삽화는 성인 침대와 다른 영유아 침대에서 일어날 수 있는 낙상의 위험성을 인지하기 위하여 만들어졌습니다. 알아 두어야 할 위험을 정리했습니다.

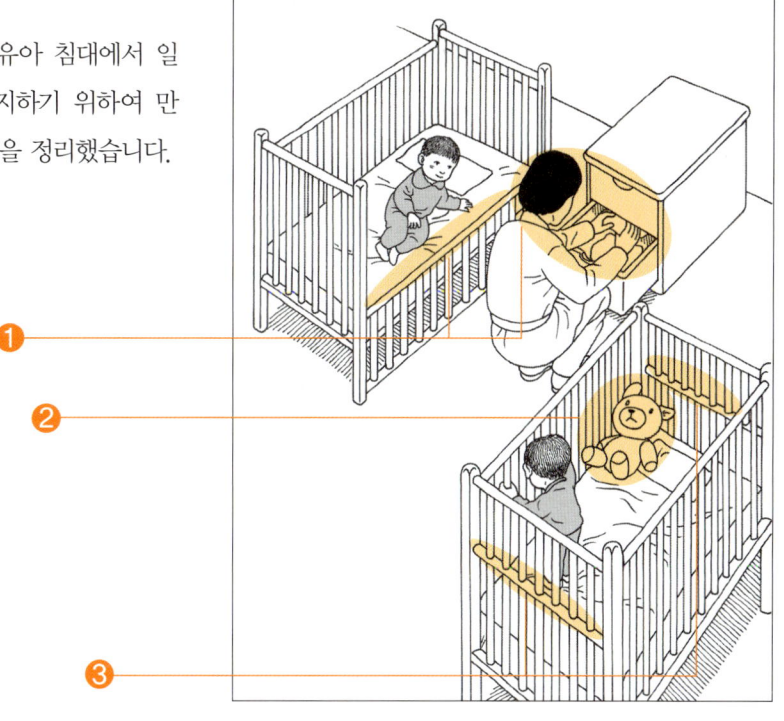

위험	이유와 근거 등
① 간호사는 환자 J의 옷을 갈아입히기 위해 침대 난간을 내린 채 아이로부터 눈을 떼고 옷을 꺼내고 있다.	간호사가 갈아입힐 옷을 꺼내려고 눈을 돌리고 있을 때 난간이 내려진 곳으로 환자가 낙상할 위험이 있다.
② 환자 K의 침대 가운데에는 커다란 봉제 인형이 놓여 있다.	환자가 봉제 인형을 발판 삼아 침대 난간에 기어오르다가 침대에서 낙상할 위험이 있다.
③ 환자 K의 머리 쪽과 다리 쪽의 침대 난간 중앙에 창살이 있다.	환자가 침대 중앙의 창살에 다리를 올리고 기어오르다가 침대에서 낙상할 위험이 있다.

■ 삽화에서 배움

영유아 침대에서의 낙상 사고는 침대 난간을 올리는 것을 잊어버리는 경우와 아이가 침대 난간으로 기어오르다 낙상하는 경우에 주의해야 합니다.

전자는 간호사가 침대 난간을 내리고 환자를 돌보던 중에 잠시 다른 일을 하기 위해 환자에게서 눈을 돌렸을 때, 기타 업무를 하면서 난간을 올리지 않고 침대 곁을 떠났을 때 발생합니다. 난간을 올리는 것을 잊는 행동은 간호사뿐만 아니라 엄마 등 보호자에게서도 나타납니다.

또한 아이가 침대 난간에 기어오르다가 낙상하는 사고는 침대 안에 넣어진 완구나 개켜진 침구를 밟고 올라갈 때 발생합니다. 아이의 발달 수준과 활동성에 맞게 기어오르기의 위험성에 주의해야 합니다.

복도 보행 중의 낙상 위험

삽화에는 환자나 간호사가 걸어 다니는 병동의 복도가 그려져 있습니다. 이 장면에 잠재되어 있는 위험을 생각해 봅시다.

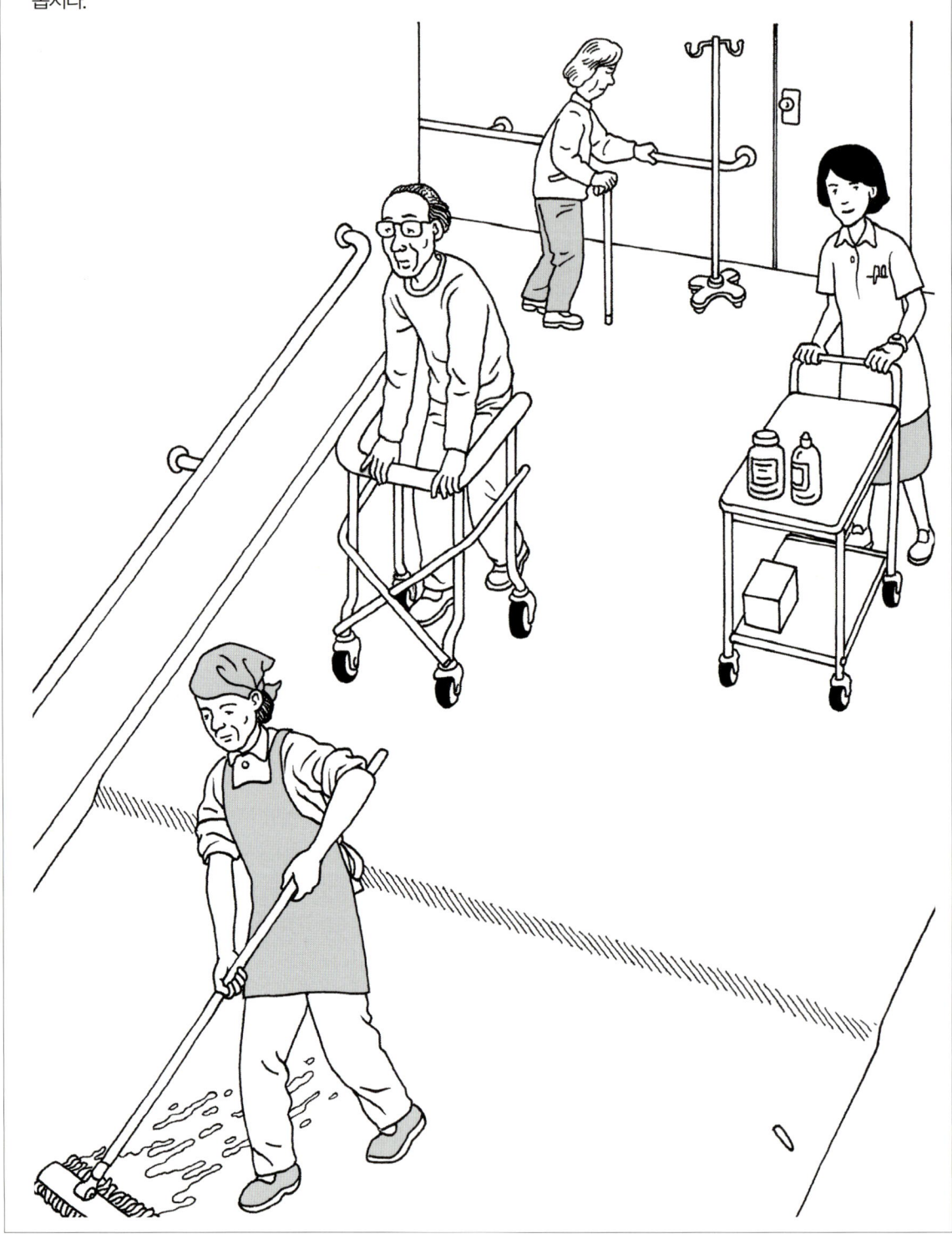

생각난 위험을 이야기해 봅시다 ➡

■ 생각이 났습니까?

환자의 자력 행동으로 발생하는 낙상 사고 가운데 배설에 관한 사례 다음으로 많았던 것이 실내나 복도 보행 중의 낙상이었습니다. 이 삽화는 복도에서 발생한 공청회·직무 보고 사례 중 낙상 등의 원인이 된 위험 요소들을 담고 있습니다. 알아 두어야 할 위험 사항들을 정리했습니다.

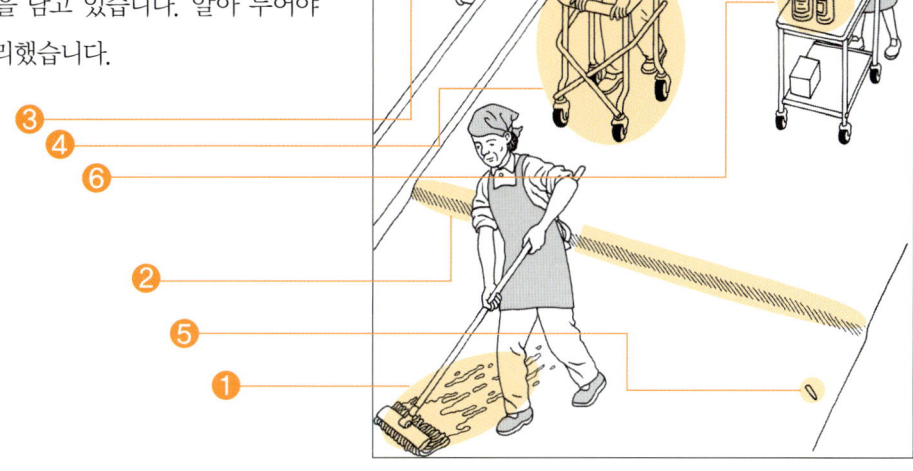

위험	이유와 근거 등
① 청소 중 대걸레에 묻은 물로 인해 바닥이 젖어 있다.	환자나 직원이 물에 미끄러져 낙상할 위험이 있다.
② 복도에 약간의 단차가 있다(턱이나 높이의 차이).	환자나 직원이 턱에 걸려 낙상할 위험이 있다.
③ 복도 옆에 링겔대가 놓여 있다.	링겔대가 환자의 보행을 방해하거나 키가 큰 환자의 얼굴에 부딪칠 위험이 있다.
④ 보행기가 환자의 신체의 사이즈에 맞지 않다.	보행기가 환자의 허리보다 낮은 위치에 있어 앞으로 굽힌 자세로 걸을 수밖에 없기 때문에 앞쪽으로 낙상할 위험이 있다.
⑤ 복도에 주사 바늘의 뚜껑이 떨어져 있다.	카트의 바퀴에 걸리거나 환자가 밟고 미끄러져 낙상할 위험이 있다.
⑥ 간호사가 카트 위에 병을 싣고 직접 운반하고 있다.	위에 제시된 위험 요인인 단차나 뚜껑 등에 의해 카트에서 병이 미끄러지거나 떨어져 파손될 위험이 있다.

■ 삽화에서 배움

복도에도 다양한 위험 요인이 있다는 것을 알았을 것입니다. 평소 복도를 걸을 때에는 아무 생각 없이 걷지 말고 환자가 낙상할 만한 요인이 되는 것은 없는지 주의하여 살펴보는 습관을 들입시다. 그중에서도 복도에 흘린 물은 요주의입니다. 바닥의 물에 미끄러져 엉덩방아를 찧는 형상의 낙상은 휠체어 등에서 미끄러져 떨어지는 낙상과 달리, 허리가 높은 위치에 있기 때문에 충격이 상당합니다. 강한 충격에 의해 대퇴골 경부 골절을 당하면 장기간 누워 있어야 하고 치료를 해도 ADL의 저하를 피할 수 없습니다.

얼마 안 되는 물이라도 발견하게 되면 '이따가 닦아야지'라고 생각하지 말고 바로 닦을 수 있도록 휴지를 갖고 다닙니다.

목욕 중인 환자의 낙상, 익수, 화상의 위험

삽화 왼쪽에는 하반신 마비의 환자 L씨가 앉아서 자력으로 샤워를 하고 있습니다. 욕조 안에는 침대 위에서 자력으로 앉는 자세가 가능한 오른쪽 마비의 환자 M씨가 앉아 있습니다. 오른쪽에는 간호사가 의자에 앉아 있는 고령 환자 N씨를 씻겨 주고 있습니다. 이 욕실 장면에서 잠재해 있는 위험을 발견해 봅시다.

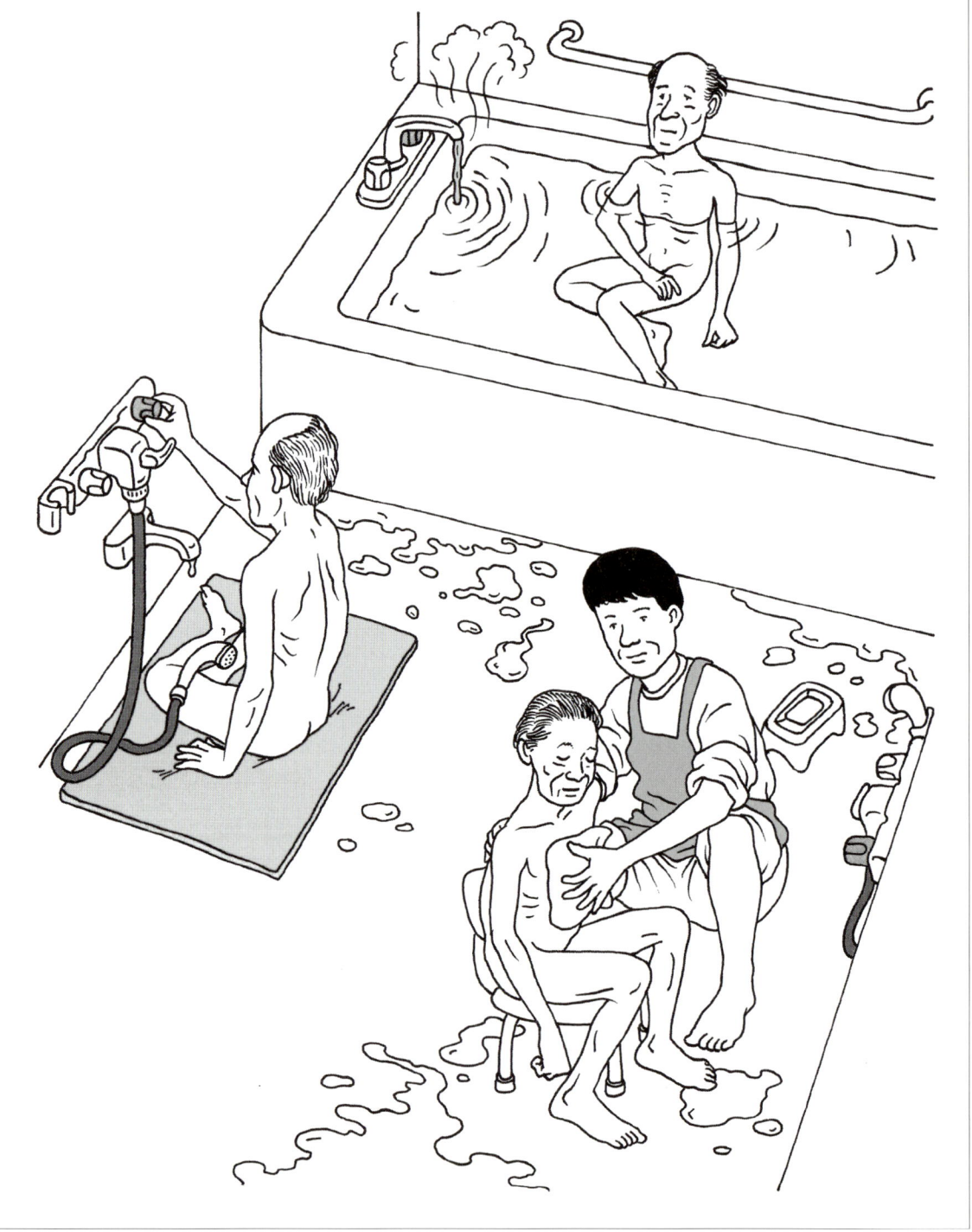

생각난 위험을 이야기해 봅시다 ➡

■ 생각이 났습니까?

목욕 중인 상황에 대한 공청회·직무 보고 사례는 낙상, 익수, 화상, 목욕 등과 같이 상황이 급하게 변화할 수 있는 네 종류를 대략적으로 정리하였습니다. 이 삽화는 공청회·직무 보고 사례 중 대표적인 것이 입각하여, 욕실이라는 특수 환경에 잠재하고 있는 위험을 깨닫게 하기 위해 만들어졌습니다. 알아 두어야 할 위험을 정리해 보았습니다.

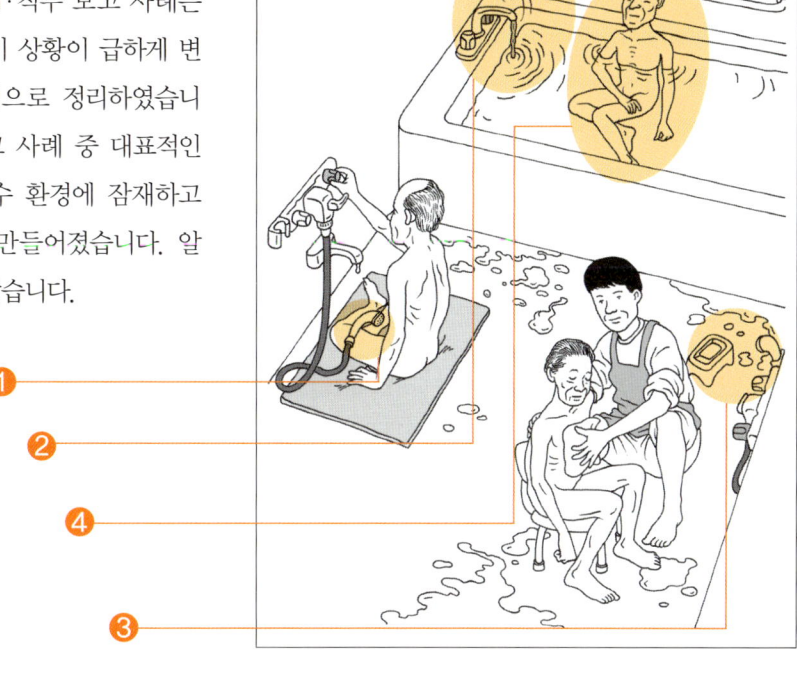

위험	이유와 근거 등
① 하반신 마비 환자 L씨가 샤워기의 머리 부분을 허벅지 윗부분에 놓아두고 있다.	하반신에 지각 장애가 있는 환자는 샤워기의 수온이 올라가도 느끼지 못하기 때문에 중증의 화상을 입을 위험이 있다.
② 환자 M씨가 욕조 안에서 뜨거운 물을 틀어 놓고 있다.	어느새 탕의 온도가 너무 올라가 있을 위험이 있다. 또한 욕조 내의 환자가 수도꼭지에 가까이 다가가면 화상을 입을 위험이 있다.
③ 환자 N씨의 목욕을 돕고 있는 간호사의 후방에 비누와 샤워기 머리 받침대가 있다.	간호사가 비누나 샤워기를 잡으려면 뒤쪽을 향해야 한다. 이때 목욕을 돕고 있던 환자로부터 손이나 눈을 돌려야 하기 때문에 환자가 낙상할 위험이 있다.
④ 욕조 안의 환자 M씨는 난간도 붙잡지 않고 불안정하게 앉은 자세로 몸을 담그고 있다.	병실에서는 자력으로 앉는 자세가 가능해도, 체중이 가벼워 몸의 근력이 저하되고 있는 환자는 욕조 내의 부력에 대항하지 못하고 균형을 잃을 위험이 있다. 균형이 무너질 때 몸에 힘을 주고 고쳐 세우지 못하면 물에 빠질 수 있다. 간호사는 욕조 내의 환자 M씨에게서 등을 돌리고 앉아 있기 때문에 환자가 물에 빠지면 대응이 늦을 가능성이 높다.

■ 삽화에서 배움

욕실 바닥의 물과 비누에 의한 미끄러짐은 낙상의 위험이 있는 환자나 환자를 돕는 간호사에게 불리한 조건입니다. 즉, **목욕 중의 낙상**은 **다른** 장면에서의 낙상보다도 훨씬 방지하기가 어렵다고 생각해야 합니다. 또한 욕조 내에는 부력이 작용하기 때문에 침대 위에서 자력으로 앉는 것이 가능한 환자라도 안정된 자세를 유지하는 것이 쉽지 않습니다. 부력에 맞설 수 있는 몸의 근력이 없으면 쉽게 균형을 잃게 되고, 몸을 고쳐 세우지 않으면 물에 빠지게 됩니다.

욕실은 병실보다도 훨씬 위험한 환경인 것을 잊지 말고 목욕을 도울 때에는 환자로부터 눈을 돌리면 안 됩니다.

SCENE 8 검사대에서의 낙상 위험

삽화에는 내시경 검사가 종료된 직후의 장면이 그려져 있습니다. 환자 O씨는 검사 전에 진정제를 투여 받아, 검사대에 누워서 쉬고 있습니다. 이 장면에 잠재되어 있는 위험을 생각해 봅시다.

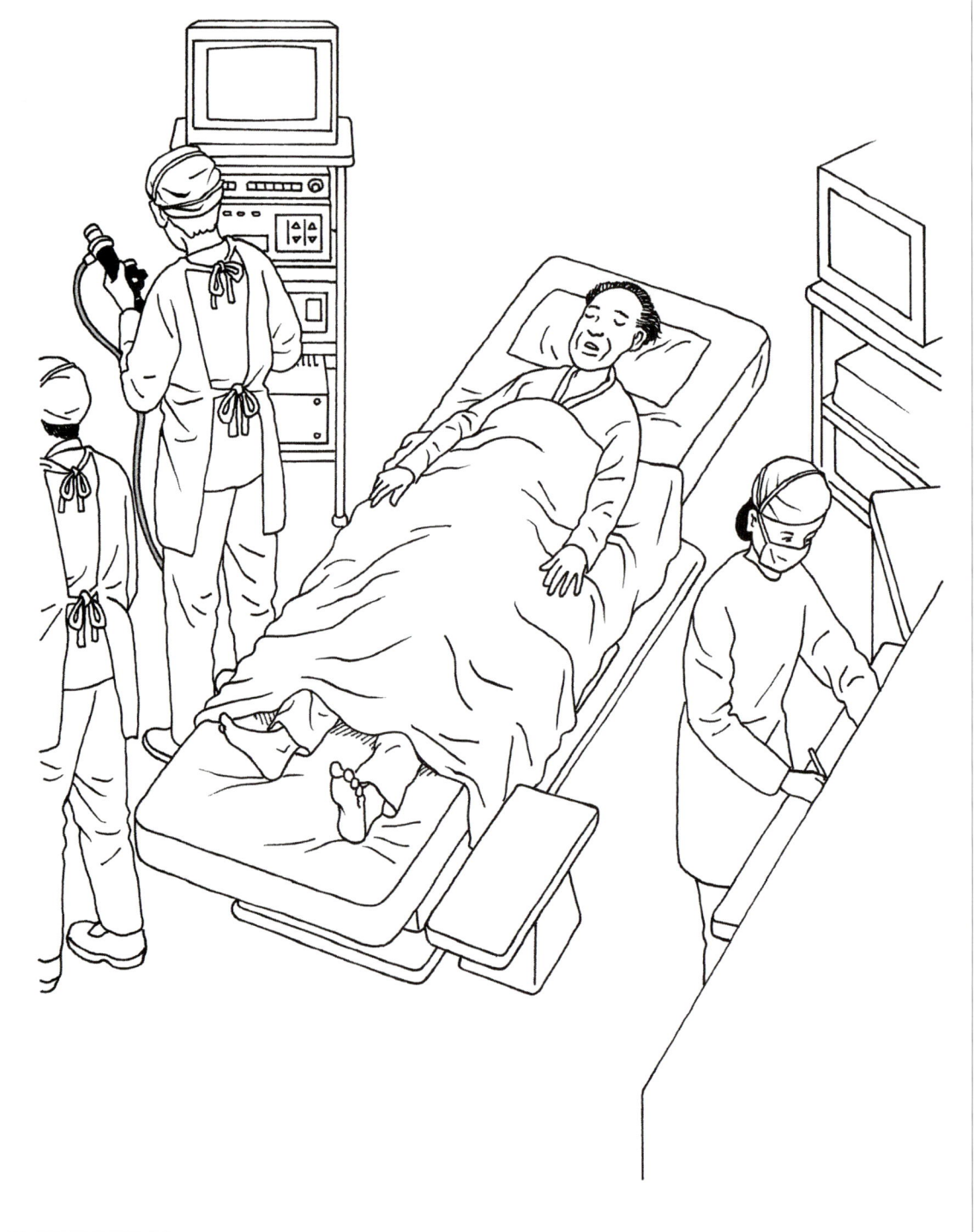

생각난 위험을 이야기해 봅시다 ➡

■ 생각이 났습니까?

검사대, 처치대, 수술대 등의 침대에서 환자가 낙상하거나 침대에서 내려올 때 낙상한 사례가 다수 보고되어 있습니다. 의사나 간호사가 침대 가까이에 있음에도 불구하고 사고를 막을 수 없었다는 점은 매우 안타까운 일입니다. 이 삽화를 통해 검사대 위의 환자에게 일어날 수 있는 위험을 알기 바랍니다. 알아 두어야 할 위험을 정리해 보았습니다.

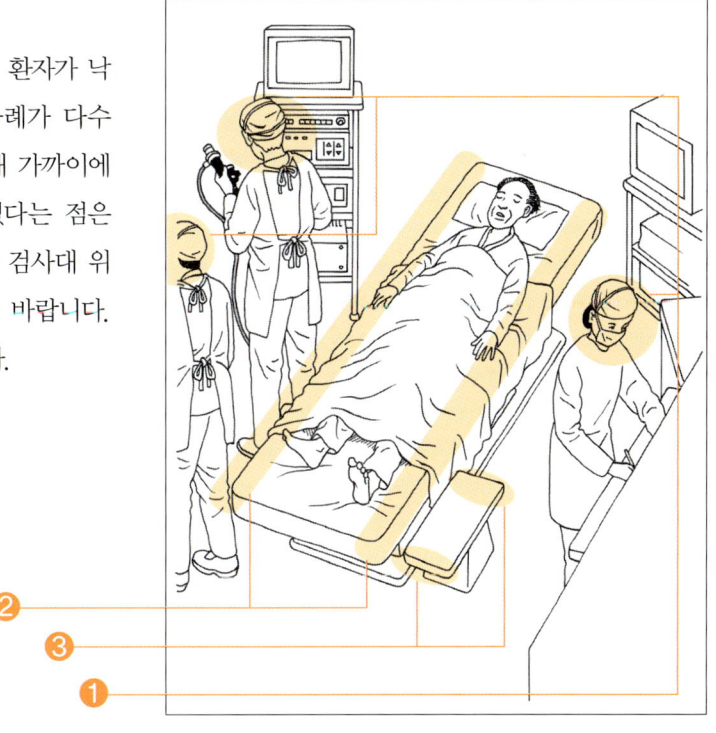

위험	이유와 근거 등
① 직원 누구도 검사대의 환자 O씨를 보고 있지 않다.	환자가 일어나려고 하는 등의 움직임이 있어도, 아무도 환자를 보고 있지 않기 때문에 환자를 받쳐 주지 않아 낙상할 위험이 있다.
② 검사대의 양쪽에 난간이 없다.	환자가 뒤척이거나 구토를 하는 등의 움직임이 있으면 침대에서 낙상할 위험이 있다.
③ 디딤대의 받침대가 좌우로 길게 나와 있다.	환자가 검사대에서 내려오려고 할 때 받침대 끝에 발을 디디면 낙상할 위험이 있다.

■ 삽화에서 배움

검사대에서의 낙상 사례는 '누군가가 봐줄 것이다', '자고 있으니까 움직이지 않겠지'라고 믿으며 검사대 위의 환자에게서 눈을 돌렸을 때 일어난 사고가 다수 올라와 있습니다. 그 밖에 의식이 없는 환자가 갑자기 기침을 심하게 하여 낙상한 사례 등도 있습니다. 안전벨트와 난간도 없는 상황에서 환자로부터 눈을 돌리는 행동은 매우 위험합니다.

또한 검사대 위에서 처치나 검사를 받는 환자는 진정제 등을 투여받는 경우가 많기 때문에 검사대에서 내려올 때에도 마찬가지로 주의가 필요합니다. 고정이 제대로 되어 있지 않거나 받침대가 불안정해 낙상하는 경우노 있으므로 받침대가 안정적인지 확인도 필요합니다.

배설을 돕는 가운데 발생하는 사고의 위험

삽화는 간호사가 오른쪽 편마비의 환자 P씨를 휠체어로 화장실에 데려가 배설을 돕는 장면을 그리고 있습니다. 안타깝게도 시간이 늦어져 환자 P씨의 소변이 조금 새버렸습니다. 이 장면에 잠재되어 있는 위험을 생각해 봅시다.

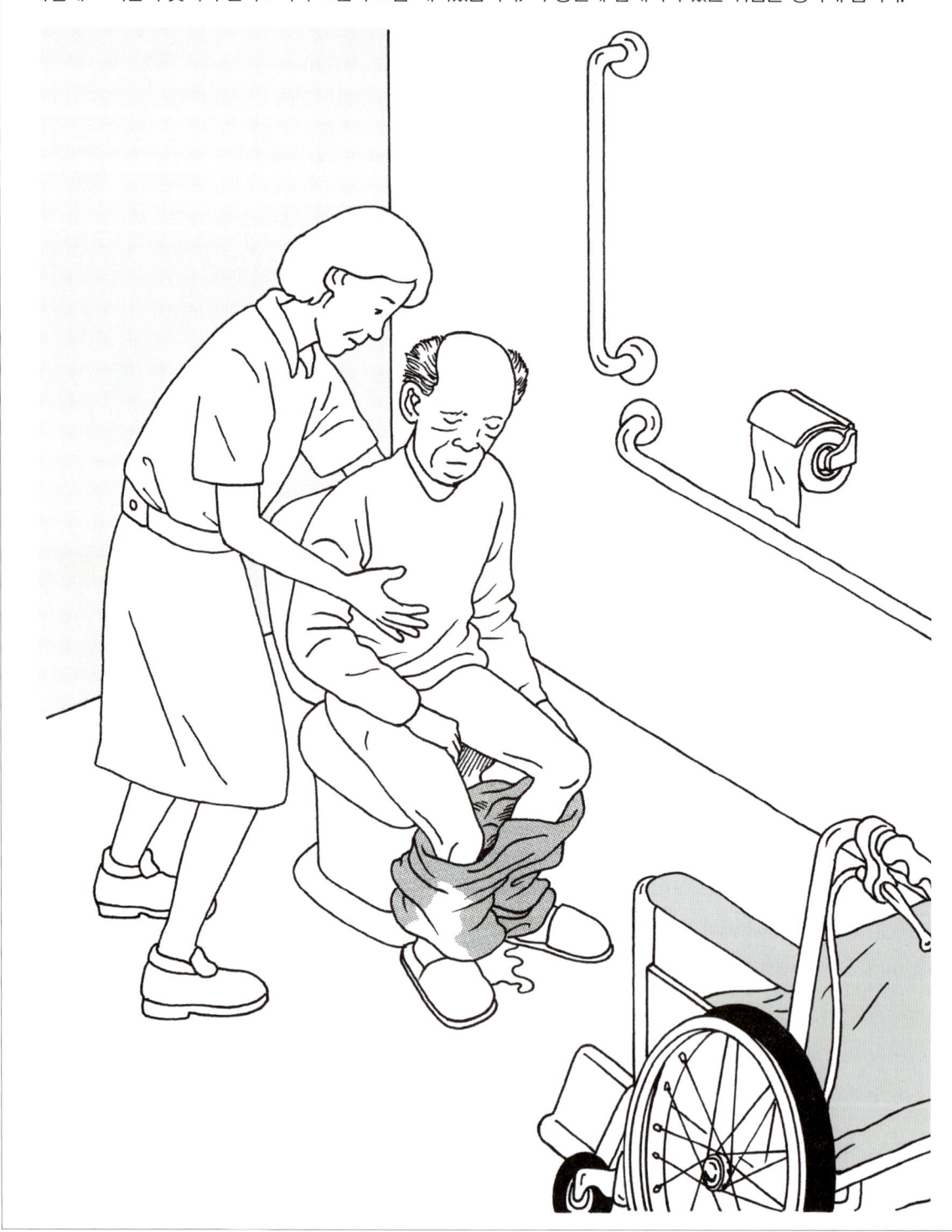

생각난 위험을 이야기해 봅시다 ➡

■ 생각이 났습니까?

휠체어로 환자를 옮길 때의 낙상과 같이, 배설을 돕는 가운데 일어나는 낙상은 간호사가 직접 돕는 상황인 만큼 방지할 수 있는 가능성이 있습니다. 이 삽화에는 배설을 돕는 과정에서 일어날 수 있는 낙상 사례를 기초로 하여 그 요인을 담고 있습니다. 알아 두어야 할 위험을 정리했습니다.

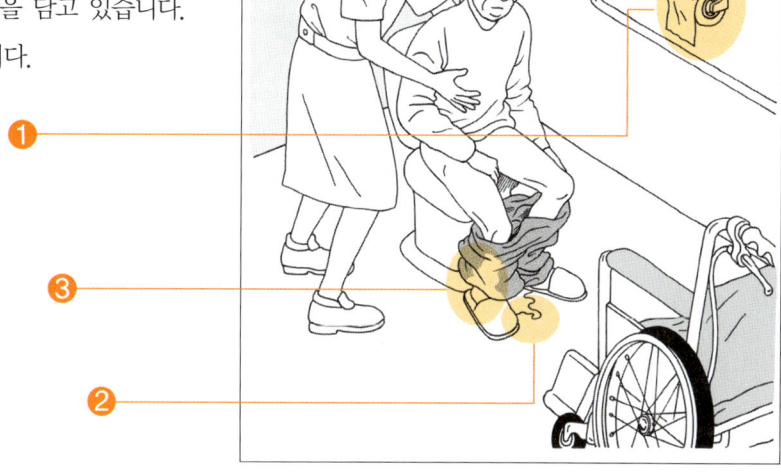

위험	이유와 근거 등
① 휴지가 간호사로부터 멀리 있다.	간호사는 멀리 있는 휴지를 잡기 위해 환자의 몸을 지지하던 손을 뗄 수 있는데, 이때 환자가 낙상할 위험이 있다.
② 새버린 소변이 바닥을 적시고 있다.	환자가 휠체어로 돌아가려고 할 때 바닥의 소변에 미끄러져 낙상할 위험이 있다.
③ 속옷이 젖어 있다.	간호사는 환자의 젖은 속옷을 갈아입히기 위하여 잠시 병실로 옷을 가지러 갈 수도 있다. 간호사 없이 환자 혼자 휠체어로 돌아가려다가 낙상할 위험이 있다.

■ 삽화에서 배움

배설을 돕는 중 일어난 낙상의 사례로는 '휴지, 의류 등을 가지러 가기 위해 어쩔 수 없이 환자에게서 손을 떼었다가 낙상한 경우', '바닥의 소변에 미끄러져 낙상한 경우', '일시적으로 간호사가 없을 때 환자가 자력으로 움직이다가 낙상한 경우'가 대표적입니다. 특히 사례 수로 가장 많은 것은 '간호사가 잠시 자리를 비웠을 때 환자가 자력으로 움직이다가 낙상한 경우'입니다. 환자에게는 '곧 돌아올 것이니 움직이지 않도록' 일러두어도 스스로 움직이다가 낙상하게 됩니다. 간호사를 기다리지 못하고 움직이는 환자 중에는 대기를 한다는 판단 자체가 되지 않는 환자가 있습니다. 그러나 판단할 수 있는 상태임에도 '화장실 등에서는 기다리지 않고, 기다리고 싶지도 않다'라고 생각하는 환자도 있습니다. 이유가 있어 잠시 환자 곁을 떠날 수밖에 없는 상황이 발생할 수 있지만 떠나지 않고 일을 해결할 수 있는 방안이 있다면 준비해 두는 편이 좋습니다.

간호사 창구에서 치매 환자가 대기할 때의 위험

의식 장애로 침대에서 낙상할 위험이 있는 고령의 치매 환자 O씨를 야간에 간호사의 감시 아래에 두기 위하여, 휠체어에 태워 간호사 창구로 데리고 왔습니다. 지금 간호사는 너스콜에 대응하기 위해 간호사 창구를 나가려고 하고 있습니다. 이 장면에 잠재되어 있는 위험을 생각해 봅시다.

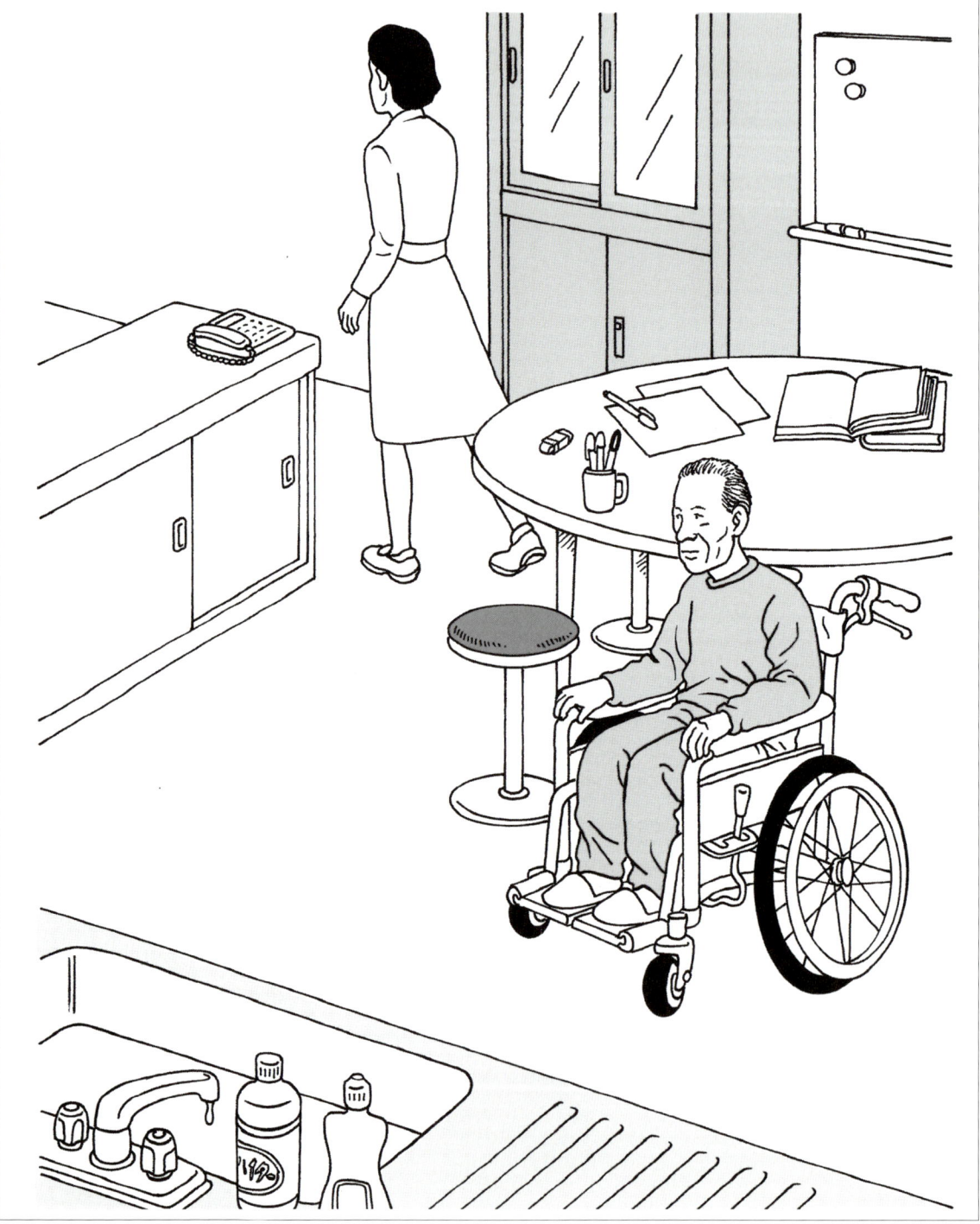

생각난 위험을 이야기해 봅시다 ➡

■ 생각이 났습니까?

의식 장애로 위험 행동을 일으킬 가능성이 있는 치매 환자를 간호사의 관찰 아래에 두기 위해, 야간에 일시적으로 환자를 간호사 창구 안으로 데리고 와 휠체어에서 기다리게 하고 있습니다. 이 삽화는 위험을 회피하기 위해 마련한 방안에도 생각하지 못했던 위험이 잠재해 있다는 것을 알려 주기 위해 만들었습니다. 알아 두어야 할 위험을 정리했습니다.

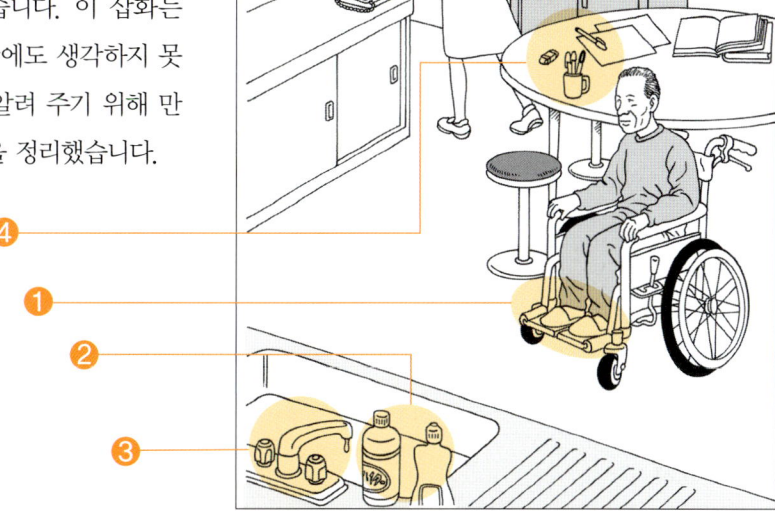

위험	이유와 근거 등
① 환자 O씨가 탄 휠체어의 발판이 올려진 채로 있다.	환자가 발판에 발을 올린 채 일어서면 휠체어와 같이 앞으로 넘어질 위험이 있다.
② 싱크대 위에 락스와 세제가 환자 O씨의 눈에 띄는 곳에 그대로 놓여 있다.	간호사가 부재중인 상황에서 환자가 락스나 세제를 먹을 위험이 있다.
③ 뜨거운 물이 나오는 수도꼭지가 있다.	간호사가 부재중인 상황에서 환자가 뜨거운 물이 나오는 수도꼭지를 틀면 화상을 입을 위험이 있다.
④ 환자 O씨의 앞에 있는 책상 위에 연필과 지우개 등이 있다.	간호사가 부재중인 상황에서 책상 위의 연필이나 지우개 등을 입에 넣을 위험이 있다.

■ 삽화에서 배움

위험 행동이 많은 치매 환자의 사고를 방지하기 위하여 침대 주변의 물건이나 환경에 주의가 필요하다는 것은 지금까지의 장면에서도 설명했습니다. 치매 환자를 돌본 경험이 있는 직원이라면 그 필요성을 이해하고 병실 환경을 잘 살펴보았을 것입니다.

그런데 간호사 창구는 환자의 거주 공간이 아니기 때문에 일반적으로 그러한 주의가 미치지 않습니다. 이러한 무방비한 환경에 치매 환자를 데리고 가는 행동의 위험성에 대해 알고 있어야 합니다. 야간에는 간호사가 너스콜 대응 등으로 창구에 환자를 혼자 두는 상황도 생길 수 있습니다. 이때 일어날 수 있는 사고를 예측하고 사고 대응책도 마련해 둘 필요가 있습니다.

의사소통 훈련

간호사로부터 수집한 공청회·직무 보고 사례 중에는 UNIT 1~3 학습의 기초가 된, 진료 보조 업무나 요양상의 도움 업무에서의 공청회·직무 보고 사례도 다수 포함되어 있었습니다. 간호사의 무심한 말이나 태도 또는 잘되라는 뜻으로 했던 말이 환자나 환자 가족에게 화나 슬픔, 또는 불신감을 불러일으키는 상황들이었습니다.

간호사는 24시간 내내 환자의 최전방에서 활동하고 환자와 그 가족들에게 가장 친근한 존재입니다. 친숙함 이상으로 환자와 환자 가족의 마음이나 미묘한 심경을 이해한 간호사의 의사소통은 그들의 불안을 완화하는 커다란 힘이 되어 줄 수 있습니다. 그러나 반대로 부적절한 의사소통이 이루어진다면 환자와 가족들의 마음에 상처를 줄 수 있습니다.

그래서 UNIT 4에서는 간호사의 일상 업무에서 자주 볼 수 있는 의사소통 상황 일곱 가지를 골라, 공청회·직무 보고 사례에 입각한 부적절한 의사소통 상황 일곱 컷을 삽화로 표현해 보았습니다. 각각의 장면에서 간호사의 의사소통, 언어적인 것뿐만 아니라 태도나 표정 등의 비언어적인 것도 포함하여 환자와 그들의 가족이 어떻게 받아들이는지를 생각하며 보다 적절한 의사소통에 대하여 생각해 봅시다.

다음 페이지부터 나올 각 장면을 보면서

해설을 읽기 전에

간호사의 말이나 태도, 표정 등이

환자와 그들의 가족에게 어떻게 받아들여질지 생각해 봅시다.

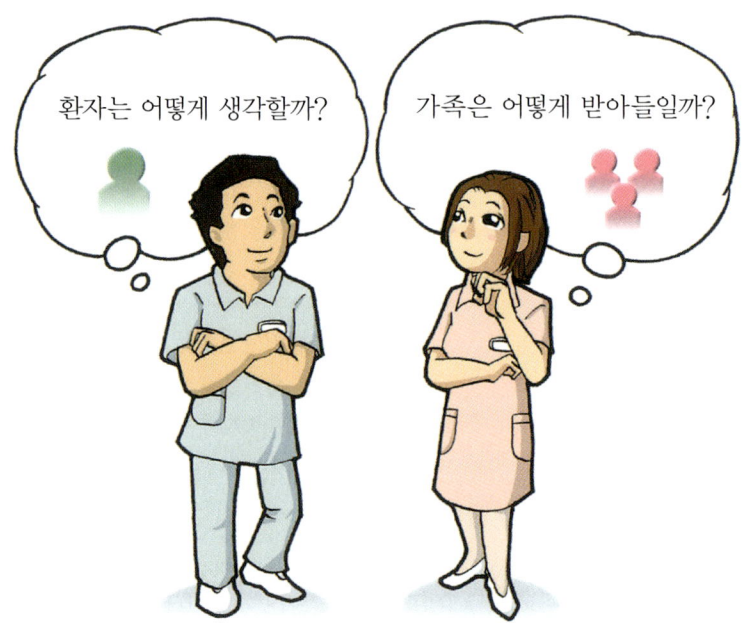

그리고 보다 적절한 의사소통에 대해 서로 이야기해 봅시다.

SCENE 1 말기 암의 아내에게 처치를 요구하는 남편과 간호사의 대화

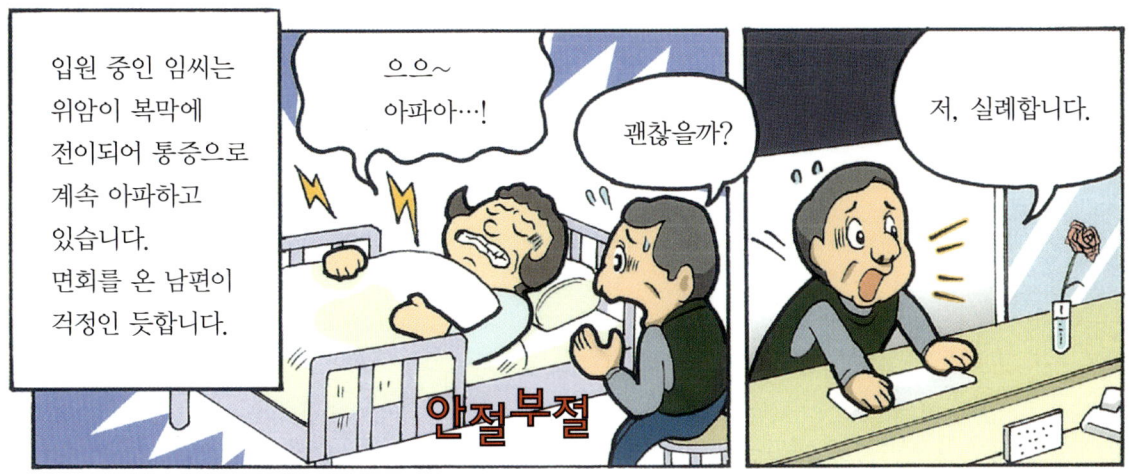

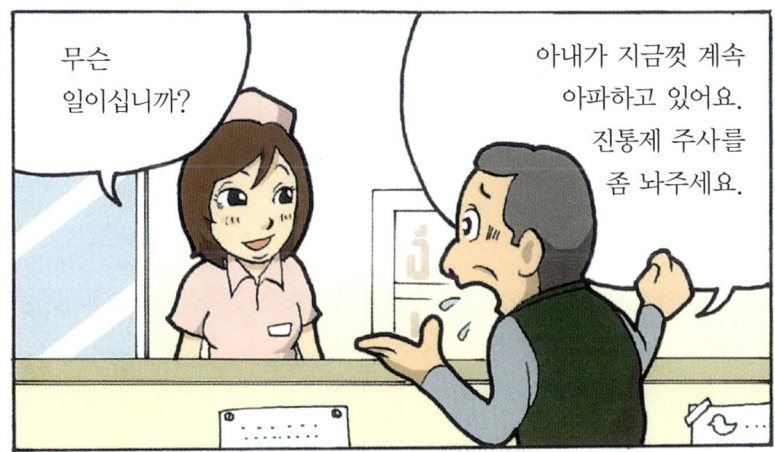

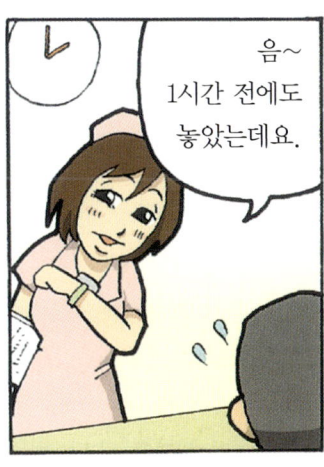

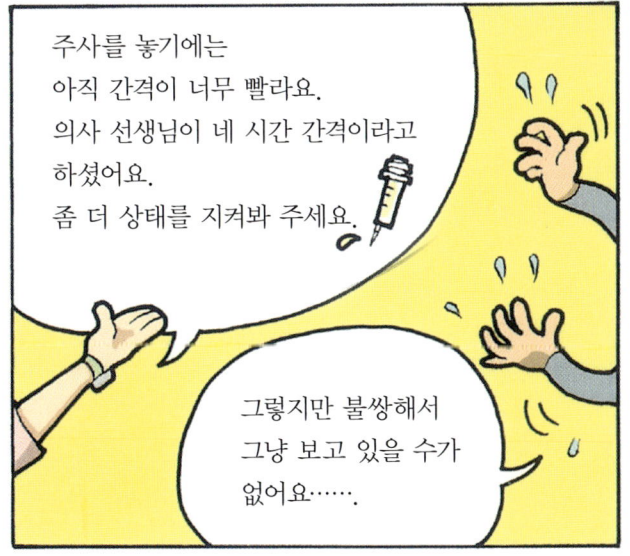

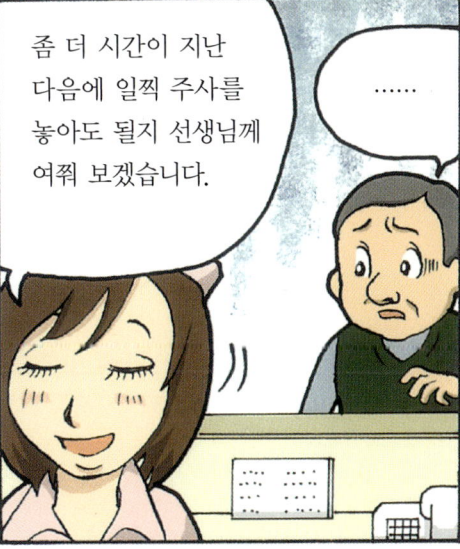

이 간호사의 의사소통 방식을 어떻게 생각합니까?
해설은 다음 페이지에 ➡

← 이전 페이지 SCENE 1의 해설

암으로 인한 고통에 대한 처치를 요청하는 환자 가족 대응
섬세한 배려가 필요한 의사소통

말기 암 환자의 통증에 대한 처치에 관하여, 환자와 가족의 의향을 존중하지 않는 행동에 대한 불만이 매우 높아져 있습니다. 본 장면은 말기 암 환자를 담당하고 있을 때 경험할 수 있는, 암 통증에 대한 처치를 요청하는 가족과의 의사소통을 그리고 있습니다.

아내의 고통을 보다 못한 남편이 진통제 주사를 요청하러 간호사 창구에 왔습니다. 간호사는 의사로부터 투여 간격에 대한 지시를 받았고, 환자에게 진통제를 투여한 시각에서 그다지 시간이 흐르지 않은 상태입니다. 간호사는 좀 더 지켜보라고 말하며 애원하는 남편에게서 등을 돌리고 있습니다. 이때 남편은 어떤 생각을 하게 될까요?

의사가 진통제 투약에 일정한 간격을 둔 이유는, 마약이나 진통제의 빈번한 투여로 인해 체력이 쇠약해진 환자가 혈압 저하나 호흡 억제를 일으키는 상황을 막기 위해서입니다. 말기 암뿐만 아니라 완치를 바랄 수 없는 만성 질환의 고통에 괴로워하는 환자에게 대증 요법을 강화하면 생명이 단축될 위험이 있습니다. 환자의 병태를 악화시키지 않으려는 생각과 환자의 고통을 완화시키고 싶은 생각이 의사나 간호사에게 갈등을 불러일으킵니다. 그 결과 환자의 고통과 마주하는 상황을 피하고 싶어지게 됩니다. 이 장면에서 간호사가 애원하는 남편으로부터 등을 돌리면서 환자의 침대 곁으로 가지 않는 모습은 그러한 심정을 담은 것일지도 모릅니다.

그러나 간호사는 환자의 호소나 가족의 심정을 접할 기회가 의사보다 훨씬 많습니다. SCENE 1과 같은 상황은 충분히 예측 가능한 상황입니다. 간호사는 가족의 심정을 헤아려 의사에게 전하고, 환자의 병태가 갑자기 악화되는 것을 피하려는 관점에서만 상황을 바라보지 않도록 노력해야 합니다. 환자와 가족의 QOL이 향상되도록 가족·의사·간호사 간의 의사소통을 내밀하게 하여 환자와 가족이 납득할 수 있는 완화된 치료 방법에 대해 적극적으로 제의해 보는 것이 좋습니다.

SCENE 2 항암제 투여 중인 남편의 악화를 걱정하는 아내와 간호사의 대화

62세 남성 선우씨는 폐암으로 한 달 전에 재입원했습니다. 이번 입원은 세 번째로, 일주일 전에 항암제가 투여되었지만 전신 권태감이 심하고 기침과 더불어 가벼운 호흡곤란도 보이고 있습니다.

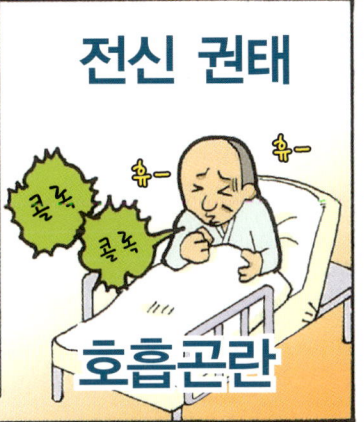

전신 권태

콜록

호흡곤란

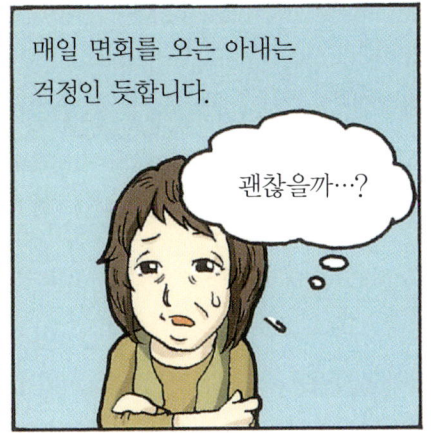

매일 면회를 오는 아내는 걱정인 듯합니다.

괜찮을까…?

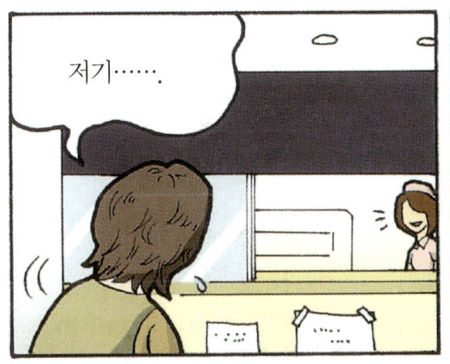

저기…….

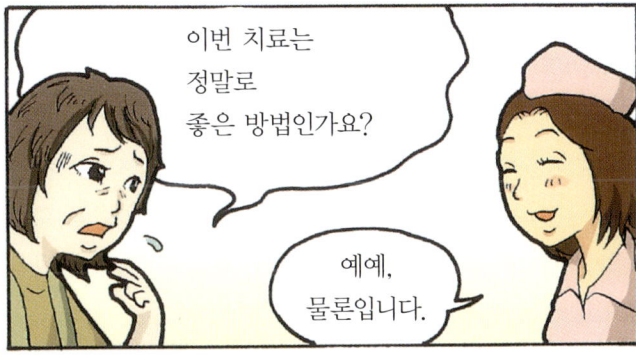

이번 치료는 정말로 좋은 방법인가요?

예예, 물론입니다.

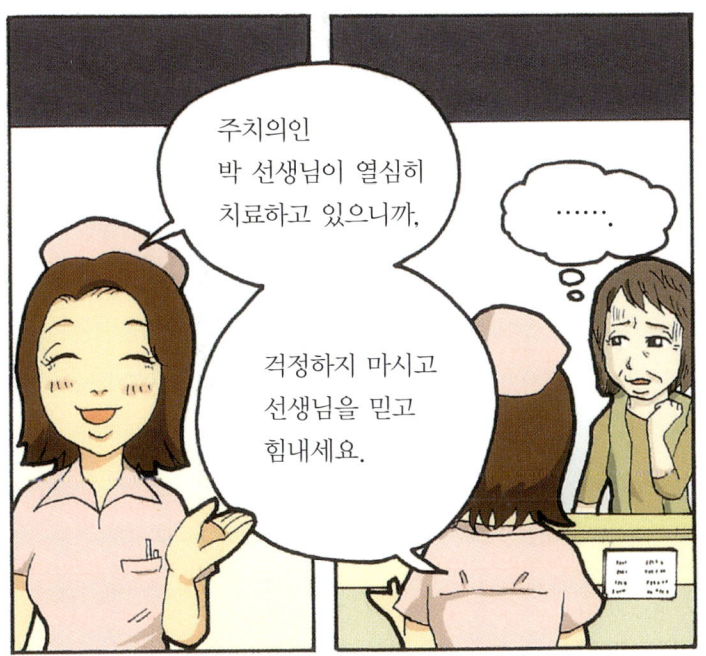

주치의인 박 선생님이 열심히 치료하고 있으니까,

…….

걱정하지 마시고 선생님을 믿고 힘내세요.

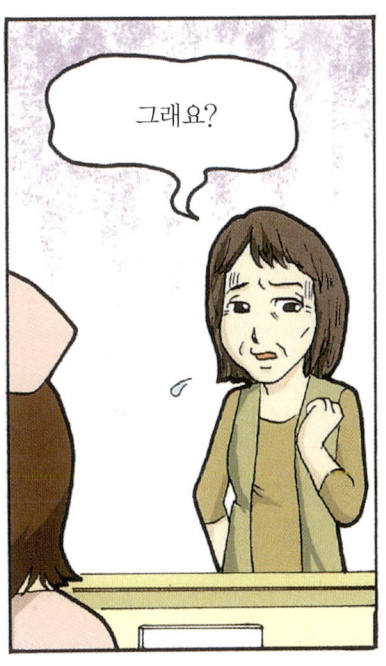

그래요?

이 간호사의 의사소통 방식을 어떻게 생각합니까?

해설은 다음 페이지에 ➡

225

← 이전 페이지 SCENE 2의 해설

환자 가족이 치료 내용에 관해 질문할 때의 대응
치료 방법에 대한 불안·불만을 억누르지 않는 의사소통

치료 방법에 대해 불안함을 가지고 있는 환자의 가족은 종종 의사보다 가까이에서 이야기하기 쉬운 간호사에게 치료 내용에 대하여 질문하러 오거나 의견을 묻습니다. 이 장면에서는 화학 요법을 받고 있는 폐암에 걸린 남편의 증상이 악화될까 봐 걱정하는 아내가 간호사에게 "이번 치료 방법은 정말 좋은 방법인거지요?"라고 묻고 있습니다. 간호사는 질문을 받은 즉시 "주치의 선생님이 열심히 치료하고 있으니까 걱정하지 마시고 의사 선생님을 믿고 힘내세요"라고 답합니다.

가족으로부터 이러한 질문을 받으면 '전문가로서 적절하게 답해야만 한다'라는 생각과, 동시에 가족이 품고 있는 불안을 본능적으로 감지하여 불안이 완화되길 바라는 마음도 움직입니다. 그 결과로 SCENE 2처럼 답을 하는 경향이 있습니다.

그러나 간호사의 말을 듣고 가족의 불안은 해소되었을까요?

암이 진행되면 항암제를 투여해도 생각한 만큼의 효과가 나타나지 않는 경우가 있습니다. 그뿐 아니라 심한 부작용으로 오히려 병세가 더 악화된 것 같은 모습을 보여 주기도 합니다. 그러한 상황에서 가족은 치료 방법에 동의하고 있었어도 주치의의 치료 계획에 의심을 품게 되면서 '좀 더 좋은 치료 방법은 없는지' 생각하기 시작합니다.

하지만 이러한 불안과 불만·불신을 주치의에게 직접적으로 표현하는 경우는 그다지 많지 않습니다. 그 대신 환자를 담당하고 있는 간호사에게 "~로 좋을까요?"라는 식의 질문을 던집니다. 즉, 가족은 질문을 하고 있는 것이 아닙니다. 불안과 불만·불신을 완곡하게 표현하고 있는 것입니다.

이럴 때, 장면 속 간호사처럼 "주치의 선생님은 열심히 치료하고 있으니까 믿어 보세요"라는 대답을 하게 되면 환자나 가족의 불안과 불만·불신을 해결하고 해소시킬 수 있는 기회를 놓치게 됩니다.

차라리 "왜 그렇게 생각하십니까?" 등으로 되물으면서 질문의 배경에 자리한 불안과 불만·불신의 원인을 듣는 것이 중요합니다. 이야기를 나누는 과정에서 정보 부족이나 오해로 인해 불안이나 불만·불신이 생겼다는 사실이 밝혀지기도 합니다. 또한 이러한 사실을 주치의에게 전해 주치의가 빠른 시일 내에 가족에게 설명을 하게 합니다. 환자와 의사 간의 신뢰 관계가 깨지지 않도록 돕는 것이 중요합니다.

SCENE 3 영유아를 데리고 온 면회 가족과 간호사의 대화

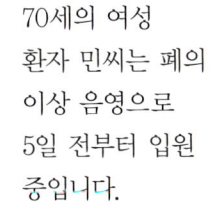

70세의 여성
환자 민씨는 폐의
이상 음영으로
5일 전부터 입원
중입니다.

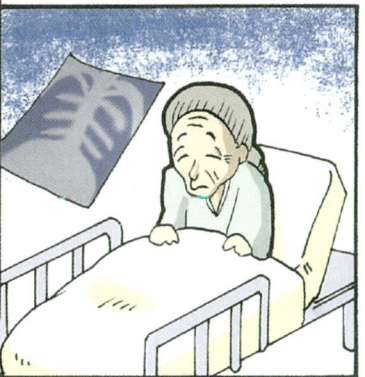

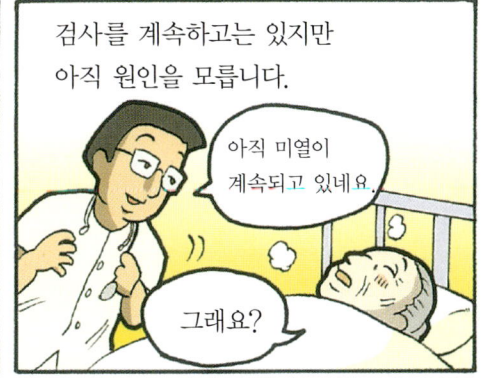

검사를 계속하고는 있지만
아직 원인을 모릅니다.

아직 미열이
계속되고 있네요.

그래요?

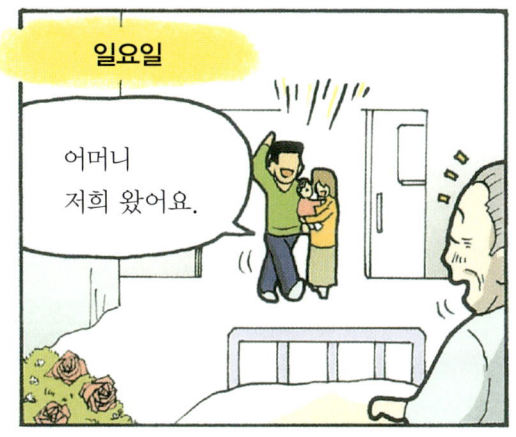

일요일

어머니
저희 왔어요.

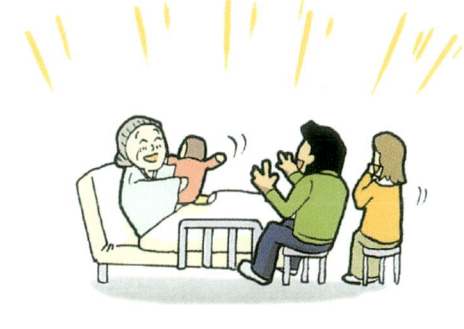

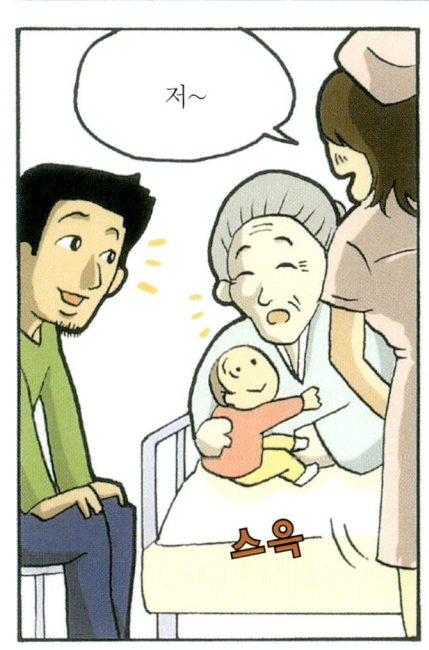

저~

스윽

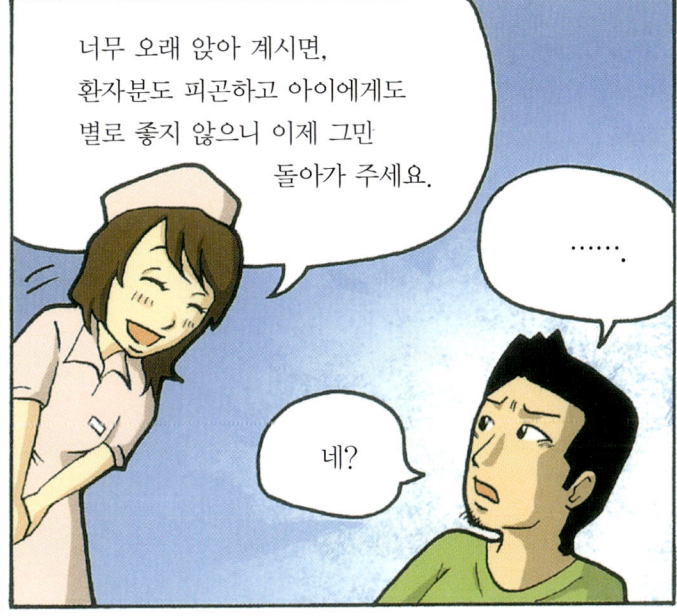

너무 오래 앉아 계시면,
환자분도 피곤하고 아이에게도
별로 좋지 않으니 이제 그만
　　　　　　　돌아가 주세요.

……

네?

이 간호사의 의사소통 방식을 어떻게 생각합니까?
해설은 다음 페이지에 ➡

환자 가족에게 하는 지도나 주의
주의를 주는 진의가 전해지는 의사소통

이번 삽화는 폐 질환으로 입원했지만 아직 정확한 진단이 내려지지 않은 상태에서 발열이 지속되고 있는 환자를 면회 중인 자식 부부에게 면회를 끝내 달라고 재촉하는 장면을 그리고 있습니다. 간호사는 환자의 병태에 악영향을 미칠 가능성이 있는 상황과 병동 관리상 좋지 않은 요인이 있을 때 환자나 가족에게 주의를 주거나 지도를 해야 합니다.

그러나 환자나 가족에게 주의 및 지도를 할 때는 표현에 따라 화를 불러일으키기 쉬우므로, 의사소통 방식 중에서도 특히 주의를 필요로 합니다. 여기서는 SCENE 3과 같은 상황에서 간호사의 의사소통 방식이 어떤지에 대하여 생각해 봅니다.

이 장면에 나와 있는, '오래 앉아 있으면 환자도 피곤하고 아이에게도 안 좋기 때문에'라는 간호사의 표현에 환자와 그의 아들은 어떤 기분이 들었을까요? 아들은 엄마를 기쁘게 하고 위로해 주기 위해 시간과 돈을 들여 왔는데 그것이 부정당한 것처럼 느껴져 화가 나지 않았을까요? 또한 환자는 자신의 병이 어린아이에게 감염되는 병일지도 모른다는 불안이 생겨 자식 부부에게 미안해하며 마음 아파하지 않을까요?

간호사는 환자가 현재 미열이 있고 연일 계속된 검사로 피로한 것을 배려하여 '오래 앉아 있으면 환자도 피곤하고'라는 표현을 사용했습니다.

또한 감염에 약한 어린아이를 걱정하여 '아이에게도 좋지 않으니'라고 표현했습니다. 그러나 환자나 자식 부부에게는 그 진의가 전해지지 않았을 것입니다.

환자와 그의 가족을 위해 한 주의나 지도지만 상대방이 불쾌한 감정을 품을 수도 있습니다. 주의나 지도를 하는 진의를 전하는 일이 아주 중요합니다. 이 장면에서는 환자 앞에서 진의를 전하기 어렵다면 자식을 간호사 창구로 불러 전하는 방법도 있다고 생각합니다. 또한 '~해 주세요'보다는 '~하는 편이 좋습니다'라고 완곡하게 돌려 말하는 편이 상대방이 받아들이기 쉽습니다.

SCENE 4 배설 케어로 방문한 간호사와 환자의 대화

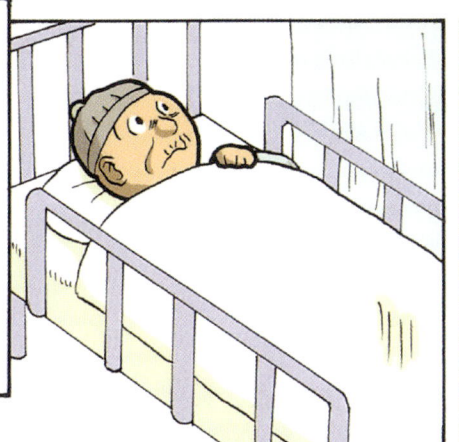

평소 건강했던 75세의 남성 환자 김씨는 1개월 전에 가벼운 뇌출혈로 입원했습니다.
2주 전에 큰 병실로 옮겼는데, 오른쪽 편마비가 있고 하루 종일 침대에 누워 있는 상태입니다.

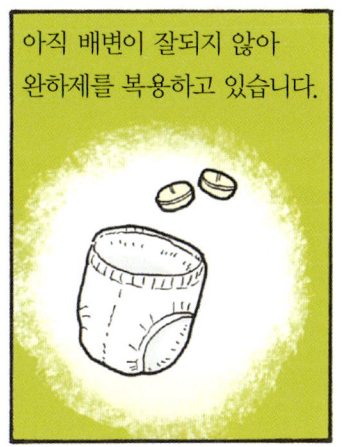

아직 배변이 잘되지 않아 완하제를 복용하고 있습니다.

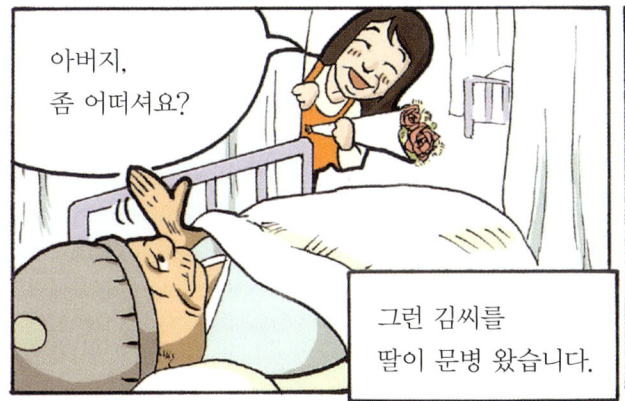

아버지, 좀 어떠셔요?

그런 김씨를 딸이 문병 왔습니다.

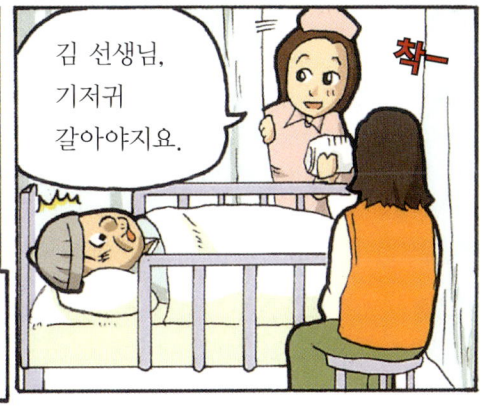

김 선생님, 기저귀 갈아야지요.

착—

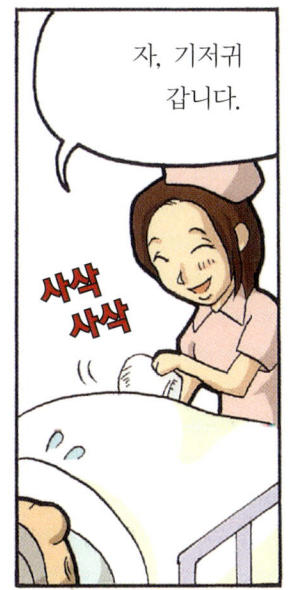

자, 기저귀 갑니다.

사삭 사삭

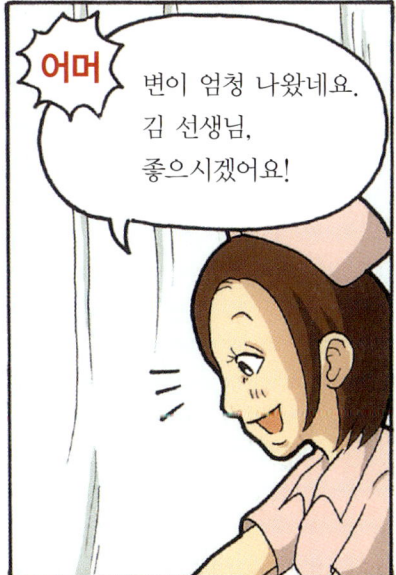

어머

변이 엄청 나왔네요. 김 선생님, 좋으시겠어요!

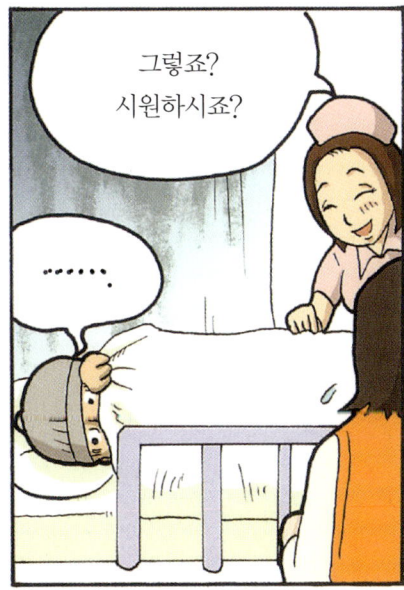

그렇죠? 시원하시죠?

．．．．．．

이 간호사의 의사소통 방식을 어떻게 생각합니까?

해설은 다음 페이지에 ➡

← 이전 페이지 SCENE 4의 해설

일상 케어 상황에서 간호사가 환자에게 말 걸기
환자의 자존심을 상하게 하는 의사소통

이 삽화에는 뇌출혈로 입원 중인 환자의 기저귀를 갈아 채우는 장면이 그려져 있습니다.

간호사는 "기저귀 갈아야지요? 변이 많이 나왔네요. 좋으시겠어요, 김 선생님. 시원하시죠?"라며 환자의 기운을 북돋기 위해 밝게 말을 걸고 있습니다. 그러나 환자나 병문안 온 딸은 간호사의 말을 어떻게 느낄까요?

일상생활의 행동 중 배설은 가장 사적인 일입니다. 생리적인 행동이기 때문에 누구에게도 알리고 싶지 않고 조용하게 끝내고 싶을 것입니다.

더구나 삽화 속 환자같이 뇌출혈이 있기 전까지는 건강하게 자율적으로 살아온 사람이 편마비 증상 때문에 배설 도움을 받는다는 것은 쉽게 생각할 일이 아닙니다. 주위에 다 들리도록 큰 목소리로 밝게 말을 거는 종류의 대화를 할 수 있는 상황이 아닌 것입니다.

'기저귀'라는 단어는 더욱 예민하게 생각해야 합니다. 배설조차도 스스로 조절할 수 없다는 것을 의미하기 때문에 의식이 분명한 환자에게는 매우 고통스러운 말입니다. 다른 환자나 딸에게도 들리게 말하면 환자는 자존심이 상할 것입니다. 또한 그러한 환자의 기분을 아는 딸도 괴로울 것입니다. 배설 케어는 간호사에게 일상적인 간호 업무이지만 환자의 수치심이나 자존심도 고려하여 신중하게 단어를 선택하기 바랍니다.

그 밖에도 환자의 자존심을 상하게 하거나 환자가 기피하는 단어가 있습니다. 예를 들면 "시트가 더러워져서 갈아야 합니다"의 '더럽다'라는 단어입니다. 케어를 받아야 하는 환자일수록 이러한 부정적인 어감의 형용사에 민감합니다.

또한 환자를 입원 병동에 안내할 때 "위에서 데리러 올 때까지 기다리세요"라고 말하는 것에도 조심해야 하며, 고령의 환자에게는 죽음을 연상시키는 단어에 주의해야 합니다.

SCENE 5 다음 날 퇴원을 하기 위해 대기 중인 고령 환자와 간호사의 대화

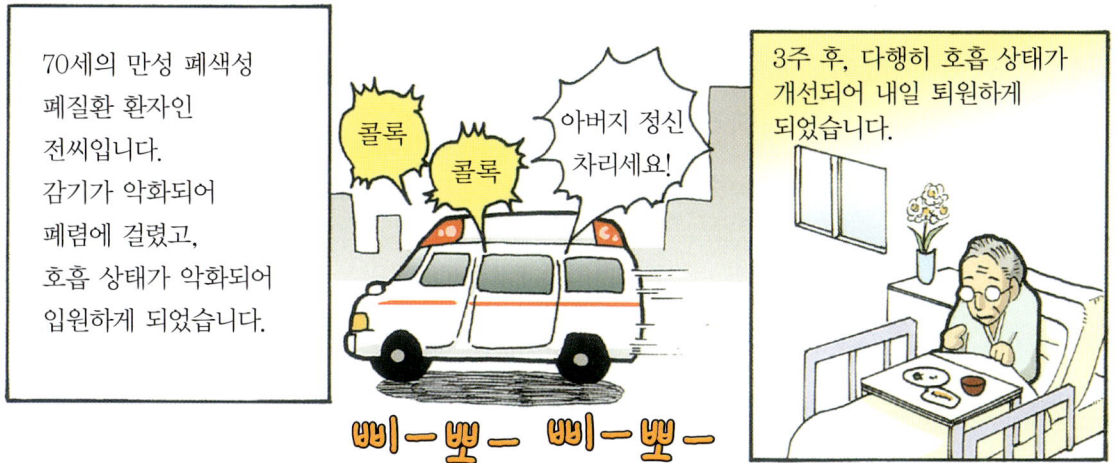

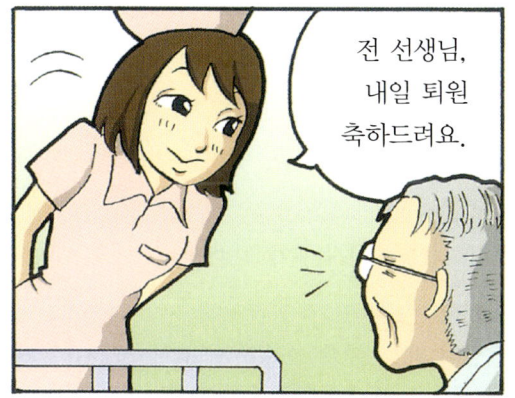

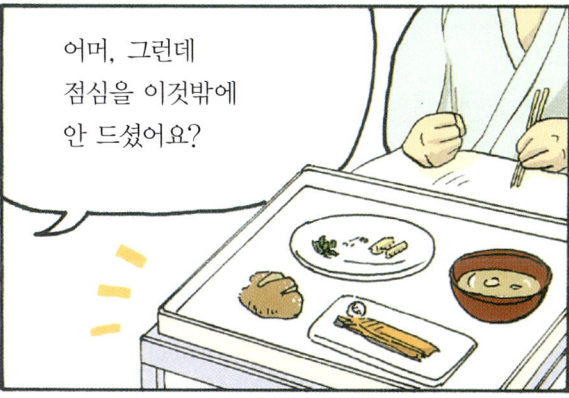

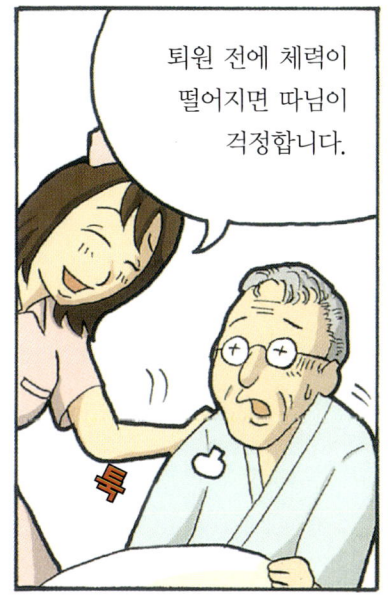

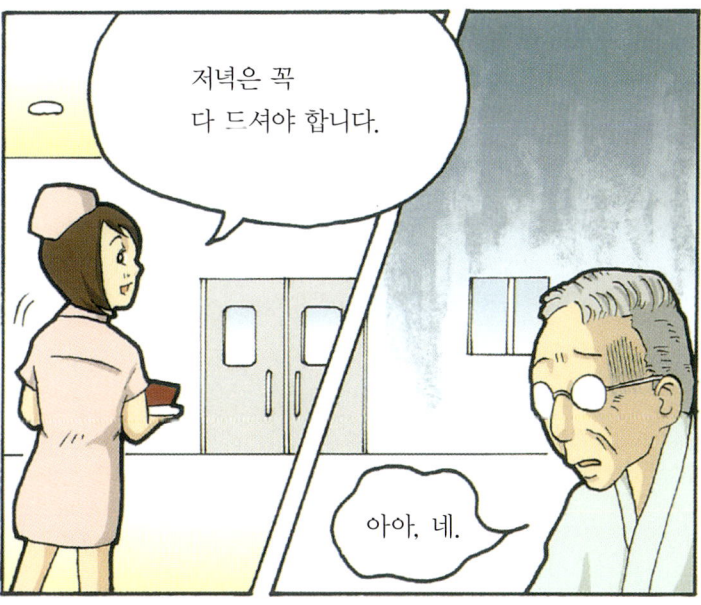

이 간호사의 의사소통 방식을 어떻게 생각합니까?

해설은 다음 페이지에 ➡

← 이전 페이지 SCENE 5의 해설

퇴원 전 만성 질환 환자에게 말 걸기
퇴원에 대한 불안감에 공감하는 의사소통

이 장면에서는 다음 날로 퇴원이 정해진 만성 폐색성 폐질환(COPD) 환자에게 간호사가 "퇴원을 축하드린다"며 말을 걸고 있습니다. 그러면서 식욕이 없는 환자에게 "많이 드세요"라고 밝게 격려하고 있습니다.

일반적으로 의료 종사자들은 퇴원을 기쁜 일이라고 생각합니다. 더구나 감기가 폐렴으로 악화되어 나빠진 호흡 상태 때문에 구급차로 입원한 환자의 경우라면 더합니다. 불과 3주 만에 어느 정도 상태가 회복되어 퇴원하는 것이기 때문에 담당 간호사는 더 기분이 좋을 것입니다. 환자도 똑같이 '좋아하고 있다'고 생각하기 때문에 이러한 의사소통이 이루어지고 있습니다.

그러나 환자는 퇴원을 좋아하고 있을까요?

완치를 기대할 수 없거나 퇴원 후의 가족의 도움이 부족한 환자, 만성 질환으로 입, 퇴원을 반복하고 있는 환자 등에게는 퇴원 후의 요양에 대한 불안감이 있기 때문에 퇴원하는 것이 결코 좋은 일은 아닙니다. 더구나 호흡 상태가 악화되는 등의 위기 상황을 체험하고 나면 다시 그러한 상태에 빠질 것 같은 공포감도 작용할 것입니다.

이 상황에서 필요한 것은 간호사가 자기 나름대로 해석하여 '환자도 알겠지'라고 생각하면 안 된다는 점입니다. 표정 등 환자의 비언어적 신호를 민감하게 파악해야 합니다. 언어보다도 환자의 심리를 훨씬 잘 표현해 줍니다. 이 장면에서는 환자의 어두운 표정 등에서 환자가 퇴원에 대한 불안을 가지고 있다고 헤아릴 줄 알아야 합니다.

이럴 때는 환자를 격려하기보다는 "퇴원을 하면 여러 가지 불안한 일도 있겠지요"라는 식으로 말을 걸어 환자가 불안을 토로하도록 하는 것이 중요합니다. 불안을 말로 내뱉음으로써 환자의 긴장감도 완화될 것입니다. 또한 담당 간호사가 '자신의 불안을 알아준다'라고 느끼면, 환자에게 높은 장애물처럼 생각될 수도 있는 퇴원이라는 상황을 잘 넘길 수 있는 힘을 얻을 것입니다.

SCENE 6 급사한 환자의 가족과 간호사의 대화

1개월 전에
신부전으로 입원한
78세 남성 모씨의
병태가 갑자기 악화되었습니다.
치료한 보람도 없이
한 시간 반 전에 사망했습니다.

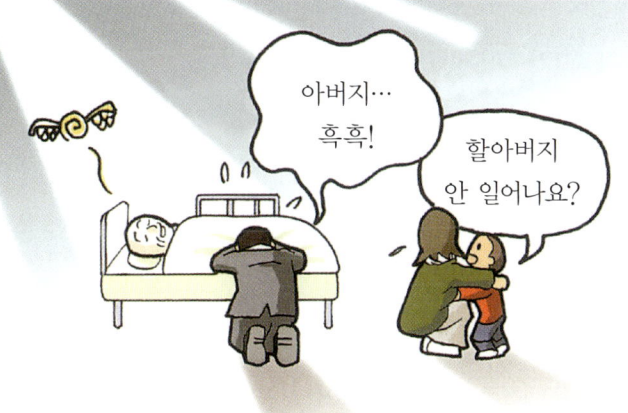

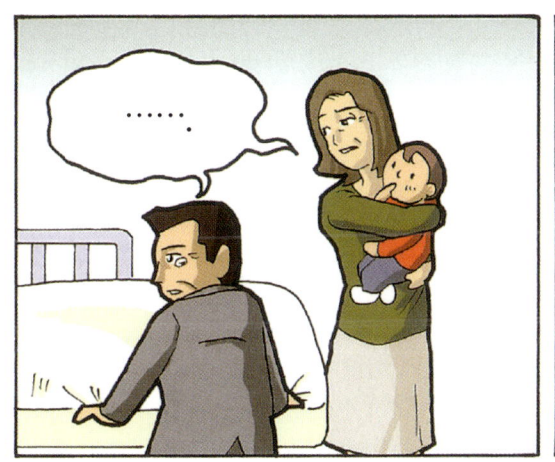

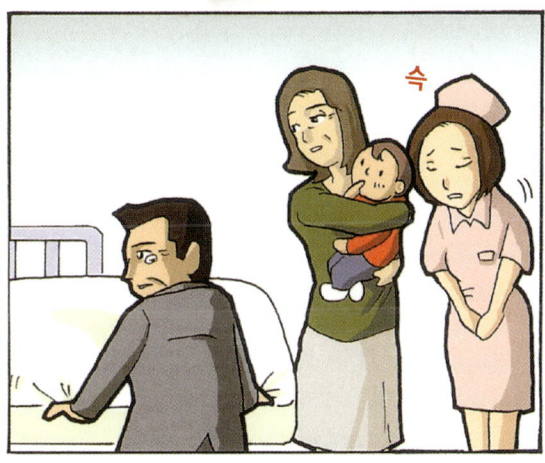

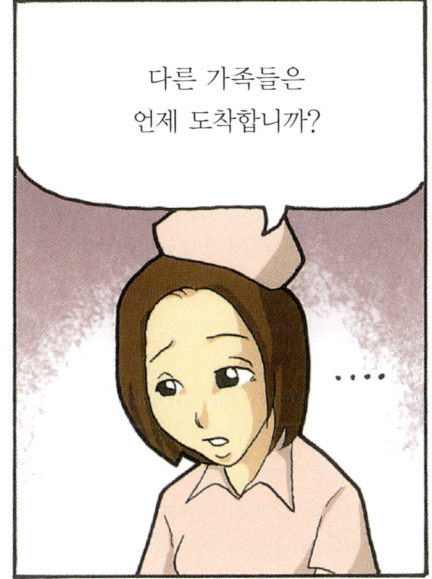

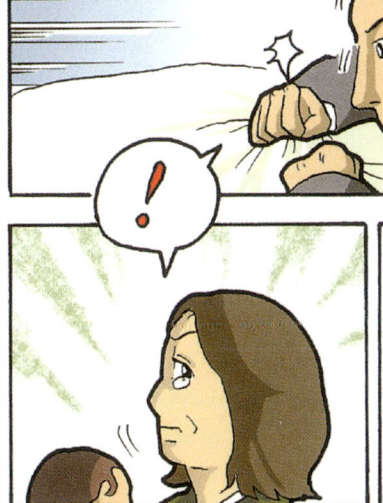

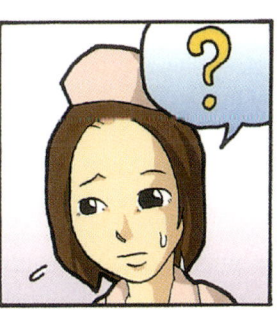

이 간호사의 의사소통 방식을 어떻게 생각합니까?
해설은 다음 페이지에 ➡

환자가 사망한 직후, 환자 가족에 대한 대응
슬픔을 배려하고 있음을 전하는 의사소통

이 삽화는 한두 시간 전에 급사한 환자의 가족에게 "다른 가족들은 언제 도착합니까?"라고 질문하고 있는 장면입니다.

간호사가 이 질문을 한 이유에는 유체를 영안실로 옮길 시각을 정하고 다른 업무와 조율을 하기 위한 생각에서였는지도 모릅니다. 또는 그날 입원 예정인 환자나 다른 중증 환자를 위한 병실을 준비해야 할 시점이 가까워졌을 수도 있습니다. 그러나 환자의 가족은 이 질문을 어떻게 받아들일까요? 가족은 '간호사가 사후의 수속을 재촉하고 있다. 사랑하는 부친의 '죽음'이 업무적으로 처리되고 있다'와 같은 노여움과 슬픔을 느끼지는 않을까요?

만약 병이 나아 퇴원하는 환자를 마중 온 가족이 기다리고 있는 상황이라면 별 문제가 없습니다. 그러나 보통 상황에서라면 문제가 되지 않는 대화도 의료 현장에서는 가족의 심리 상황에 따라 노여움이나 비애를 느끼게 하는 의사소통이 될지도 모릅니다.

SCENE 6에서 간호사가 조심스럽게 질문하고 있는 모습을 보면 자신의 질문이 가족에게 불쾌감을 가져다줄 것임을 느낌적으로 알고 있었으리라 생각됩니다.

그러나 바쁜 간호 업무를 원활하게 진행해야 했기 때문에 딜레마를 느끼면서도 굳이 물었을 것입니다. 임상의 간호 상황에서는 이 경우와 비슷한 딜레마를 적지 않게 경험합니다. 그럴 때는 오히려 자신의 감정을 솔직하게 표현하며 미안한 마음과 함께 진의를 전하는 것이 중요합니다. 예를 들면 "환자분이 갑자기 돌아가셔서 분명 괴로우시리라 생각됩니다만 이제 영안실로 옮기셔야 합니다. 다른 가족은 언제쯤 오실 수 있을까요?"처럼 질문합니다. 가족의 기분을 배려하고 있음을 말로 보여 주는 것은 의사소통 문제를 방지하기 위해 매우 중요합니다.

같은 사례로, 환자의 병태가 갑자기 악화되어 병실을 옮겨야 하는 상황에서 급보를 듣고 달려온 가족에게 "이 방에는 다시 돌아오지 않으니 짐은 전부 가지고 가세요"라고 전했다가 가족이 노여워했던 경우도 있습니다. 간호사는 병실을 옮기는 수속에 따라 극히 사무적인 말을 했을 뿐입니다. 하지만 갑자기 환자의 상태가 악화되어 불안하고 놀란 상태인 가족들의 입장에서는 '이제 이 방에는 돌아오지 않는다'라는 말투가 '회복해서 돌아올 수는 없다는 말인가'라는 의미로 받아들여질 수 있습니다. 병원에는 다양한 환자와 가족이 있고, 주어진 상황에서 따라 심리 상태도 모두 다릅니다. 각각의 환자와 가족의 심리 상태를 상상력과 감성으로 파악할 수 있길 바랍니다.

SCENE 7 내시경 검사에 관한 외래 간호사와 환자의 대화

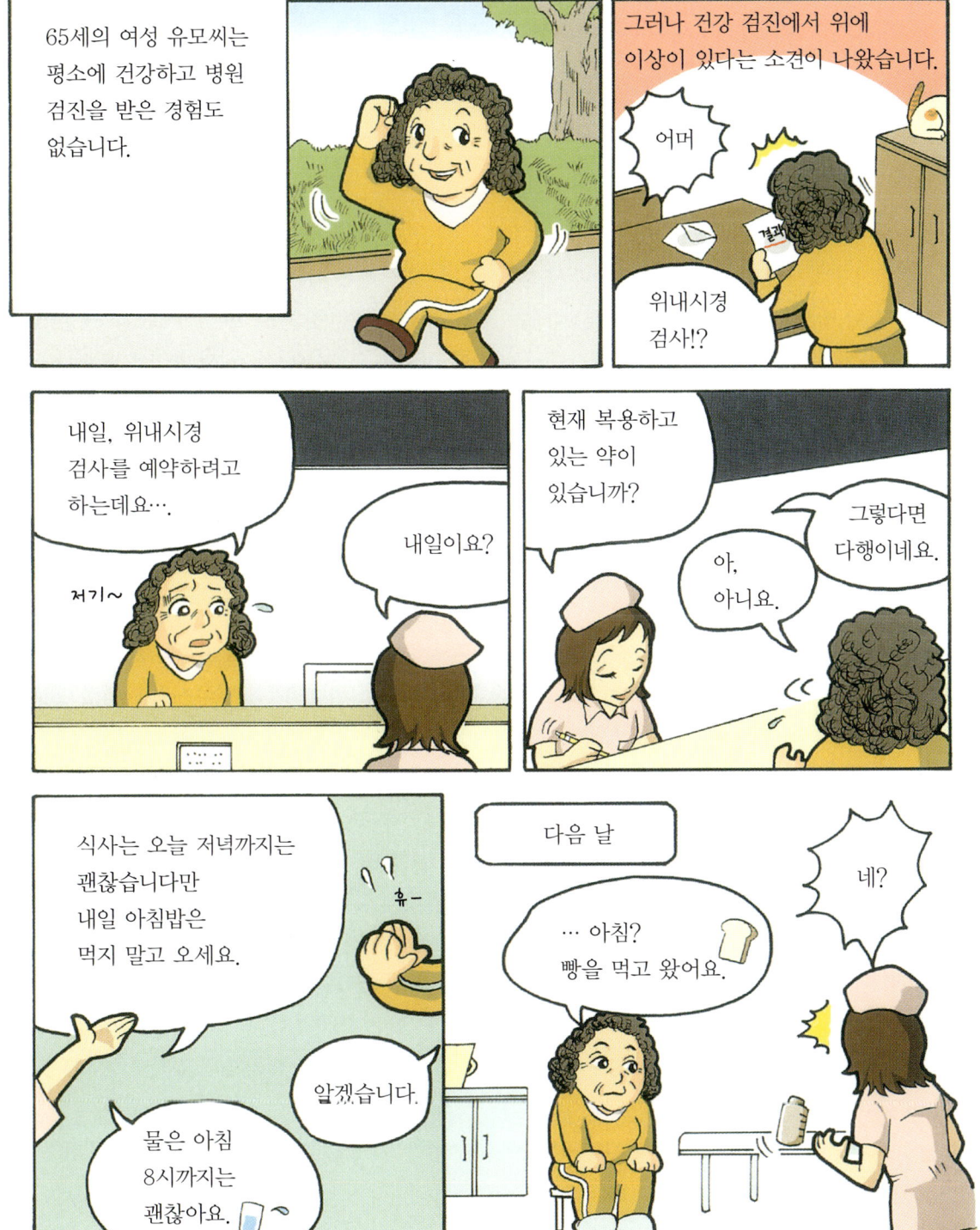

이 간호사의 의사소통 방식을 어떻게 생각합니까?

해설은 다음 페이지에 ➡

← 이전 페이지 SCENE 7의 해설

검사 예정인 외래 환자에게 금지 사항 설명
금지하는 이유를 전하는 의사소통

내시경 검사나 방사선 검사, 복부 초음파 검사 등 영상 검사를 할 때는 아침을 굶어야 하는 경우가 많습니다. 그러나 그 설명이 불충분하여 환자가 음식물을 섭취해 검사를 연기한 사례가 다수 보고되어 있습니다. 이러한 예시들 가운데 전형적으로 잘못된 의사소통 방식을 하나 골라 삽화로 그렸습니다.

간호사는 내시경 검사를 예약하러 온 외래 환자에게 금식을 해야 한다고 말하면서 당일 아침 식사로 "밥은 안 된다"고 설명했습니다. 그렇기 때문에 환자는 '밥이 아니면 되겠지'라고 오해하여 빵을 먹고 검사를 받으러 왔습니다. 이 부분만을 보면 무엇인가 빠진 듯한 이상함을 느낄지도 모르지만 실은 아주 중요한 의미를 가지고 있습니다.

왜 환자에게 '금식'이 정확하게 전달되지 않았을까요? 식사를 '밥'이라고 표현했기 때문일까요? 식사를 해서는 안 된다고 설명했는데 디저트인 과일이라면 괜찮다고 해석하여 멜론을 먹고 온 사례도 있었습니다. '밥(식사)'을 먹어서는 안 되는 이유를 정확히 전하지 않았던 것이 원인입니다. 즉, 환자의 이해를 돕는 설명이야말로 의도를 바르게 전달하기 위해 가장 중요합니다.

금식을 하는 이유는 크게 두 가지가 있다는 것을 UNIT 1에서 배웠습니다(➡ 검사 SECTION 2). 그러한 이유를 포함하여 설명하면 환자도 '빵이나 과일도 먹어서는 안 된다'고 판단할 수 있었을 것입니다.

그런데 검사를 받는 환자에게는 금식 이외의 사항들도 반드시 충분한 설명을 해주어야 합니다. 예를 들면 검사에 의한 부작용이나 합병증 등을 방지하기 위한 설명입니다. 금식 검사를 위해 혈당 강하제 복용 중지를 바르게 전하지 않아 저혈당이 된 사례도 있습니다. 또한 내시경 검사로 폴리펙토미가 예정되어 있는 환자에게 항응고제의 내복을 충분히 하지 않은 채 폴리펙토미를 실시하여 출혈이 일어난 사례도 있습니다. 금지 사항에 대한 설명이나 확인은 행위의 의도를 간호사 자신이 어느 정도 이해하고 있는지에 따라 환자에게 전달되는 정보의 정도도 올라갈 것입니다.

대상 환자에게 하는 설명뿐만 아니라 간호사 간에 업무를 연계할 때도 마찬가지입니다.

'왜 그러한 것인지', '왜 그렇게 하고 있는지'의 정보를 모두 알게 함으로써 훨씬 정확한 연대를 할 수 있습니다.

UNIT 1 꼭 알아야 하는 '위험'에 대한 지식

■ 인용 문헌

1) 시오미 히로시: 인간 신뢰성 공학 입문, 일본 과학 기술 연맹, pp.30-31, 1996
2) 일본 의사회: 주사제로 의약품명이 유사한 의약품 목록, 의료 종사자를 위한 의료 안전 매뉴얼(http://www.med.or.jp/anzen/manual/pdf/jirei_08_02.pdf)
3) 다카하시 다케오: 주사용 제제의 성분 약품, (오카노 데이스케, 다카하시 다케오 편) 신·약제학 총론 제5판, 남강당, pp.149-153, 2001
4) 이마이 쇼이치: 잘 알 수 있는 전문 기초 강좌-약리학, 금원출판, pp.6-7, 2006
5) 기타오카 다테키: 잘 알 수 있는 수액 요법의 전부 개정 제2판, 영정서점, pp.75-83, 2010
6) 세토 나츠코: 인슐린 제제의 '단위'는 무슨 의미일까요?, Nursing Today, 2003년 5월 임시 증간호, p.152, 2003
7) 구즈야 다케시: 인슐린-분자 메커니즘에서 임상으로, 강담사, pp.182-184, 1996
8) 요코이 이쿠코: '작업의 중단'과 '동시 작업'은 실수의 원인! 위험성을 인식하자(가와무라 하루코 편), JJN 북스/ 주사·점적 실수 방지, 의학서원, p.84, 2007
9) 시게모리 마사요시: 인지 심리학으로 본 주사·점적 실수, (가와무라 하루코) 1999년도 후생 과학 연구 '의료의 리스크 매니지먼트 시스템 구축에 관한 연구' 보고서, pp. 133-145, 2000
10) 오쿠다 도시히로: 혈청 칼륨 농도 이상-저칼륨혈증, (다카쿠 후미마로, 오가타 에츠로, 구로카와 기요시, 야자키 요시오 감수) 신임상 내과학 제9판, 의학서원, pp.971-975, 2009
11) 시노사와 요타로: 쇼크의 치료, (일본 구급 의학회 감수) 표준 구급 의학 제4판, 의학서원, pp.203-205, 2009
12) 구급 구명사 표준 텍스트 편집 위원회: 구급 구명사 표준 텍스트 개정 제8판(제2권), 헬스출판, p.186, 2012
13) 일본 화학 요법 학회 임상 시험 위원회 피내 반응 검토 특별부회: 항균제 투어에 관련한 아나필락시스 대책 가이드 라인(2004년 판), p.3, 2004
14) 츠치야 하루츠구, 사쿠라이 에이치: 점적 정맥 주사의 약물 속도 이론, (오카노 데이스케, 다카하시 다케오 편) 신·약제학 총론 제5판, 남강당, pp.290-292, 2001
15) 다카하시 다케오: 주사용 제제의 형태, (오카노 데이스케, 다카하시 다케오 편) 신·약제학 총론 제5판, 남강당, pp.144-145, 2001
16) 모치츠키 마유미: 의료용 의약품 첨부 설명서 및 사용 설명서 정보 보는 법, (다카쿠 후미마로, 야자키 요시오 감수) 치료약 매뉴얼 2013, 의학서원, 부록 pp.8-14, 2013
17) 이시츠카 치카코, 구로사카 도모코: 알기 쉬운 부약 제4판, 의학병론사, pp.58-59, 2010
18) 가와니시 치에미, 시게마츠 도요미: 정맥 주사에 따르는 합병증-감염, 정맥염, 신경 손상, 조직 손상 등, EB NURSING, 3(3), pp.300-307, 2003
19) 오다기리 유우키, 다카하시 다케오: 주사약의 pH, (오카노 데이스케, 다카하시 다케오 편) 신·약제학 총론 제5판, 남강당, pp.29, 2001

20) 모리타케 이쿠 감수, 동경 도립 고마고메병원 화학 요법과 저: 연수의·간호사·약제사를 위한 실수 없는 항암제 사용 방법 제2판 증보판, 미와서점, pp.191-192, 2007

21) 의약품 의료 기기 종합 기구: PMDA 의료 안전 정보 No. 21 수액 펌프 유량 설정 시의 주의에 관하여, 2011년 1월(http://www.info.pmda.go.jp/anzen_pmda/file/iryo_anzen 21.pdf)

22) 가나자와대학 당뇨병 교육·치료 팀(Team DIET) 발행: 당뇨병은 당신이 주치의, 기관지 '균형 잡힌 생활' Vol.10, 2003년 7월(http://web.hosp.kanazawa-u.ac.jp/diet/03natsu.pdf)

23) 일본 의료 기능 평가 기구: 의료사고 정보 수집 등 사업-의료 안전 정보 No.2 항류마티스제(메토트렉세이트)의 과잉 투여에 따르는 골수 억제, 2007년 1월

24) 일본 의료 기능 평가 기구: 의료사고 정보 수집 등 사업-의료 안전 정보 No.45 항류마티스제(메토트렉세이트)의 과잉 투여에 따르는 골수 억제(제2보), 2010년 8월

25) 료다카 요시: 침대 사이드의 새로운 수혈학-효과적인 수혈·수액의 실제 개정판, 메디컬뷰, pp.137-140, 2001

26) 일본 수혈·세포 치료 학회: 수혈의 Q&A-Q1 수혈을 시행할 때의 일반적인 주의 사항은?(http://www.yuketsu.gr.jp/qa/Q1.html)

27) 사와다 아츠시 감수, 요코노 사토시 저: 수혈 실수 방지-수혈 실천 매뉴얼, 금방당, pp.78-79, 2002

28) 료다카 요시: 침대 사이드의 새로운 수혈학-효과적인 수혈·수액의 실제 개정판, 메디컬뷰, p.148, 2001

29) 일본 의료 기능 평가 기구: 제언 경비영양 튜브 삽입의 안전성 확보에 대하여, 환자 안전 저널 No.13, pp.39-41, 2006

30) 니시고베 의료 센터-마취과 호리가와 요시오: 지속 흉강 드레인(http://www.ne.jp/asahi/nishi-kobe/masui/drn2.htm)

31) 일본 임상 검사 표준 협의회: 표준 채혈법 가이드 라인, pp.16-17, 2006

32) 오쿠보 아키유키 편집: 계통 간호학 강좌 별권6·임상 검사, 의학서원, pp.26-27, 2008

33) 기무라 아키라: 의료 종사자의 바늘 찔림·벤 상처의 실태와 그 대책에 관한 조사, 후생 노동 과학 보조금 후생 노동 과학 특별 연구 사업 2002년도 연구 보고서, pp.4-7, 2003

34) 이이노 시로: 바늘 찔림 사고의 예방과 대책, 일의잡지, 127(3), pp.367-370, 2002

35) CDC: Morbidity and Mortality Weekly Report June 29, Vol.50, No.RR-11, 2001

36) 일본 의료 기능 평가 기구: 의료사고 정보 수집 등 사업-의료 안전 정보 No.3 글리세린 관장 실시에 따른 직장 천공, 2007년 2월

37) 가나가와현 간호 협회 의료 안전 대책과: 안전한 글리세린 관장의 실시에 대하여, 가나가와현 간호 협회 환자 안전 정보 No.6(http://www.kana-kango.or.jp/img/anzenkeiho_6.pdf)

38) 일본 간호 협회: 의료 간호 안전 정보-선 자세(입위)에 의한 관장 실시의 사고 보고, 2006(http://www.nurse.or.jp/nursing/practice/anzen/pdf/200602.pdf)

39) 아다치 게이치: 소화관 검사 종료 후의 저혈당 대책-글루카곤 제제 사전 처치에 의한, CLINICIAN '00, No496, pp.105-107, 2000(http://www.e-clinician.net/vol47/no496/pdf/sp_496_22.pdf)

40) 일본 의료 기능 평가 기구: 의료사고 정보 수집 등 사업-의료 안전 정보 No.12 환자 운송 중의 접촉, 2007년 11월

41) 나리마츠 에이치: 의료 가스 용도와 작용·관리법-산소, (나미키 아키요시, 야마카게 미치아케 편) 일상 진료에 도움이 되는 의료 가스와 위기 관리, 진흥교역의서출판부, p.75, 2002

42) 노미 야마노부: 의료 가스 사고와 대책, (나미키 아키요시, 야마카게 미치아케 편) 일상 진료에 도움이 되는 의료 가스와 위기 관리, 진흥교역의서출판부, p.50, 2002

43) 후생노동성 의약품의국 안전 대책 과장 통지: 자기 공명 영상 진단 장치에 관계된 사용상 주의의 개정 지시 등에 대하여(약식안발 제 0822001호 2005년 8월 22일)

44) 일본 방사선 기술 학회: MRI 경종 사례(http://www.jsrt.or.jp/web_data/news_files/1266376308.html)

45) 일본 의료 기능 평가 기구: 의료 안전 정보 No.10 MRI 검사실의 자성체(금속 제품 등) 지참, 2007년 9월

46) 일본 의료 기능 평가 기구: 의료 안전 정보 No.56 MRI 검사 시 고주파 전류의 고리에 의한 화상, 2011년

■ 참고 문헌

1) 가와무라 하루코: 신입 간호사의 실수－내용과 특성으로 본 간호 기초 교육에 요구되는 의료 안전 교육, (가와무라 하루코 편) 후생노동 과학 연구비 보조금 2002년도 의료 기술 평가 종합 연구 사업 총괄 보고서－병원의 의료 안전과 신뢰 구축에 관한 연구, pp.13-52, 2003

2) 가와무라 하루코: 공청회·직무 보고 11,000사례에 따른 실수 지도 안전본, 의학서원, 2003

3) 가와무라 하루코, 요코이 이쿠코, 고스게 유미, 시게모리 마사요시: JJN 북스/ 주사·점적 실수 방지, 의학서원, 2007

4) 다카쿠 후미마로, 야자키 요시오 감수: 치료약 매뉴얼 2013, 의학서원, 2013

5) 후생성 의약안전국 안전 대책 연구회 감수: 의료용 의약품 사용 설명서 기재 요령 가이드북, 약사일보차, pp.5-31, 1997

6) 이가 다츠지: 임상 시험(치험)이란, (이가 다츠지, 이누이 겐이치, 사와다 야스후미 편저) 최신 의료약학 I, 남산당, pp.46-48, 1999

7) 오오하시 교이치: 임상 시험의 흐름, (일본 임상 약리 학회 편) 임상 약리학 제3판, 의학서원, pp.42-45, 2011

8) 항부정맥 약 리도카인 사용 설명서

9) 와다 다카오, 긴도 가즈코: 수액을 배우는 사람을 위하여 제3판, 의학서원, pp.103-118, 2000

10) 야기 게이치: 수액·수혈－수액, (일본 구급 의학회 감수) 표준 구급 의학 제4판, 의학서원, pp.184-188, 2009

11) 슌이치 마사토: 당뇨병－치료, (다카쿠 후미마로, 오가타 에츠로, 구로카와 기요시, 야자키 요시오 감수) 신임상 내과학 제9판, 의학서원, pp.682-685, 2009

12) 오쿠다 도시히로: 혈청 칼륨 농도 이상, (다카쿠 후미마로, 오가타 에츠로, 구로카와 기요시, 야자키 요시오 감수) 신임상 내과학 제9판, 의학서원, pp.971-975, 2009

13) 염칼 주사 사용 설명서

14) K.C.L. 점적액 15% 사용 설명서

15) 아카시 가츠야: 순환 기계에 작용하는 약제, (일본 구급 의학회 감수) 표준 구급 의학 제4판, 의학서원, pp.168-177, 2009

16) 유키야스 분지: '임의 증감'에서 증감 폭, 주사 속도에 대하여－'서서히'의 구체적 속도, 임상과 약물 요법, 12(7), pp.977-979, 1993

17) 긴 게이지: 측관 주사(단발)에 따른 문제와 대책, EB NURSING, 3(3), p.38, 2003

18) 하이카릭 1~3호의 사용 설명서

19) 아미노프리드 사용 설명서

20) 소리탁스 H 사용 설명서

21) 도미오카 히로미: 암성 흉막염, (이토 마사오, 이무라 요시오, 다카쿠 후미마로 편) 의학 대사전 제2판, 의학서원, p.524, 2009

22) 사토 고조: 경막 외 블록, (이토 마사오, 이무라 요시오, 다카쿠 후미마로 편) 의학 대사전 제2판, 의학서원, p.944, 2009

23) 테르모 스리웨이 사용 설명서

24) 니프로 스리웨이 사용 설명서

25) 후생노동성 의약국 안전 대책 과장 통지(의약안발 제 1017002호): 폴리염화비닐제의 의료 용구에서 용출하는 가소제(DEHP)에 대하여(2002년 10월 17일)

26) 엔토 구미: 항암제의 경정맥 투여, EB NURSING, 3(3), pp.59-64, 2003

27) 츠쿠바학원병원 약제부 편: 점적 누출에 주의하도록, 약상자 No.39, 2004(http://www.gakuenhospital.or.jp/yakuzai/kb/KB39.pdf)

28) 아레비아틴 사용 설명서

29) 레미나론 사용 설명서

30) 기타오카 다테키: 잘 알 수 있는 수액 요법의 전부 개정 제2판, 영정서점, pp.242-243, 2010

31) 나카무라 히토시, 이토 다츠지: 처방전 읽는 법, (이가 다츠지, 이누이 겐이치, 사와다 야스후미 편저) 최신 의료약학 I, 남산당, pp.84-103, 1999

32) 이노우에 히로니시: 기관지 천식−아스피린 천식, (다카쿠 후미마로, 오가타 에츠로, 구로카와 기요시, 야자키 요시오 감수) 신임상 내과학 제9판, 의학서원, pp.30−31, 2009

33) 이노우에 히로니시: 아스피린 천식, (이토 마사오, 이무라 요시오, 다카쿠 후미마로 편) 의학 대사전 제2판, 의학서원, p.30, 2009

34) 이와모토 야스히코: 저혈당증, (다카쿠 후미마로, 오가타 에츠로, 구로카와 기요시, 야자키 요시오 감수) 신임상 내과학 제9판, 의학서원, pp.695−698, 2009

35) 가와무라 하루코: 수액·주사기 펌프 실수와 리스크 매니지먼트에서 본 사고 방지−공청회·직무 보고 사례에서 배우는 클리니컬 엔지니어링, 12(12), pp.995−1001, 2001

36) 텔 퓨전 수액 펌프 STC−508, TE−161, TE−161 S, TE−131, TE−261 사용 설명서

37) 텔 퓨전 주사기 펌프 TE−311, 312, 331, 331 S, 332 사용 설명서

38) 테르모 주식회사: 펌프·리스크·매니지먼트 통신 No.1−7, 증간호

39) 일본 의사회 의료 안전 기재 개발 위원회: 수액 펌프 등의 사용 안내서(http://www.med.or.jp/anzen/data/yuekipump.pdf)

40) 일본 간호 협회: 의료·간호 안전 관리 정보 No.10·주사기 펌프의 취급에 의한 사고 방지(http://www.nurse.or.jp/nursing/practice/anzen/pdf/no_10.pdf)

41) 후생노동성 의약국장 통지(의약발 제 0318001호): 수액 펌프 등에 관한 의료사고 방지 대책에 대하여 (2003년 3월 18일) (http://www.info.pmda.go.jp/iryoujiko/file/20030318.pdf)

42) 일본 적십자사 의약품 정보부: 제제 정보(http://www.jrc.or.jp/mr/list/index.html)

43) 야기 게이치: 수액·수혈−수혈의 부작용·합병증, (일본 구급 의학회 감수) 표준 구급 의학 제4판, 의학서원, pp.190−191, 2009

44) 일본 수혈·세포 치료 학회: 안전한 수혈 요법 가이드(http://www.jstmct.or.jp/jstmct/MedicalInfo/RefList.aspx)

45) 일본 적십자사 의약품 정보부: '수혈 요법의 실시에 관한 지침'(개정판) 및 '수액 제제의 사용 지침'(개정판)(http://www.jrc.or.jp/vcms_1f/iyakuhin_benefit_guideline_sisin090805.pdf)

46) 일본 적십자사 의약품 정보부−수혈 후 GVHD Summary Report(http://www.jrc.or.jp/mr/pdf/report_h0804.pdf)

47) 사와다 아츠시 감수 요코노 사토시 저: 수혈 실수 방지−수혈 실천 매뉴얼, 금방당, 2002

48) 시모야마 류지: 수혈 부작용, (세키구치 사다미 편) 수혈 핸드북 제2판, 의학서원, pp.122−133, 2002

49) 히로하시 가즈히로, 한바 히로시, 기노시타 히로아키: 위관, (야기 요시히로 감수) 의료 재료 용구 매뉴얼, 진단과 치료사, pp.91−97, 1998

50) 구급 간호 메링 리스트: 위관 삽입의 비결−ENML로 주고받은 Q&A에서(http://plaza.umin.ac.jp/~sphere/enml/02/ng−t.html)

51) 시마다 시게히코 편저: 실천 정맥영양과 경장영양 기초편, 엘제비아·재팬, pp.145−146, 2003

52) 드리스·스미스·사다스 편, 와다 이사오, 고미네 미츠히로, 우에다 레이코, 가네마츠 유리코 감역: 임상 간호 매뉴얼 제4판(The Lippincott Manual of Nursing Practice 제5판), pp.499−502, 의학서원, 1996

53) 시마다 시게히코, 오바야시 오사무, 외 편저: 실천 정맥영양과 경장영양, 엘제비아·재팬, pp.175−183, 2003

54) 후생성 의약 안전국장 통지(의약발 제 888호): 의료사고를 방지하기 위한 의료 용구에 관한 기준의 제정 등에 대하여(주사 통형 수동식 의약품 주입기 기준 등)(2000년 8월 31일)

55) 라보날 사용 설명서

56) 아레비아틴 사용 설명서

57) 드리스·스미스·사다스 편, 와다 이사오, 고미네 미츠히로, 우에다 레이코, 가네마츠 유리코 감역: 임상 간호 매뉴얼 제4판(The Lippincott Manual of Nursing Practice 제5판), 의학서원, pp.224−227, 1996

58) 시오미 가즈나리: 흉강 드레나지, (다카하시 아키코 편) 엑스퍼트 너스(Expert nurse) MOOK 17·개정판 최신 기본 기술 매뉴얼, 조림사, pp.89−93, 2003

59) 우메무라 미요시: 흉강 드레나지를 받는 환자의 간호, (아사노 고이치로 외 저) 계통 간호학 강좌-성인 간호학2·호흡기 제 13판, 의학서원, pp.268-270, 2011

60) 오가와 다츠 감수, 일본 의료 가스 학회 후원: 의료 가스 핸드링 메뉴얼, 진단과 치료사, 2003

61) 나미키 아키요시, 야마카게 미치아케 편: 일상 진료에 도움이 되는 의료 가스와 위기 관리, 진흥교역의서출판부, 2002

62) 일본 약국방 산소 가스 사용 설명서

63) 의약품 의료 기기 종합 기구: PMDA 의료 안전 정보 No.13 가스 탱크의 잘못된 취급으로 인한 사고에 대하여(http://www.info.pmda.go.jp/anzen_pmda/file/iryo_anzen13.pdf)

64) 고압가스 보안법, 용기 보안 규칙(http://law.e-gov.go.jp/htmldata/S41/S41F03801000050.html)

65) 이시하라 데루오: 호흡 부전(다카쿠 후미마로, 오가타 에츠로, 구로카와 기요시, 야자키 요시오 감수), 신임상 내과학 제 9판, 의학서원, pp.101-103, 2009

66) 요시다 사토시, 다카노 요시히사 편집: JJN 스페셜71·실천 호흡기 케어, 의학서원, pp.59-63, 2002

67) 소우마 가즈이: 호흡기계 구급 질환-CO_2 나르코시스, (일본 구급 의학회 감수) 표준 구급 의학 제4판, 의학서원, pp.565-566, 2009

68) 아사노 고이치로: 호흡 조절, (아사노 고이치로 외 저) 계통 간호학 강좌-성인 간호학2·호흡기 제13판, 의학서원, p.35, 2011

UNIT 2   간호 업무에 필요한 계산 연습

■ 인용 문헌

1) 고스게 유미: 감마(γ) 단위에 대하여, (가와무라 하루코 편) JJN 북스 주사·점적 실수 방지, 의학서원, p.81, 2001

UNIT 3   위험 감각 훈련

■ 참고 문헌

1) 노동 기준 조사회 편저: 위험 예지 훈련 매뉴얼 업종별 KY 시트집, 노동 기준 조사회, 2001

2) 삽화의 사례와 해실은 가와무라 하루코 '공청회·직무 보고 11,000사례에 의한 실수 지도 완전본'(의학서원, 2003)의 다음 페이지를 참조

장면 1: pp.72-76, 79

장면 2: pp.76-79, 92-93

장면 3: pp.88-91

장면 4: p.81

장면 5: pp.78-80

장면 6: pp.75-76, 79

장면 7: pp.94-97

장면 8: p.78

장면 9: p.80

장면 10: pp.81, 92-93

해답과 해설

UNIT 1

주사

■ 주사 SECTION 1

Q1 ① (×) 야마오카 타로 → 야마다 타로

　② (○)

　③ (×) 라식스 1앰플 → 라식스 1/2앰플(10mg)

　④ (×) 12시간 → 24시간

　⑤ (×) 1일 2회 → 1일 3회

　⑥ (○)

■ 주사 SECTION 2

Q1 ① × (이름만으로는 알 수 없다)

　② ○

　③ × (10mg인지, 10㎖인지 모른다. 일반적으로 용량을 알고 있으면 10mg이라고 추측할 수 있지만, 모르면 10㎖라고 잘못 알아들을 가능성이 있다)

　④ × ("주사 놔"로는 근육 주사인지 정맥 주사인지 확실하지 않다)

　⑤ ○

　⑥ × (50mg인지, 50㎖인지 모른다. 일반적으로 용량을 알고 있으면 50mg이라고 추측할 수 있지만, 모르면 50㎖라고 잘못 알아들을 가능성이 있다)

　⑦ ○

　⑧ × (이름만으로는 알 수 없다)

　⑨ ○

　⑩ × (10이라는 수치의 단위가 없다. 상식적으로는 10단위지만, 지식이 없으면 10㎖라고 잘못 알아들을 가능성이 있다)

　⑪ × ("넣어"라는 지시만으로는 알 수가 없다. 상식적으로는 고칼로리 수액에 혼합 주입하지만, 경험이 없으면 단발 정맥 주사와 헷갈릴 가능성이 있다)

■ 주사 SCETION 3

Q1 ①, ②, ③

■ 주사 SCETION 4

Q1 ③, ④

■ 주사 SCETION 5

Q1

	주사약 A(예)	주사약 B	주사약 C	주사약 D
상품명	가스타	소세곤	마스큐락스	칼보프라틴
일반명(또는 성분명)	파모티딘	기재 없음	기재 없음	칼보프라틴
1앰플(병) 중 약효 성분량	20mg	15mg	4mg	450mg
1앰플(병) 중 용액량	2㎖	1㎖	기재 없음(분말상 주사약이기 때문에)	45㎖
규제 구분	요처방 의약품(또는 처방전 의약품)	극약, 향정신 약, 요처방 의약품(또는 처방전 의약품), 습관성 의약품	독약, 요처방 의약품(또는 처방전 의약품)	독약, 요처방 의약품(또는 처방전 의약품)
투여 방법	근육 주사, 점적 정맥 주사	근육 주사, 피하 주사, 정맥 주사	정맥 주사	점적 정맥 주사
저장법	실온 보존	실온 보존	실온 보존	실온 보존

■ 주사 SECTION 6

Q1 ① 2㎖ × 15mg/20mg = 1.5㎖

② 20㎖ × 70mg/100mg = 14㎖

③ 20㎖ × 10mEq/20mEq = 10㎖

④ 5㎖ × 3000단위/5000단위 = 3㎖

⑤ 1㎖ × 450만 IU/600만 IU = 0.75㎖

■ 주사 SECTION 7

Q1 ① 25mg과 50mg과 100mg

② 40mg과 125mg

③ 100mg과 500mg

④ 10mEq와 20mEq

■ 주사 SECTION 8

Q1 ① ○

② ○

③ × (전달 마취 → 표면 마취)

④ ○

⑤ ○

⑥ × (비타민 E → 에피네피린)

■ 주사 SECTION 9

Q1 ① 소리타-T3G는 소리타-T3보다 포도당 농도가 높다.

② 소리타-T1은 소리타-T3보다 나트륨, 클로르 농도가 높지만 칼륨은 들어 있지 않다. 포도당 농도는 낮다.

③ 락틱 D는 락틱에 포도당이 들어 있는 것이다.

④ 락틱 G는 락틱 D에 포도당 대신 솔비톨이라는 당이 들어 있다.

■ 주사 SECTION 10

Q1 ① ○

② × (약 30분 뒤에 효과가 나타나기 시작한다 → 약 10~20분 뒤에 효과가 나타나기 시작한다)

③ ○

④ × (10단위이다 → 100단위이다)

⑤ × (어미에 'N' → 어미에 'R')

⑥ × (초속효형 '휴마로그' 75%와 중간형 '휴마로그 N' 25%의 혼합 → 초속효형 '휴마로그' 25%와 중간형 '휴마로그 N' 75%의 혼합)

■ 주사 SECTION 11

Q1 ③

Q2 ②

■ 주사 SECTION 12

Q1 ① A　② B　③ C　④ F　⑤ E　⑥ D

■ 주사 SECTION 13

Q1 ① ○

　　② × (호흡 정지 → 심정지)

　　③ × (황색 → 황색만이라고는 할 수 없다)

　　④ ○

　　⑤ × (1mEq로 조절되어 있다 → 1mEq로만 조절되어 있다고 할 수 없다)

　　⑥ × (아무 위험은 없다 → 농도, 속도상의 위험이 있다)

■ 주사 SECTION 14

Q1 ① d　② e　③ c　④ b　⑤ a

■ 주사 SECTION 15

Q1 ②

■ 주사 SECTION 16

Q1 ① ×　② ×　③ ○　④ ○

■ 주사 SECTION 17

Q1 ①

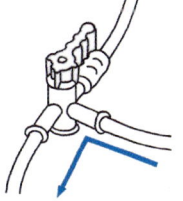

환자에게로

②

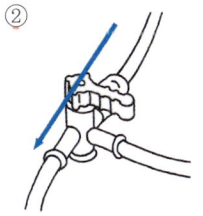

환자에게로

Q2 ① 스리웨이 마개를 화살표 쪽으로 향한다.

환자에게로

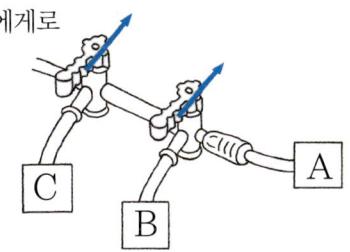

②

환자에게로

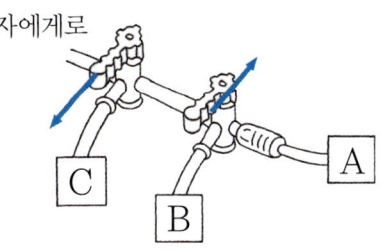

■ 주사 SECTION 18

Q1 ① 14적

　　【해설】 $(500 \times 2 \times 20) \div (24 \times 60) = 13.9$

　　② 42적

　　【해설】 $(500 \times 2 \times 60) \div (24 \times 60) = 41.7$

Q2 ① 입위(선 자세)　② 상지의 굴곡(팔의 굽힘)

■ 주사 SECTION 19

Q1 전부 ×

■ 주사 SECTION 20

Q1 ④

■ 주사 SECTION 21

Q1 ③

Q2 ③

　　(이유) 중심 정맥압에 카데터를 유치하는 위치와 이어지는 부분의 낙차가 커지게 되어, 사이펀 원리에 따라 급속 대량 출혈로 이어진다.

■ 주사 SECTION 22

Q1 ① 칼보프라틴

　② 도파민

　③ 아레비아틴

　④ 레미나론

■ 주사 SECTION 23

Q1 ① ×

　② ×

　③ ○

　④ ○

　⑤ ×

■ 주사 SECTION 24

Q1 ① 세레네스: 항정신병 약

　② 비솔본: 거담제

　③ 프린페란: 소화 기능 조절제

　④ 호리존: 항불안제

　⑤ 라식스: 이뇨제

펌프

■ 펌프 SECTION 1

Q1 ①

■ 펌프 SECTION 2

Q1 ①, ③

■ 펌프 SECTION 3

Q1 ①

■ 펌프 SECTION 4

Q1 ②

■ 펌프 SECTION 5

Q1 ②

■ 펌프 SECTION 6

Q1 ①

■ 펌프 SECTION 7

Q1 ①~⑤ 전부

Q2 ①, ②, ③

내복

■ 내복 SECTION 1

Q1 ① 니토롤R 캡슐(20mg) 1캡슐, 메인티트
　　(2.5mg) 1정, 알레지온(20mg) 1정

　② 없음

　③ 니토롤R 캡슐(20mg) 1캡슐

Q2 ① × (매일 아침 식사 후 1캡슐씩 복용한다 →
　　매일 아침 식사 후 3캡슐을 복용한다)

　② × (1정씩 아침저녁 식후에 → 2정을 아침 식
　　후에)

　③ × (1정씩 아침저녁 식후에 → 2정을 아침 식
　　후에)

　④ × (5일간 만 → 불면 시에)

　⑤ ○

■ 내복 SECTION 2

Q1 ① 글리미크론: 경구 혈당 강하제
　　글리티론: 간 질환 치료제

　② 노바덱스: 항암제
　　노바스크: 강압제

Q2 ④

■ 내복 SECTION 3

Q1 ① (×)이다. → 제시된 약뿐만이 아니다(여러 가지 약효의 좌약이 있다).

② (×) 효과가 느리고 부작용도 없다. → 효과가 빠르고 부작용이 일어날 수 있다.

③ (×) 파스약이다. → 파스약뿐만은 아니다(관상 동맥 확장제, 기관지 확장제 등도 있다).

④ (×) 국소로 이용하는 것을 말한다. → 국소에만 이용하는 것이 아니다(내복약 등도 있다).

■ 내복 SECTION 4

Q1 ④

■ 내복 SECTION 5

Q1 ① (○)

② (×) 인슐린과 달리 환자의 식사 섭취량이나 컨디션에 관계없이 투약해도 좋다. → 인슐린과 마찬가지로, 환자의 식사 섭취량이나 컨디션에 변화가 없는지를 확인하여 투약해야 한다.

③ (×) 복용하는 것을 잊은 환자에게는 알아차렸을 때 복용하게 한다. → 복용하는 것을 잊은 환자가 사실을 알아차렸을 때 바로 복용하게 하는 것은 위험하다(주치의에게 보고하고, 지시를 받아야 한다).

④ (×) 모두 식사 30분 전에 복용하게 하면 좋다. → 모두 식사 30분 전에 복용시키는 것은 좋지 않다(식사 직전에 먹어야 하는 약이 있다).

⑤ (○)

⑥ (×) 식은땀, 떨림, 심계 항진으로 시작된다. → 식은땀, 떨림, 심계 항진으로 시작하는 것만은 아니다(갑자기 중추신경 증상이나 치매 증상이 나오는 경우가 있다).

⑦ (×) 설탕·사탕을 먹이면 좋다. → 설탕이나 사탕으로는 바로 효과가 없고 포도당이어야 하는 경우도 있다.

⑧ (×) 일단 개선하면 안심이 되어 좋다. → 일단 개선을 해도 지연되는 저혈당이 있으니 안심하지 말고 관찰해야 한다.

■ 내복 SECTION 6

Q1 ① (×) 그대로 대순환으로 들어가기 때문에 약효가 예민하다. → 문맥을 통해 보면 간에서 대사되기 때문에 약효는 순하다.

② ○

③ (×) 돈용 약 → 돈용 약뿐만 아니라 정기 약도 있을 수 있다.

④ ○

⑤ ○

수혈

■ 수혈 SECTION 1

Q1

환자의 혈액형	적혈구 막의 항원		혈장 중의 항체	
	A 항원	B 항원	항A 항체	항B 항체
O형	(−)	(−)	(+)	(+)
A형	(+)	(−)	(−)	(+)
B형	(−)	(+)	(+)	(−)
AB형	(+)	(+)	(−)	(−)

Q2

환자의 혈액형	수혈하는 적구		제제의 혈액형	
	O형	A형	B형	AB형
O형		×	×	×
A형			×	×
B형		×		×
AB형				

② (×) 300ℓ라면 좋다. → 흡입량과 병실을 나가는 시간에 따라 다르기 때문에 300ℓ로 부족할 수도 있다.

③ (×) 드레인을 클램프한다. → 드레인을 수봉한다.

④ (×) 잠들 때까지 눈을 떼지 않는다. → 잠들어도 눈을 떼지 않는다.

⑤ (○)

③ (○)

④ (○)

⑤ (×) 한 번에 열어도 좋다. → 한 번에 열어서는 안 된다.

⑥ (○)

■ 산소 SECTION 2
Q1 ①, ②, ③ 전부

산소

■ 산소 SECTION 1

Q1 ① (×) 이동형 산소탱크의 색은 초록색, 탄산가스(이산화 탄소)탱크는 검은색 → 이동형 산소탱크는 검은색, 탄산가스(이산화 탄소)탱크는 초록색

② (×) 피우게 해도 좋다. → 피우게 해서는 안 된다.

기타

■ 기타 SECTION 1

Q1 ① A ② A

■ 기타 SECTION 2

Q1 ①~⑫ 전부

UNIT 2

SECTION 1

워밍업

- **STEP 1: 중량의 단위를 이해하자**

1) $1000(10^3)$

2) $1/1000(1/10^3)$

3) $1000(10^3)$

4) $1/1000(1/10^3)$

5) $1000000(10^6)$

   ① 1000mg, ② 1000μg, ③ 1000, ④ 1000

6) $1/1000000(1/10^6)$

7) 2/5　【해설】1g은 1000mg이므로, 400/1000임.

8) 1/40　【해설】25/1000임.

9) 1/4　【해설】1mg=1000μg이므로, 250/1000임.

10) 1/50　【해설】20/1000임.

11) 20　【해설】1g은 1000mg, 1000÷50임.

12) 2　【해설】1g은 1000mg, 1000÷500임.

- **STEP 2: 용량의 단위(액량의 단위)를 이해하자**

1) 10

2) 1/10

3) $1000(100^3)$

4) $1/1000(1/10^3)$

5) 1/5　【해설】1ℓ=1000mℓ이므로, 200/1000임.

6) 1/40　【해설】25/1000임.

7) 1/4　【해설】1mℓ=1000μℓ이므로, 250/1000임.

8) 1/20　【해설】50/1000임.

- **STEP 3: 투여 속도의 단위, 감마(γ)를 알아 두자**

1) 300μg

   ① 5μg/kg/분, ② 60kg,

   ③ 300μg/분, ④ 300μg

2) 80μg　【해설】10(μg/kg/분)×8(kg)=80(μg/분)

3) 18mg

   ① 5μg/kg/분, ② 60kg, ③ 60분/시간,

   ④ 18000μg/시간, ⑤ 18000μg/시간,

   ⑥ 18mg/시간

4) 6γ

   【해설】300(μg/분)/50(kg)=6(μg/kg/분)=6(γ)

5) 40　① 2000μg, ② 2000μg/분, ③ 50kg

6) 4γ

   【해설】12(mg/시간)=12000(μg/시간).

   이것을 1분당으로 고치면

   12000(μg/시간)÷60=200(μg/분),

   200(μg/분)/50kg=4(μg/kg/분)=4(γ)

SECTION 2

지시 약제의 양을 액량 'mℓ'로 환산하여 준비한다

- **STEP 1: 액상 주사약의 지시량을 액량으로 환산하여 준비한다**

1) 1.2mℓ

   ① 0.5mg, ② 0.3, ③ 0.5,

   ④ 0.3, ⑤ 0.5, ⑥ 1.2mℓ

2) 2앰플과 2mℓ

   ① 250mg, ② 600, ③ 250, ④ 2앰플,

   ⑤ 100, ⑥ 250, ⑦ 100, ⑧ 250, ⑨ 100,

   ⑩ 250, ⑪ 2mℓ, ⑫ 2앰플, ⑬ 2mℓ

3) 1.2mℓ

   【해설】1앰플이 50mg이므로, 30mg은 30/50앰플에 해당한다. 1앰플은 2mℓ이므로, 2mℓ×30/50=1.2mℓ를 꺼내면 된다.

4) 3mℓ

   【해설】1앰플이 2500단위이므로, 1500단위는 1500/2500 앰플에 해당한다. 1앰플은 5mℓ이므

로, 5㎖ × 1500/2500 = 3㎖를 꺼내면 된다.

5) 7.5㎖

【해설】1앰플이 1000IU이므로, 750IU는 750/1000 앰플에 해당한다. 1앰플은 10㎖이므로, 10㎖ × 750/1000 = 7.5㎖가 되기 때문에 7.5㎖을 꺼내면 된다.

6) 6㎖

【해설】1앰플이 50mEq이므로, 15mEq는 15/50 앰플에 해당한다. 1앰플은 20㎖이므로, 20㎖ × 15/50 = 6㎖을 꺼내면 된다.

■ STEP 2: 분상 주사약의 지시량을 액량으로 환산하여 준비한다

1) C)

① 250, ② 1000, ③ 4㎖, ④ C가 된다.

2) 병에 용해액(생리 식염수 등)을 5㎖ 넣어 균일하게 용해한 뒤 4㎖를 꺼내어 병에 주입한다.

【해설】1병이 50mg이므로, 40mg은 40/50 = 4/5병에 해당한다. 그래서 1병에 용해액을 5㎖ 넣어 균일하게 용해한 뒤 4㎖를 꺼내어 병에 주입하면 된다.

■ SETP 3: 소아용 양을 희석하여 준비한다

1) B

① 8, ② 80, ③ 10㎖, ④ 2㎖, ⑤ 10㎖, ⑥ 2㎖, ⑦ 8㎖, ⑧ B

2) 앰플의 약액 1㎖를 주사기로 흡입하여 희석액(생리 식염수 등) 4㎖를 넣은 뒤, 전량을 5㎖로 하여 그중 1㎖를 점적 내에 주입한다.

【해설】0.04mg은 1앰플 0.2mg의 0.04/0.2 = 1/5에 해당한다. 따라서 1㎖를 꺼내려고 한다면, 전량을 5㎖로 하면 좋다. 1앰플은 1㎖이므로, 전량을 5㎖로 하려면 5㎖ - 1㎖ = 4㎖의 희석

액을 채우면 된다.

3) 앰플의 1㎖를 주사기로 흡입하여 희석액(생리 식염수 등) 4㎖를 넣은 뒤, 전량을 5㎖로 하여 그중 1㎖를 점적 내에 주입한다.

① 0.12, ② 0.6, ③ 1, ④ 1㎖, ⑤ 5㎖, ⑥ 1㎖, ⑦ 4㎖, ⑧ 1㎖

4) 앰플의 1㎖를 주사기로 흡입하여 희석액(생리 식염수 등) 7㎖를 넣은 뒤, 전량을 8㎖로 하여 그중 3㎖를 점적 내에 주입한다.

【해설】0.3mg은 1앰플 0.8mg의 0.3/0.8 = 3/8에 해당한다. 전량을 8㎖로 하여 3㎖를 꺼내면 된다. 1앰플은 1㎖이므로, 8㎖ - 1㎖ = 7㎖의 희석액을 채워 전량을 8㎖로 한 뒤 그중 3㎖를 점적 내에 주입하면 된다.

SECTION 3

주입 속도(유량, 점적 수) 계산

■ STEP 1: 수액 세트별로 점적 수를 계산한다

1) 50적/분

A) ① 50, ② 60㎖/분, ③ 50, ④ 60㎖/분, ⑤ 50적/분

B) ① 50, ② 60적/시간, ③ 50, ④ 60적/시간, ⑤ 50적/분

2) 25적/분

【해설】시간당 75㎖를 1분당 주입량으로 환산하면, 75/60(㎖/분)이 된다. 일반용 수액 세트는 1㎖가 20적이므로, 이것을 적수로 고치면 20(적/㎖) × 75/60(㎖/분) = 25(적/분)이 된나.

3) 35적/분

【해설】시간당 35㎖를 1분당 주입량으로 환산하면, 35/60(㎖/분)이 된다. 미량용 수액 세트는 1㎖가 60적이므로, 이것을 적수로 고치면

60(적/㎖) × 35/60(㎖/분) = 35(적/분)이 된다.

4) **16적/분**

【해설】시간당 48㎖를 1분당 주입량으로 환산하면, 48/60(㎖/분)이 된다. 일반용 수액 세트는 1㎖가 20적이므로, 이것을 적수로 고치면 20(적/㎖) × 48/60(㎖/분) = 16(적/분)이 된다.

■ STEP 2: 수액 세트의 변경에 따른 점적 수를 변경한다

1) **10적/분**

  ① **30**, ② **60㎖/분**, ③ **30**, ④ **60㎖/분**,

  ⑤ **10적/분**

2) **36적/분**

  ① **12**, ② **20㎖/분**, ③ **12**, ④ **20㎖/분**,

  ⑤ **36적/분**

3) **8적/분**

【해설】미량용 수액 세트로 1분당 24적을 ㎖로 환산하면 1㎖가 60적이므로, 24/60(㎖/분)이다. 이것을 일반용 수액 세트의 적수로 환산하면 1㎖가 20적이므로, 20(적/㎖) × 24/60(㎖/분) = 8(적/분)이 된다.

4) **24적/분**

【해설】일반용 수액 세트로 1분당 8적을 ㎖로 환산하면 1㎖가 20적이므로, 8/20(㎖/분)이다. 이것을 미량용 수액 세트의 적수로 환산하면, 1㎖가 60적이므로 60(적/㎖) × 8/20(㎖/분) = 24(적/분)이 된다.

■ STEP 3: 수액 펌프 변경에 따른 점적 수에서 시간 유량을 계산한다

1) **180㎖/시간**

  ① **60**, ② **20**, ③ **3㎖/분**, ④ **3㎖/분**

  ⑤ **180㎖/시간**

2) **36㎖/시간**

【해설】미량용 수액 세트로 1분당 36적을 유량 '㎖'로 환산하면, 36/60(㎖/분)이다. 1시간당 유량으로 환산하면, 36/60(㎖/분) × 60(분/시간) = 36(㎖/시간)이 된다.

3) **54㎖/시간**

【해설】일반용 수액 세트로 1분당 18적을 유량 '㎖'로 환산하면, 18/20(㎖/분)이다. 1시간당 유량으로 환산하면, 18/20(㎖/분) × 60(분/시간) = 54(㎖/시간)이 된다.

4) **48㎖/시간**

【해설】미량용 수액 세트로 1분당 48적을 유량 '㎖'로 환산하면, 48/60(㎖/분)이다. 1시간당 유량으로 환산하면, 48/60(㎖/분) × 60(분/시간) = 48(㎖/시간)이 된다.

■ SETP 4: 지시에 따라 점적 수, 유량을 계산한다

1) A) **125㎖/시간**

  B) **42적/분**(125㎖ × 20적/60분 = 41.7⋯⋯적/분)

  ① **500㎖**, ② **4시간**, ③ **125㎖/시간**, ④ **125㎖**,

  ⑤ **125**, ⑥ **60㎖/분**, ⑦ **125**, ⑧ **60㎖/분**,

  ⑨ **41.7⋯⋯적/분**, ⑩ **42적/분**

2) A) **63㎖/시간**

  B) **21적/분**

  C) **63적/분**

【해설】

A) AM10시~PM6시는 8시간이므로, 500㎖ ÷ 8시간 = 62.5㎖/시간이 된다. 63㎖/시간으로 하면 된다.

B) 시간당 62.5㎖를 1분당 주입량으로 환산하면, 62.5/60(㎖/분)이 된다. 일반용 수액 세트는 1㎖가 20적이고, 이것을 적수로 고치면 20(적/㎖) × 62.5/60(㎖/분) = 20.8⋯⋯

(적/분)이 되므로, 21적/분으로 하면 된다.

C) 시간당 62.5㎖를 1분당 주입량으로 환산하면, 62.5/60(㎖/분)이 된다. 미량용 수액 세트는 1㎖가 60적이고, 이것을 적수로 고치면, 60(적/㎖) × 62.5/60(㎖/분) = 62.5(적/분)이 되므로, 63적/분으로 하면 된다.

3) A) 63㎖/시간   B) 21적/분

【해설】

A) 소리타®-T3 500㎖ 2병, 락틱®G 50㎖ 1병의 총량은 500㎖ × 2 + 500㎖ = 1500㎖이다. 1500㎖ ÷ 24시간 = 63.5㎖/시간이 되므로, 63㎖/시간으로 하면 된다.

B) 시간당 주입량을 1분당 주입량으로 환산하면, 1500/24/60(㎖/분)이 된다. 일반용 수액 세트는 1㎖가 20적이고, 이것을 적수로 고치면 20(적/㎖) × 1500/24/60(㎖/분) = 20.83……(적/분)이 되므로, 21적/분으로 하면 된다.

■ STEP 5: 투여량, 투여 속도 지시에 따라 유량을 계산한다

1) 33㎖

① 50㎍/분, ② 3000㎍/시간, ③ 3mg/시간, ④ 3mg, ⑤ 3mg, ⑥ 45mg, ⑦ 33.3㎖, ⑧ 33㎖

2) 12㎖

【해설】먼저, 약제 성분의 1분당 투여량 40㎍을 1시간당 투여량으로 고치면 40(㎍/분) × 60(분/시간) = 2400(㎍/시간) = 2.4(mg/시간)이 된다. 100mg을 500㎖에 희석하고 있기(실제로는 선량이 505㎖이며, 펌프의 오차 범위에 따라 500㎖라고 생각한다) 때문에, 시간당 2.4mg의 투여량은 500(㎖) × 2.4mg/1000mg = 12㎖의 유량에 해당한다.

3) 4㎖

① 10㎍/kg/분, ② 20kg, ③ 60분/시간, ④ 12000㎍/시간, ⑤ 12mg/시간, ⑥ 60mg, ⑦ 12, ⑧ 12, ⑨ 60, ⑩ 4㎖

4) 1㎖

【해설】먼저, 약제 성분의 시간당 투여량을 계산한다. 체중 1kg의 1분당 투여량이 5㎍이므로, 체중 20kg의 시간당 투여량은 5(㎍/kg/분) × 20(kg) × 60(분/시간) = 6000(㎍/시간) = 6(mg/시간)이 된다. 이제 120mg(40mg이 3앰플)을 희석하면 전량 20(㎖) × 6/120 = 1(㎖)이 된다. 이것이 시간당 유량이다.

5) 5㎖

① 5㎍/kg/분, ② 5㎍/kg/분, ③ 50kg, ④ 15000㎍/시간, ⑤ 15, ⑥ 15mg, ⑦ 15, ⑧ 150, ⑨ 5㎖

6) 3㎖

【해설】5γ = 5㎍/kg/분이므로, 체중 60kg의 시간당 투여량은 5(㎍/kg/분) × 60(kg) × 60(분/시간) = 18000(㎍/시간) = 18(mg/시간)이 된다. 300mg을 전량 50㎖에 희석하여 18mg의 액량은 50(㎖) × 18/300 = 3(㎖)에 해당한다. 이것이 시간당 유량이다.

SECTION 4

이동형 산소탱크의 잔량, 사용 가능 시간을 계산한다

■ STEP 1: 이동형 산소탱크의 잔압으로 잔량을 계산한다

1) 200ℓ

① 60, ② 150, ③ 200ℓ

2) 500(ℓ) × 120/150 = 400(ℓ)

3) 1500(ℓ) × 50/150 = 500(ℓ)

4) $1500(\ell) \times 4.9/14.7 = 500(\ell)$

5) $500(\ell) \times 8/14.7 = 272(\ell)$

■ SETP 2: 잔압과 산소 흡입량에서 탱크 사용 가능 시간을 계산한다

1) A) 약 63분

　① 75, ② 150 ③ 250ℓ, ④ 250, ⑤ 62.5분,

　⑥ 63분

　B) 50분

　① 62.5분, ② 50분

2) A) 100분

　B) 80분

　【해설】

　A) 탱크의 잔압에서 산소 잔량은 $500(\ell) \times$ $60/150 = 200(\ell)$이다. 산소 유량은 2ℓ/분이므로, 흡입 가능 시간은 $200/2 = 100$(분)이 되고, 이론상으로 100분이 된다.

　B) 100(분) $\times 0.8 = 80$분

3) 안전하다고는 할 수 없다.

　【해설】 이론상으로는 50분간 흡입이 가능〔$500(\ell) \times 75/150 = 250(\ell)$, 유량 5ℓ/분이므로 $250 \div 5 = 50$〕하여, 필요한 시간인 45분(5분＋10분＋30분)을 채울 수 있다. 하지만 종종 생기는 오차를 가정하여 안전상 흡입 가능 시간은 0.8을 이용한 시간, 즉 40분이라고 생각하는 편이 좋다. 검사 종료 직전에 산소가 방전될 가능성이 있다.

후기

다수의 간호 공청회·직무 보고 사례를 분석한 경험에 비추어 보면, 간호사의 실수는 시간과 공간을 초월하여 공통적으로 일어나고 있습니다. 특히 젊은 간호사의 실수는 그 경향이 뚜렷하여 위험에 대한 지식이 부족하다는 것을 느꼈습니다. 그것이 10년 전 이 책을 출판 제작해야 겠다는 데에 강한 동기가 되었습니다.

다양한 진료 보조로 위험한 의료 행위를 하는 당사자나 중요한 관계자인 간호직은 다른 의료 종사자들(위생 검사 기사·X선 기사·이학 요법사·작업 요법사·언어 요법사 등)보다 훨씬 위험도가 높은 직업입니다. 의료·간호 기술 그 자체에도, 사용하는 약제나 기기에도, 환자의 특성이나 배경에도 실수나 사고로 발전할 수 있는 위험이 잠재해 있습니다. 이러한 의료 현장의 다양한 위험 요인을 간호 기술과 업무 간의 관계로 인식하고 실수나 부적절한 행위가 환자에게 어느 정도로 중대한 결과를 가져오는지를 아는 것이야말로, 환자의 안전을 위하여 무엇을 할 것인가, 또한 무엇을 해서는 안 되는가를 스스로 판단할 수 있게 해줄 것입니다.

이 책은 공청회·직무 보고의 수천 사례를 기초로, 학교 졸업 후 2년 이내의 간호사들이 진료를 보조할 때 실수하기 쉬운 몇 가지 상황을 함께 정하여 위험 지식을 습득할 수 있도록 하는 데 목적이 있습니다. 또한 독자 참여형으로 배울 수 있도록 만들었습니다. 최종 학년의 간호 학생, 신입 간호사, 신입 교육 담당자나 지도자인 여러분이 활용하기 바랍니다. 임상 감각이 부족한 간호 학생 여러분에게는 이해하기 어려운 것도 있다고 생각합니다. 그러나 졸업 후 임상 현장에서 기술을 습득할 때, 체험을 통한 이해로 연결될 것입니다. 이 책이 도움이 되어 간호학교 졸업 전부터 졸업 후의 과도기를 조금이라도 실수 없이 보낼 수 있기를 바라고 있습니다.

이 책의 출판에는 많은 분들이 도와주셨습니다. UNIT 1에 따뜻하고 위트 있는 일러스트를 그려 주신 가지야마 시게루 씨, UNIT 2에 사실적인 일러스트를 그려 주신 가쿠신 사쿠 씨, UNIT 4에 감성이 풍부한 일러스트를 그려 주신 사토미 규자부로 씨, 약제의 사진 촬영에 협조해 주신 교린대학 의학부속병원의 시노하라 다카오 약제 부장님과 카메라맨인 다카하라 마사키 씨, 여러분 모두 정말 감사합니다.

마지막으로 이 책의 출판에 아낌없는 시원을 해주신 의학서원의 나나오 기요시 선무님, 언제나 변함없이 열심히 편집해 주신 기타하라 다쿠야 씨에게도 깊은 감사의 마음을 전합니다.

가와무라 하루코

색인

의료사고 예방 솔루션 1

환자 안전 WORKBOOK

2014년 9월 10일 1판 1쇄 박음 / 2016년 12월 20일 1판 2쇄 펴냄

지은이 가와무라 하루코

감수 정정희 **옮긴이** 이민자

펴낸이 김철종

디자인 이찬미 **마케팅** 오영일

인쇄제작 정민문화사

펴낸곳 (주)한언

임프린트 메디캠퍼스

출판등록 1983년 9월 30일 제1 - 128호

주소 110 - 310 서울시 종로구 삼일대로 453(경운동) KAFFE빌딩 2층

전화번호 02)701 - 6911 **팩스번호** 02)701 - 4449

전자우편 haneon@haneon.com **홈페이지** www.haneon.com

ISBN 978 - 89 - 5596 - 777 - 7 14510
       978 - 89 - 5596 - 696 - 1 14510(세트)

* '메디캠퍼스'는 (주)한언의 의료 서적 전문 임프린트입니다.
* 이 책의 무단전재 및 복제를 금합니다.
* 책값은 뒤표지에 표시되어 있습니다.
* 잘못 만들어진 책은 구입하신 서점에서 바꾸어 드립니다.

한언의 사명선언문

Since 3rd day of January, 1998

Our Mission – 우리는 새로운 지식을 창출, 전파하여 전 인류가 이를 공유케 함으로써 인류
문화의 발전과 행복에 이바지한다.

– 우리는 끊임없이 학습하는 조직으로서 자신과 조직의 발전을 위해 쉼 없이
노력하며, 궁극적으로는 세계적 콘텐츠 그룹을 지향한다.

– 우리는 정신적 · 물질적으로 최고 수준의 복지를 실현하기 위해 노력 하며,
명실공히 초일류 사원들의 집합체로서 부끄럼 없이 행동한다.

Our Vision   한언은 콘텐츠 기업의 선도적 성공 모델이 된다.

저희 한언인들은 위와 같은 사명을 항상 가슴속에 간직하고
좋은 책을 만들기 위해 최선을 다하고 있습니다.
독자 여러분의 아낌없는 충고와 격려를 부탁 드립니다.
• 한언 가족 •

HanEon´s Mission statement

Our Mission – We create and broadcast new knowledge for the advancement and
happiness of the whole human race.

– We do our best to improve ourselves and the organization, with the
ultimate goal of striving to be the best content group in the world.

– We try to realize the highest quality of welfare system in both
mental and physical ways and we behave in a manner that reflects
our mission as proud members of HanEon Community.

Our Vision   HanEon will be the leading Success Model of the content group.